개정판

이해하기 쉬운

공중보건학

PUBLIC HEALTH

머리말

산업의 급격한 발달, 의학과 과학의 발전, 생활수준의 향상으로 현대인의 평균수명이 증가하면서 건강한 삶과 생명 연장에 대한 관심이 증가하였다. 이는 과거의 개인을 대상으로 하는 질병의 치료보다는 지역사회 중심의 질병예방 및 건강증진활동 등 예방 중심에 초점을 맞추어 공중보건이 발전하게 되는 계기를 마련하였다.

공중보건학은 예방의학적 내용을 기초로 일반 대중의 건강을 증진시키는 실천 위주의 학문으로, 공중보건의 대상은 개인뿐만 아니라 지역사회를 최소 단위로 하는 지역주민 전체, 즉 전 국민이며 질병예방, 건강수명 연장, 신체적·정신적 건강증진이 목적이라 할 수 있다. 공중보건학에 대한 정의는 의학과 사회의 발달에 따라 변하며, 지역사회 주민 또는 국민을 포함하는 인간집단의 건강을 증진시키고 향상시킬 목적으로 연구하는 학문이라 할 수 있으므로 지역사회보건학community health이라고도 한다.

이 책에서는 공중보건학의 기본지식뿐만 아니라 식품, 위생 및 보건 관련 분야를 전공하고 있는 학생, 국가시험을 준비하는 수험생, 현업에서 업무를 담당하고 있는 위생사, 영양사 및 식품 관련 업계 종사자, 간호사 및 보건 관련 업계 종사자에게 실질적인 도움을 주고자 이해하기 쉽게 서술하였다. 이 책은 11장으로 구성되어 있으며 공중보건학의 개요, 환경위생, 환경보전, 식품위생관리, 역학과 감염병관리, 인구보건, 학교보건과 보건교육, 모자보건과 노인보건, 산업보건과 정신보건, 보건통계, 보건행정과 사회보장의 내용을 다루고 있다.

이 책이 출간되기까지 많은 격려와 도움을 주신 분들과 파워북 관계자분들께 깊은 감사를 드린다.

저자 일동

차례

CHAPTER 1

공중보건학의 개요

CHAPTER 2

환경위생

CHAPTER 3

환경오염과 환경보건

CHAPTER 4

식품위생관리

CHAPTER 5

역학과 감염병관리

CHAPTER 6
인구보건

CHAPTER 7

학교보건과 보건교육

CHAPTER 8

모자보건과 노인보건

CHAPTER 9

산업보건과 정신보건

CHAPTER 10

보건통계

CHAPTER

1

공중보건학의 개요

1. 공중보건학의 정의 및 범위
2. 공중보건학의 역사
3. 보건의료
4. 건강의 개념
5. 국제보건 관련 기구

1. 공중보건학의 정의 및 범위

1) 공중보건학의 정의

공중보건학은 예방의학적 내용을 기초로 일반 대중의 건강을 증진시키는 실천 위주의 학문이다. 공중보건학의 대상은 개인뿐만이 아니고 지역사회를 최소 단위로 하는 지역 주민 전체 또는 전 국민이며, 목적은 질병 예방, 수명 연장, 신체적·정신적 건강증진이라고 할 수 있다.

2) 공중보건학의 범위

(1) 윈슬로E. A. Winslow와 핸런Hanlon 등이 말한 공중보건학의 범위

공중보건학은 인간집단의 건강에 관한 모든 것을 다루는 분야이므로 포괄적이고 종합적인 보건과학적 특성을 가진다.

(2) 공중보건학 관련 학문

공중보건학과 유사한 학문으로 공중위생학hygiene, sanitation, 예방의학preventive medicine,

알아두기

공중보건학의 정의

미국 윈슬로 박사E. A. Winslow, 1920의 정의

"공중보건학이란 조직화된 지역사회의 공동 노력을 통하여 질병 예방과 생명 연장, 그리고 신체적·정신적 효율을 증진시키는 기술이며 과학이다."라고 정의하였으며, 환경위생의 향상, 전염병의 관리, 개인위생의 보건교육, 질병의 조기진단과 예방을 위한 의료 및 간호서비스의 조직화, 건강을 적절하게 유지하는 데 필요한 생활수준을 보장받을 수 있는 사회제도의 발전을 목표로 한다.

WHO Wolrd Health Organization의 정의

환경위생의 개선, 전염병의 예방, 개인위생의 원리에 기초를 둔 위생교육, 질병의 조기 진단과 예방적 치료를 위한 의료 및 간호 업무의 조직화, 지역사회의 모든 주민이 건강을 유지하기에 충분한 생활 수준을 보장하는 사회기구의 발전을 겨냥하고 행하며, 지역사회의 노력을 통해서 질병을 예방하고, 생명을 연장하며, 건강과 인간적 능률의 증진을 꾀하는 과학이자 기술이다.

표 1-1 공중보건학과 의학의 특성

비교	공중보건학	예방의학	임상의학
대상	지역사회 집단	개인 및 가족	환자
목표	질병 예방, 수명 연장, 육체적·정신적 건강, 능률의 향상		질병 치료
진단방법	역학연구와 보건통계를 이용 • 지역사회 보건 수준 평가 • 보건의료서비스 요구도 파악 • 지역사회 특성과 자원 파악	역학연구 방법과 통계학을 이용 • 질병의 원인 및 위험요인 규명	면담, 신체검사, 의료장비 이용 검사
문제해결	법, 규제, 보건의료체계관리, 보건사업, 식품 및 환경위생 관리	1·2·3차 예방의료서비스	투약, 수술, 재활 등

건설의학constructive medicine, 지역사회보건학 또는 지역사회의학community health, 사회의학social medicine 등이 있다.

(3) 공중보건의 3대 핵심 원칙(WHO)

공중보건의 3대 핵심 원칙은 참여, 형평, 협동이다. 이 중 협동은 정부 간행물 발행 시 지방 기관들은 해당 지역 주민의 의견을 물어볼 필요가 있고, 건강증진을 위해 다양한 단체와 협력하여야 한다.

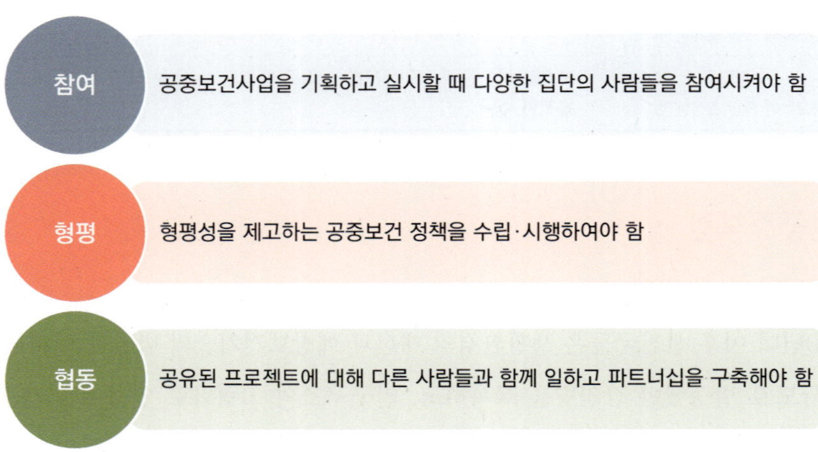

그림 1-1 공중보건의 3대 핵심 원칙

3) 공중보건사업 및 행정수단

(1) 보건사업

보건사업이란 지역사회의 질병 예방, 주민의 생명 연장 및 심신의 효율 증진 등 공중보건의 목적을 실현하는 모든 활동을 뜻하며, 중앙정부 주도 전국 규모의 보건사업과 지방정부 주도 지방 단위 보건사업이 있다. 중앙정부 주도 보건사업은 동시성, 획일성, 일관성, 강력 집행을 특징으로 하며, 지방정부 주도 보건사업은 지역사회의 특성과 요구를 반영하고, 지역사회 개발사업과 연계하여 장기적이고 지속적인 사업이 가능하다는 특징이 있다.

(2) 앤더슨Anderson의 공중보건 행정수단

공중보건 행정수단은 표 1-2 와 같이 보건행정, 보건관계법규, 보건교육으로 이루어진다.

표 1-2 공중보건 사업수행의 3대 요소

공중보건 사업수행 요소	내용
보건행정 (보건서비스에 의한 봉사행정)	보건문제를 해결하기 위한 제도 및 장치 개발, 집행하는 보건행정을 통하여 지역사회 주민에게 간섭·개입
보건관계법규 (법규에 의한 통제행정)	보건관계법규의 적용을 통한 통제
보건교육 (교육에 의한 조장행정)	보건교육을 통해 보건문제를 스스로 해결할 수 있는 능력 배양하는 가장 능률적인 수단

4) 신공중보건

(1) 신공중보건의 정의

1990년대 이후 선진국들은 생활환경의 개선과 예방보건기술의 발달로 인하여 과거에 대규모로 발생했던 감염병을 극복하고, 인구구조의 고령화로 인하여 만성질환이 증가하였다. 질병의 양상이 감염병에서 만성퇴행성질환 중심으로 전환하면서 공중보건public health 시대에서 신공중보건new public health 시대로 옮겨가고 있다. 신공중보건이란 위생적·환경적·건강증진적, 개인 및 지역사회 중심의 예방서비스 간 균형에 기반을 두고 조기 치료, 재활, 장기요양서비스와의 폭넓은 조화를 통해 개인 및 사회의 건강상태를 보호하고 증진하려는 포괄적인 노력이라 정의할 수 있다. 만성퇴행성질환은 발병하면 완치가 어려워 국민의료비의 부담만 가중시키므로 질병의 발생을 근본적으로 줄일 수 있는 예방보건서비스를 확충하는 것이 효과적임을 인식하였으며, 이는 생활습관과 관련이 있으므로 생활습관을 바꾸려는 노력이 강조되고 있다.

(2) 신공중보건사업으로서의 건강증진

세계보건기구WHO는 1986년 캐나다 오타와Ottawa에서 1차 건강증진 국제총회를 개최하여 건강증진을 공중보건사업의 하나로 하는 신공중보건사업을 모든 국가가 받아들일 것을 권고하였으며, 1990년대 많은 국가가 의료개혁의 주요 과제 중 하나로 건강증진을 포함한 신공중보건사업을 전개하였다.

- 미국 : 「Health People 2010」 및 「Health people 2020」을 내세워 건강증진사업 추진

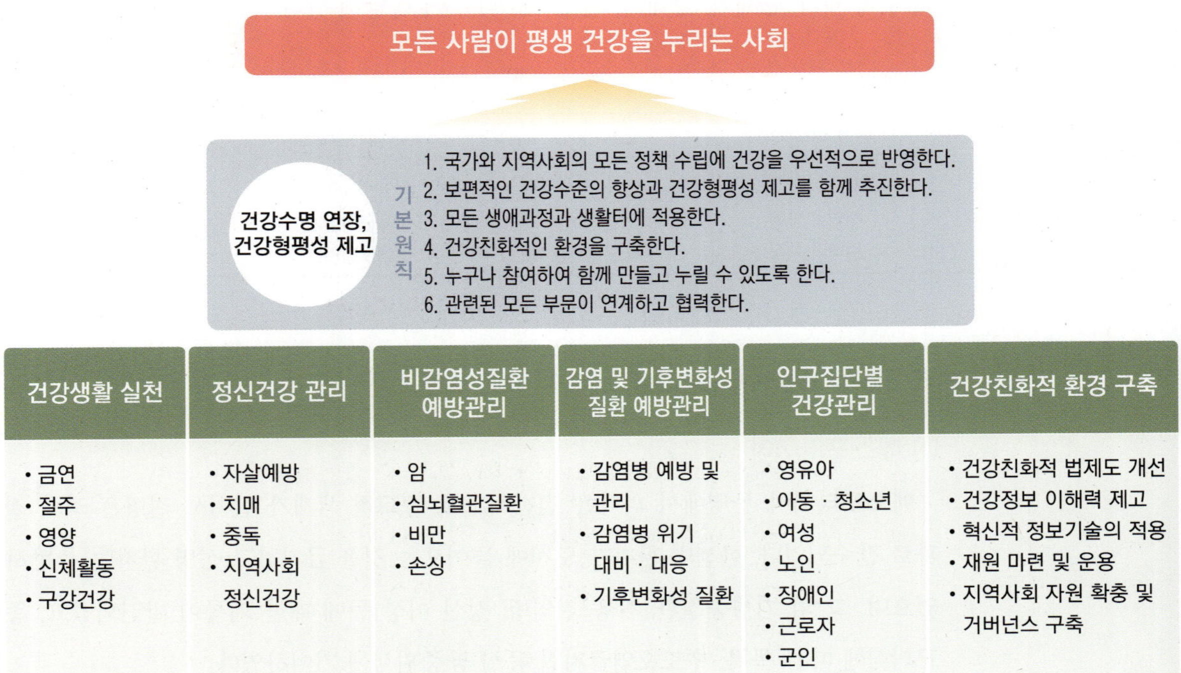

그림 1-2 Health Plan 2030

출처 : 보건복지부

- 캐나다 : 「Health Canada」를 내걸고 건강증진 중심의 공중보건사업 전개
- 일본 : 1988년부터 「건강가꾸기사업」이라는 건강증진사업을 추진하여 왔으며, 최근에는 「Health Japan 21」을 통하여 건강증진을 공중보건사업으로 추진
- 우리나라 : 「Health Plan 2010」을 내걸고 제2차 국민건강증진 종합계획을 추진해왔으며, 현재 제5차 국민건강증진 종합계획으로 「Health Plan 2030」을 통해 건강증진사업을 진행함 그림 1-2

2. 공중보건학의 역사

인류의 건강 유지와 생명 연장에 대한 노력은 인류의 본능이므로 역사와 더불어 지속적으로 이루어져 왔으며, 공중보건학은 18세기 후반 산업혁명 이후 근로자의 질병과 비위생적인 환경으로 인해 발생하는 질병을 피하고자 하는 노력에서 시작되어 학문적으로 체계를 갖추기 시작하였다. 일반적으로 공중보건학은 표 1-3 과 같이 고대기, 중세기, 근세기, 근대기, 현대기로 나누어 발달해 왔다.

표 1-3 공중보건학의 발달과정

고대기	중세기(암흑기)	근세기(여명기)	근대기(확립기)	현대기(발전기)
기원전~500년	500~1500년	1500~1850년	1850~1900년	1900년 이후
장기설	전염병 유행 검역의 시작	산업혁명 공중보건사상 시작	세균학설기 미생물병인론기	사회보장제도 발전

1) 고대기(기원전~500년)

(1) 메소포타미아

메소포타미아 문명에서 의학은 전반적으로 종교적 색채가 짙어서 질병은 죄의 결과로 간주되었다. 한센병 환자가 도시에 들어오는 것을 금지하고 성병 환자는 추방하였으며, 그 외 기생충질환, 각종 전염병, 정신 이상 등에 대한 기록이 발견되었고, 종교의식에 따른 목욕, 수도오염금지법 등이 공중위생에 기여하였다.

(2) 고대이집트

파피루스papyrus 기록에는 질병과 치료에 관한 기록이 남아 있으며, 이 중《에버스 파피루스Ebers papyrus》는 세계에서 가장 오래된 의학서이다. 또한 위생학이 발달하여 급·배수 시설, 매장제도, 가옥청결법, 신체섭생법 등이 시행되었다.

(3) 그리스

'의학의 아버지'라고 불린 히포크라테스Hippocrates, 약 B.C. 460~B.C. 377는 "질병의 원인은 환경이며, 병을 낫게 하는 것은 자연이다."라고 하였다. 오염된 공기로 질병이 발생한다는 장기설Miasma theory과 인체는 혈액, 점액, 황담즙, 흑담즙이 조화롭게 혼합되어 있다는 4액체설을 주장하였다.

(4) 로마

로마는 그리스의 의학을 계승하였다. 갈레누스Galenus가 히포크라테스의 장기설과 4액체설을 계승하였고 최초로 위생hygiene이라는 용어를 사용하였다. 하수도, 공동목욕탕, 급수, 기타 보건시설이 발전하였으며, 2세기 무렵에는 의사제도를 도입하였다.

2) 중세기(암흑기, 500~1500년)

중세기는 기독교 중심의 선악설에 의한 종교적 사상이 지배적이었으며, 세속적이고 비위생적인 생활양식으로 인해 한센병, 콜레라, 페스트 등의 감염병이 집단적이고 범발적pandemic transmission으로 유행하는 암흑기였다.

13세기에는 십자군 원정으로 한센병과 콜레라가 유행하였으며, 14세기에는 징기스칸의 유럽 정벌로 유럽 전역에 페스트가 대유행하여 유럽 전체 인구의 1/4 정도 사상자를 내었다. 페스트가 유행하는 지역에서는 환자를 도시에서 14일 동안 추방·격리하였고, 1383년 마르세이유Marseilles에서 페스트가 대유행할 때에는 40일간 교통을 차단하였는데 여기서 검역quarantine제도가 유래되었다. 검역법을 통과하여 검역소를 운영한 것은 감염병 예방이라는 측면에서 매우 중요한 업적이다.

중세 후기에는 길드guild가 병원과 각종 복지시설을 건설하여 많은 도시에서 전염병 예방 및 환경위생 감시와 같은 위생 관계 업무를 수행하였으며, 방역 규정과 과밀한

알아두기

검역제도의 유래

- 페스트 대유행(흑사병, 1347~1348) : 페스트 유행 지역에서 온 여행자는 항구 밖 일정 장소에서 질병이 없어질 때까지 머물다가 입항 허락 → 검역quarantine, 40일 의미 유래
- 1383년 프랑스 마르세이유Marseilles 최초의 검역법 통과, 검역소 설치·운영

주거, 채광, 환기가 불완전한 가옥, 불충분한 배수구, 불량한 음료수, 비위생적 사체 매장 등에 관한 규정이 있었다.

3) 근세기(여명기, 요람기, 1500~1850년)

근세기는 여명기 또는 요람기라고도 하는데 르네상스(1453~1600)라는 문예부흥으로 근대과학기술이 태동한 시기이며, 프랑스와 영국에서 산업혁명(1760~1830)이 일어나 공중보건의 사상이 싹튼 시기로 국민의 복지를 국가적 관심사로 받아들였다. 이후 위생개혁운동이 전개되어 개인위생보다는 공중위생 개념의 공중보건학이 체계를 갖추게 되었다 **표 1-4**.

4) 근대기(확립기, 1850~1900년)

근대기의 특징은 영국, 독일, 프랑스 등의 국가에서 세균학 및 면역학 분야에서 많은 업적이 있었으며, 예방의학적 사상이 싹트기 시작하였다. 근대기의 공중보건학적 업적은 **표 1-5**와 같다.

5) 현대기(발전기, 1900년 이후)

현대기에는 영국과 미국을 중심으로 급진적인 발전을 가져왔으며 현대의학의 발전 및 근대보건의 발전, 보건소 제도, 국제보건기구 발족, 사회보장제도의 발전과 포괄적 보건의료의 필요성이 대두되었다.

표 1-4 근세기 공중보건학적 업적

연도	공중보건학적 업적
1478~1553	프라카스토로(Fracastoro, 이탈리아) • 눈에 보이지 않는 질병의 병인이 되는 종의 존재 제시(저서: 전염, 전염병 및 그 치료)
1595	얀센(Janssen, 네덜란드) • 최초의 현미경 발견
1632~1723	레벤후크(Leeuwenhoek, 네덜란드) • 확대현미경의 발견으로 최초로 눈에 보이지 않는 종의 존재함 입증 • 프라카스트로의 세균설을 과학적으로 뒷받침
1662	존 그랜트(John Graunt, 영국) • 인구 출생·사망 수량적 분석, 최초 보건통계
1663~1714	라마치니(Ramazzini, 이탈리아) • 직업병에 관한 저서 발간, 산업보건에 이바지함(De Morbis Artificum Diatriba; 직업인의 질병, 노동자 질병론)
1745~1821	프랭크(J. P. Frank, 독일) • '국민의 건강을 확보하는 것은 국가의 책임이다'라고 주장 • 의사(위생)행정에 관한 12권의 저서 발간(저서: 의사경찰체계) • 공중보건학 최초의 저서로 신체위생, 정신위생, 국민보건 등을 다루었음
1749~1823	제너(Jenner, 영국) • 우두접종법 개발(1798) • 19세기 초반부터 전 유럽에서 두창예방법 보급
1745~1826	필립 피넬(Philippe Pinel, 프랑스) • 1789년 정신병원에 수용된 53명의 정신병 환자 해방, 정신의학 창시자, 정신병 환자 처우 개선
1793~1859(1842)	레뮤얼 섀턱(Lemuel Shattuck, 미국) • 미국 보건 분야 지침서 '매사추세츠위생위원회 보고서'
1800~1875(1842)	에드윈 채드윅(Edwin Chadwick, 영국) • 열병 환자 조사, 'Fever report' 발표 • 공중위생 감독 및 각종 위생조사를 위한 보건정책조사위원회 설치(1842) • '영국 노동자 위생상태 보고서' 작성(1842)
1848	공중보건법 제정 • 영국에서 세계 최초로 공중보건법(Public Health Act) 제정 • 공중보건국과 지방보건국 설치(1919년 세계 최초 보건부 설치, 보건행정의 기틀 마련)

표 1-5 근대기의 공중보건학적 업적

연도	업적	
1855	존 스노우John Snow(영국)	콜레라 역학조사로 전염병 감염설 입증, 최초의 기술역학
1859	윌리엄 라스본William Rathborne(영국)	리버풀시에서 최초의 방문간호사업 시행(1859), 보건소 제도 시초
1866	페텐코퍼Pettenkofer(독일)	뮌헨대학에 최초로 위생학 강좌 개설, 실험위생학의 기초 확립
1883	비스마르크Bismarck(독일)	세계 최초의 근로자 질병보호법
1880~1883	파스퇴르L. Pasteur(프랑스)	근대의학의 창시자, 특정병인론, 미생물병인론, 저온살균법 개발, 닭콜레라균 발견(1880), 광견병 항혈청(1883)
1877~1883	코흐R. Koch(독일)	탄저균(1877), 파상풍균(1878), 결핵균(1882), 콜레라균(1883)
1893	릴리안 왈드Lillian D. wald(미국)	공중보건간호

표 1-6 현대기의 공중보건학적 제도의 발전

연도	제도
1911	영국 국민보험법 제정
1919	영국 보건부 설립
1935	미국 세계 최초 사회보장법 제정
1948	세계보건기구WHO 발족
1972	스웨덴에서 국제인간환경회의UN Conference of Human Environment, UNCHE 개최("The only one earth", '지구를 오염으로부터 보호'를 다짐하며 인간환경선언)
1973	국제환경계획 설립United Nations Environment Program, UNEP
1978	WHO 알마아타회의, 알마아타Alma-ata선언, 1차 보건의료 대두(1977년 'Health for all by the year 2000'이라는 인류건강실현 목표를 설정하고 이를 실현하는 최선의 방법은 1차 보건의료primary health care라는 의견)
1986	WHO 제1차 건강증진을 위한 국제회의(캐나다 오타와), 오타와헌장 선포
1992	UNEP 브라질 리우에서 유엔환경개발회의라는 지구환경정상회담 개최, 리우환경선언('Agenda 21' 채택)

표 1-7 우리나라 공중보건학 발달사

고려시대	조선시대	근대
• 태의감 : 왕실의 의약과 질병치료 • 상약국 : 왕실의 어약 관리 • 제위보 : 기금을 마련하고 이자로 빈민 구제와 질병 치료 • 동서대비원 : 감염병 환자 관리 • 혜민국 : 의약과 서민의료 관리	• 전향사 : 의약 관리 • 내의원 : 왕실의료 관리 • 전의감 : 보건행정(일반의료행정 및 의과 고시) • 활인서 : 감염병 환자 관리 • 광혜원 : 최초의 서양식 병원 • 1894년(고종) : 서양의학 최초 도입	• 일제강점기 : 조선총독부 경찰국 내 위생과 신설(경찰이 보건행정 담당) • 대한민국 정부 수립 후 -1949년 : 보건국 → 보건부 독립 -1994년 : 보건사회부 → 보건복지부 -2008년 : 보건복지부→ 보건복지가족부 -2010년 : 보건복지가족부 → 보건복지부

알아두기

애쉬튼Ashton과 시모어Seymour의 공중보건 변화 4단계

- 산업보건 시기 : 산업화·도시화로 인한 보건문제 대처 시기
- 개인위생 시기 : 개인위생과 예방접종 중점 시기
- 치료의학 시기 : 과학기술과 의료기술의 발달로 인한 치료의학의 전성기
- 신공중보건 시기 : 생활습관, 환경공해, 생체적 요인, 보건의료서비스 제공

3. 보건의료

1) 보건의료의 개념

의학은 치료의학에서 예방의학, 재활의학, 건강증진에 목표를 두는 학문으로 발전하였고, 의료활동도 개인을 대상으로 하는 협의의 의료medical care에서 지역사회 전체 주민을 대상으로 하는 보건의료health care의 개념으로 변하였다. 그러나 전통적으로 치료 중심적인 의료체계에서는 국민건강을 확보할 수 없기 때문에 질병의 예방활동이나 국민의 건강증진활동 등 공중보건학적 접근이 필요하게 되어 새로운 보건의료 개념이 대두되었다.

최근에는 보건의료 전달체계가 복합적이고 포괄적인 성격을 지녀 사업의 체계도 1·2·3차 보건의료사업으로 변하였으며 표 1-8 보건인력의 팀워크로 이루어진다. 또한 건강의 개념 변화로 건강관리에서도 건강증진, 질병 예방 및 치료, 재활서비스 모두를 포함하는 포괄적 보건의료의 중요성이 대두되고 있다.

포괄보건의료는 치료의학과 예방의학이 조화를 이루는 포괄의료 개념에서 질병의 치료, 예방, 재활, 건강증진 및 건강보호활동 등 인간의 전 생애적 건강관리를 목적으로 하는 포괄보건의료의 개념으로 전환되었다. 자연과학과 사회과학의 통합과학으로 질병의 조기 발견, 조기 치료, 무능력화 예방, 재활 및 건강증진활동 등 건강 확보를 위하여 포괄적으로 접근한다.

포괄보건의료 = 치료 + 예방 + 재활 + 건강증진

표 1-8 1·2·3차 보건의료의 분류

구분	내용	예시
1차 보건의료	의료, 예방, 건강증진을 적극적으로 추진	예방, 교육
2차 보건의료	급성질환관리사업과 입원치료 필요 환자 관리사업 등으로 의료 인력의 역할이 주요한 보건의료 활동	처치, 치료
3차 보건의료	회복기 환자의 재가치료사업, 재활, 장기요양 등 만성질환자 관리사업	재적응, 재활

2) 1차 보건의료

1차 보건의료primiary health care, PHC는 필수적인 보건의료를 지역사회와 각 개인과 가족이 받아들일 수 있고, 사람의 기본적 권리인 건강의 격차를 해소하여 비용 지불이 가능한 방법으로 그들의 참여하에 의료, 예방 및 건강증진 활동을 적극적으로 활용할 수 있도록 하는 실제적 접근방법이다.

UN 총회에서는 1974년 'Health for all by the year 2000'이라는 인류건강 목표를 설정할 것을 제의하여 1977년 WHO 총회에서 그 실천을 결의하였으며, 1978년 알마아타Alma-ATa회의에서는 이의 실현방법으로 1차 보건의료를 통하여 실천하는 것이 최선의 방법이라는 데 의견을 일치하였다.

1차 보건의료의 접근방법은 우선 예방에 중점을 두고 적절한 기술과 인력을 사용한다. 쉽게 이용 가능해야 하며 지역사회가 쉽게 받아들일 수 있는 방법으로 사업이 제공되어야 한다. 지역사회의 적극적인 참여와 관련 분야의 상호 협력이 이루어져야 한다. 지역사회의 지불 능력에 맞는 보건의료수가로 사업이 제공되어야 하며, 자조·자립 정신을 바탕으로 한 지역사회 특성에 맞는 보건사업을 추진하는 것이다.

알아두기

WHO 알마아타선언(1978년)

WHO와 UNICEF가 세계 인구의 건강상 불평등에 대처하기 위하여 1978년 구소련 카자흐스탄 수도 알마아타에서 개최한 국제회의로, 'Health for all by the year 2000(HFA 2000)'이라는 인류건강 실현목표를 의제로 설정하였으며 이를 실현하는 최선의 방법은 1차 보건의료라는 데 의견을 같이하였다.

WHO가 제시한 1차 보건의료의 특성은 접근성, 수용 가능성, 주민 참여, 지불 부담능력, 포괄성, 유용성, 지속성, 상호 협조성, 균등성이며, 1차 보건의료의 접근원칙은 4A(접근성, 수용 가능성, 주민 참여, 지불 부담능력)이다 표 1-9 표 1-10.

표 1-9 1차 보건의료의 특성

특성		내용
접근성accessibility	4A	지리적·경제적·사회적으로 지역 주민이 쉽게 이용
수용 가능성acceptability		지역사회가 쉽게 받아들일 수 있는 과학적 방법의 사업 제공
주민 참여active participation		지역사회의 주민이 적극적으로 참여하여 사업 요구 파악, 계획, 수행, 평가
지불 부담능력affordable		지역사회의 지불능력에 맞는 보건의료수가(收價)로 사업 제공
포괄성comprehensiveness		기본적인 건강관리서비스는 모든 사람에게 필요한 서비스 제공
유용성availability		지역 주민들에게 꼭 필요하고 유용한 서비스
지속성continuity		기본적인 건강상태를 유지하기 위해 필요한 서비스를 지속적으로 제공
상호 협조성coordination		관련 부서가 서로 협조하여 의료체계 구축
균등성equality		누구나 어떤 조건이든지 필요한 만큼의 서비스를 똑같이 받을 수 있음

표 1-10 1차 보건의료의 필수요소

① 주요 보건문제의 예방 및 관리방법에 대한 교육
② 식량 공급의 촉진과 적절한 영양의 증긴
③ 안전한 식수의 공급과 기본적 위생
④ 가족계획을 포함한 모자보건사업
⑤ 주요 감염병에 대한 예방접종
⑥ 지방풍토병의 예방 및 관리
⑦ 흔한 질병과 외상의 적절한 치료
⑧ 필수 의약품 제공
⑨ 심신장애자의 사회의학적 재활

출처 : WHO, 1978

3) 2차 보건의료

2차 보건의료secondary health care, SHC는 응급처치를 요하는 질병, 급성질환의 관리사업이나 병·의원에 입원치료가 필요한 환자관리사업 등이 중심이 되며 종합병원 등 전문병원의 활동이 요구된다. 따라서 임상전문의사와 임상간호사 등 의료인력의 역할이 매우 중요한 보건의료활동이다.

4) 3차 보건의료

3차 보건의료tertiary health care, THC는 회복기 환자의 재가치료사업, 재활을 요하는 환자나 노인의 간호 등 장기요양이나 만성질환자의 관리사업이 중심이며, 고령화사회에서 노인성 질병의 관리가 중요한 보건의료활동이다.

5) 양질의 보건의료서비스

국민이 필요로 할 때 언제든지, 어디에서나 양질의 보건의료서비스를 받는 것은 보건의료정책의 가장 중요한 목표 중 하나이다. 양질의 의료에 대해 많은 학자가 정의하고 있지만 그 내용은 거의 유사하며 대표적으로 마이어스가 정의한 양질의 보건의료 4가지 요소(접근 용이성, 질적 적정성, 지속성, 효율성)가 가장 많이 언급된다(Myers, 1978; 표 1-11). 바람직한 의료의 구성요소로는 효과성, 안정성, 환자 중심성, 적시성, 효율성 및 형평성이 있다.

표 1-11 마이어스의 양질의 보건의료 4가지 요소

요소	조건	내용
접근성 accessibility	개인적 접근성	경제적, 지리적, 사회·문화적 장벽이 제거되어 누구나 쉽게 필요할 때 필요한 보건의료서비스를 제공받을 수 있어야 함
	포괄적인 서비스 제공	건강증진과 예방·치료·재활 등의 종합적이고 포괄적인 서비스를 제공하여야 함
	양적 충분성	보건의료서비스의 수요에 대한 정확한 추정이 전제되어야 함(인구동태, 사회·경제적 여러 특성, 보건의료의 인적·물적 자원 현황 등에 관한 자료의 수집과 평가가 선행되어야 함)
질적 적정성 quality	전문적 능력	지식과 기술에 대한 의료 제공자의 전문적 능력
	개인적 수용성	의료서비스는 인간을 대상으로 하므로 전문적인 능력, 충분한 지식과 기술, 윤리·도덕적 측면의 적절성 필요
	질적 적절성	일정 수준의 질을 보장하기 위해서 사회적 통제기전이 마련되어야 할 뿐만 아니라 보건의료 제공자의 자발적 노력이 출발점이 되어야 함
지속성 continuity	전인적 보건의료의 제공	환자를 전인간적 존재로 파악하고 인간의 종합적인 건강증진을 위해 힘써야 함
	보건의료의 연속성 보장	진료체계와 후송체계의 구축 의미(각 의료기관 간의 연계성과 체계성이 확보됨으로써 환자 치료 시스템화)
	보건의료서비스 간의 상호 조정	서비스의 중복과 과잉투자는 상호 조정을 통해 극복되어야 함(의원과 병원, 병원과 종합병원, 의료기관과 보건기관, 일반병원과 특수병원 간의 관계에 대한 구조적·기능적 상호 조정이 필요)
효율성 efficiency	평등한 재정 적정한 보상 효율적 관리	치료과정에 최소의 자원을 투입하여 건강을 빨리 회복시키는 것 의미(효율성 확보를 위해서는 형평성 있는 재원 조달, 보수의 적정성, 효율적인 관리 등의 조건이 갖추어져야 함)

4. 건강의 개념

1) 건강의 중요성과 개념의 변천

건강은 생명의 존엄성을 유지하는 기본적 요소이며 삶의 가치를 실현하는데 중요한 요소로 작용한다. 건강에 대한 이해와 개념은 질병의 양상, 과학적 철학사조, 삶의 가치관 등의 변화 및 진보와 같은 시대적 상황에 의해 변천하고 있다.

- 19세기 이전의 건강은 '신체적인 질병이 없는 상태'로 이원론의 영향을 받은 '신체 개념의 건강'이며, 질병이란 단지 신체의 부속 일부가 고장난 것으로 그 부분을 고치면 건강이 회복된다는 개념이다.
- 19세기 중엽 이후 인체를 정신과 육체로 각각 구분할 수 없다는 '심신 개념의 건강'으로 변하였다. 고혈압, 당뇨병 등과 같은 다요인성 질병 양상의 변화에 의한 것으로 건강문제로 환경변화나 행태적 요인이 중요하게 인식되었다.
- 현대의 인간은 누구나 사회적 역할을 다하며 생활하므로 건강을 '생활 개념의 건강'으로 강조하였으며, WHO에서 건강의 정의는 인간 삶의 여러 가지 측면을 모두 포함하여 사회적·정신적 안녕도 건강의 개념으로 인정하고 있다.
- 최근에는 건강이 연속선상에 있으며 건강 잠재력과 건강 위해요소들 간에 평형이 이루어진 상태라는 '생활수단 개념의 건강'이 대두되고 있다. 즉 건강, 질병, 사망에 이르는 건강현상은 연속적인 변화로 설명되는데 건강을 동적 상태로 보는 견해이다. 이러한 개념은 건강증진에 관한 캐나다 오타와헌장에 명시된 "건강은 생활의 목표가 아니라 일상생활을 영위하는 활력소로 이해되어야 한다."는 내용과 일치한다.

2) 건강의 정의

세계보건기구 WHO(1948)는 "건강은 질병이 없거나 허약하지 않을 뿐만 아니라 육체적·정신적·사회적 안녕이 완전한 상태이다."라고 정의했다. 신체적·정신적 안녕이란 신체적 건강과 정신적 건강은 불가분의의 관계에 있는 건강의 절대적 요소라는 의미이며, 사회적 안녕이란 복잡한 사회 환경 속에서 각자에게 부여된 기능과 역할을 충실히 수행하면서 사회생활을 영위하며 삶의 가치와 보람을 실현해 갈 수 있는 상태를 말한다.

> "Health is a complete state of physical mental and social well-being and not merely the absence of disease or infirmity"

WHO는 인간의 건강에 '사회적 안녕'의 개념을 추가하여 규정하였으며, 많은 학자는 신체적·정신적 건강보다도 사회적 안녕 개념의 건강을 강조하고 있다. 그 이유는 인간이 사회구성원으로서 각자의 역할과 소임을 충실히 할 수 있을 때가 진정한 건강상태이며, 인간과 동물의 건강 개념을 차별화하는 척도이고, 삶의 가치와 보람을 창출하는 핵심 개념이기 때문이다. 즉 사회구성원으로서 자신의 역할과 소임을 충실히 할 때 그 구성원들로부터 존중받을 수 있으며, 존중받는 삶을 살 때 보람을 얻을 수 있기 때문에 사회적 안녕은 신체적·정신적 건강 개념보다도 우선되어야 할 중심적 가치이다.

3) 건강의 연속성

건강과 불건강, 질병, 사망에 이르는 변화는 연속적이라고 할 수 있는데 이러한 건강과 질병을 그림으로 표시하면 표 1-12 와 같다.

표 1-12 건강의 연속성

범위	단계	의미
A 범위	완전한 건강상태(의학적) • 사회에 적응하는 단계	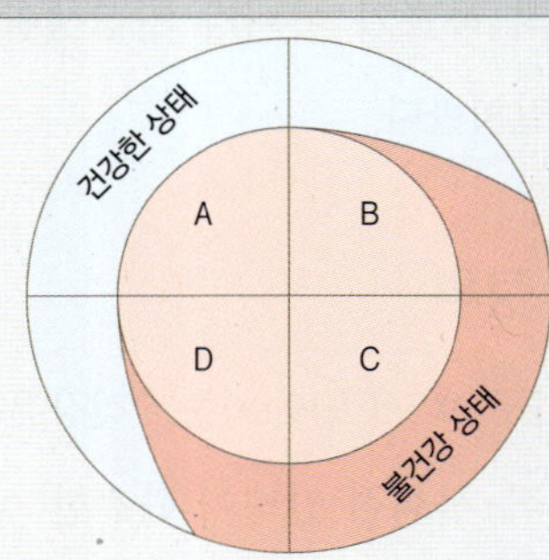
B 범위	질병의 준비단계 • 감염병인 경우 : 잠복기 • 만성병인 경우 : 자각 증상이 없는 단계	
C 범위	완전한 질병상태 • 노동력이 상실되어 사회생활에서 탈락된 단계	
D 범위	질병에서 회복되는 단계	• 보건의식이 향상된 계층 : 그림 B, C, D 범위를 병적으로 인식 • 보건의식이 취약한 계층 : C 범위만을 병적으로 인식

건강과 질병은 연속선상에서 유동적으로 변하는 상태로 건강-불건강 연속성 및 고도의 안녕모델을 던Dunn이 그림 1-3 과 같이 제시하였다.

건강-불건강 연속선 개념(1959)

건강과 질병은 연속선상에서 유동적으로 변화하고 있는 상태에 있음

- 건강상태 : 인간이 매일 생활에서 효율적으로 대처하고 기능하는 것
- 불건강상태 : 적절히 대처하지 못하거나 통합하지 못하는 상태
- 최적의 건강상태(optimal health) : 자신에게 가능한 안녕상태

즉 사소한 몇 가지 결함이 있다 하더라도 일상생활을 유지할 수 있는 상태

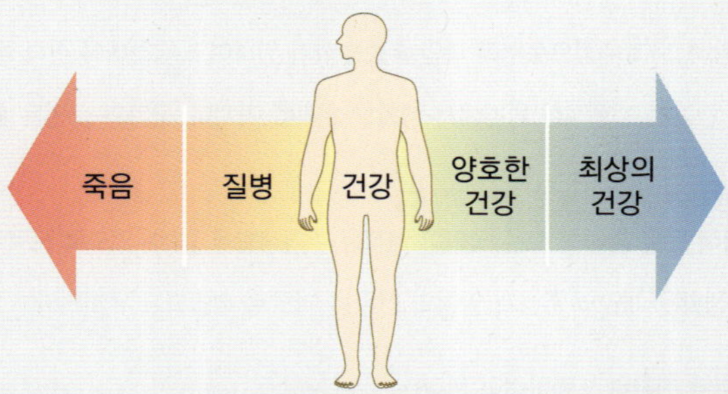

고도의 안녕모델(1977)

내·외적 환경의 상호작용을 바탕으로 최적의 기능 수준을 얻기 위해 적극적으로 참여하는 복합적이고 역동적인 과정

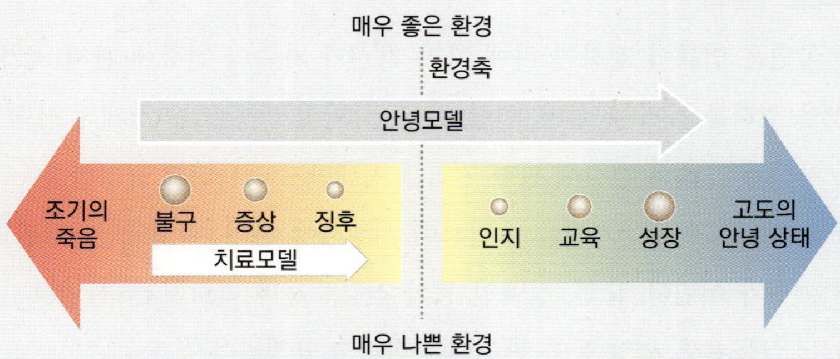

그림 1-3 건강-불건강 연속성 및 고도의 안녕모델

4) 기본권으로서의 건강

(1) 대한민국 헌법에서의 건강 관련 기본권

제10조 모든 국민은 인간으로서의 존엄과 가치를 가지며, 행복을 추구할 권리를 가진다. 국가는 개인이 가지는 불가침의 기본적 인권을 확인하고 이를 보장할 의무를 진다.

제34조 ① 모든 국민은 인간다운 생활을 할 권리를 가진다.
② 국가는 사회보장·사회복지의 증진에 노력할 의무를 가진다.
③ 국가는 여자의 복지와 권익의 향상을 위하여 노력하여야 한다.
④ 국가는 노인과 청소년의 복지향상을 위한 정책을 실시할 의무를 진다.
⑤ 신체장애자 및 질병·노령 기타의 사유로 생활능력이 없는 국민은 법률이 정하는 바에 의하여 국가의 보호를 받는다.
⑥ 국가는 재해를 예방하고 그 위험으로부터 국민을 보호하기 위하여 노력하여야 한다.

제35조 ① 모든 국민은 건강하고 쾌적한 환경에서 생활할 권리를 가지며, 국가와 국민은 환경보전을 위하여 노력하여야 한다.
② 환경권의 내용과 행사에 관하여는 법률로 정한다.
③ 국가는 주택개발정책 등을 통하여 모든 국민이 쾌적한 주거생활을 할 수 있도록 노력하여야 한다.

제36조 ① 혼인과 가족생활은 개인의 존엄과 양성의 평등을 기초로 성립되고 유지되어야 하며, 국가는 이를 보장한다.
② 국가는 모성의 보호를 위하여 노력하여야 한다.
③ 모든 국민은 보건에 관하여 국가의 보호를 받는다.

(2) 보건의료기본법

- 모든 국민은 법률이 정하는 바에 따라 자신과 가족의 건강에 관해 국가의 보호를 받을 권리를 가지며, 성별, 연령, 종교, 사회적 신분 또는 경제적 사정 등을 이유로 자신과 가족의 건강에 관한 권리를 침해받지 않는다고 규정한다.
- 국가는 보건의료 발전계획을 수립하여 시행해야 하며, 평생국민건강관리사업을 통해 여성과 어린이, 노인, 장애인 등의 건강증진과 학교보건·산업보건·환경보건의료, 식품위생·영양 등을 관리해야 한다고 규정한다.

제2조(기본 이념) 이 법은 보건의료를 통하여 모든 국민이 인간으로서의 존엄과 가치를 가지며 행복을 추구할 수 있도록 하고 국민 개개인이 건강한 삶을 영위할 수 있도록 제도와 여건을 조성하며 보건의료의 형평과 효율이 조화를 이룰 수 있도록 함으로써 국민의 삶의 질을 향상시키는 것을 기본 이념으로 한다. [전문개정 2010.3.17]

(3) UN 세계인권선언(1948)

"건강권은 도달할 수 있는 가장 최고 수준의 신체적, 정신적 건강을 향유할 권리"라고 하였다.

제22조 모든 사람은 사회의 일원으로서 사회보장을 받을 권리가 있다.

제25조 모든 사람은 먹을거리, 입을 옷, 주택, 의료, 사회서비스 등을 포함해 가족의 건강과 행복에 적합한 생활수준을 누릴 권리가 있다.

(4) WHO 세계보건기구헌장 서문

The enjoyment of the highest attainable standard of health is one of the fundamental rights of every human being without distinction of race, religion, economic or social condition.

얻을 수 있는 최상의 건강을 향유하는 것은 인종, 종교, 경제적 또는 사회적 조건 등에 관계없이 모든 인간의 기본적 권리 중 하나이다.

Government have a responsibility for the health of their peoples which can be fulfilled only by the provision of adequate health and social measures.

정부는 국민의 건강에 대하여 책임을 져야 하며, 이 책임의 완수는 적절한 보건 또는 사회적 방안의 개발을 통해서만 가능하다.

5) 건강증진의 개념

건강증진의 개념은 생활습관 등 건강행태가 건강에 미치는 영향과 같은 건강 결정요인health determinants에 대한 새로운 시각의 필요성이 대두되고, 이를 해결하고자 다수준 다차원의 생태학적 접근 및 지역사회 참여와 같은 새로운 접근전략의 필요성이 제기되면서 20세기 후반에 대두되고 발전하였다.

- WHO 오타와헌장(1986)에서는 "건강증진은 사람들이 스스로 자신들의 건강을 관리 또는 통제할 수 있어서, 결과적으로 건강수준을 향상시키는 것이 가능하도록 하는 과정이다."라고 정의하였다. 이는 개인 및 지역사회 등 대상 집단이 사업의 주체로서 적극적으로 참여하고 건강증진 활동이 가능하도록 하는 것으로 사람들의 건강문제 해결능력 함양이 가장 중요하다는 것을 강조하였다.

- 그린L. W. Green, 1940~은 "건강증진은 건강에 이로운 행태와 생활 여건 및 주위 환경 조성을 위해서 건강교육 등 교육적 접근뿐만 아니라, 사회적·경제적·조직적 접근 등 다차원적인 접근을 같이하며 다소 강제성을 띠는 정책적·법적 및 규제적 접근도 포함한다."라고 정의하였다. 이는 생활습관 등 건강 관련 행태의 바람직한 변화를 위해서는 대상 집단뿐만 아니라 주위 환경과 생활 여건에 대한 다차원, 다수준의 생태학적 접근이 같이 이루어져야 한다는 것을 제시하였다.

알아두기

라롱드Lalonde 보고서

1974년 『A New Perspective on the Health of Canadians』에 실려 있다. 건강을 결정 주요 4요인을 생물학적 요인, 환경적 요인, 생활양식, 보건의료체계로 규정하였으며, 이 중 생활양식이 건강에 미치는 영향이 60% 이상을 차지함으로써 건강의 결정요인으로 올바른 식생활이 중요함을 강조하였다. 이와 같은 '건강의 장'이론을 계기로 건강에 대한 개인의 생활양식과 환경의 중요성이 강조되기 시작하였다.

5. 국제보건 관련 기구

1) 세계국제보건기구 WHO

WHOWorld Health Organization는 UN 보건전문기관으로 1946년 뉴욕에서 국제보건회의 의결에 의하여 1948년 4월 7일 발족하였으며 본부는 스위스 제네바에 있다. 사무총장 임기 5년으로 연임 가능하다. 회원국의 법정분담금과 자발적 기여금으로 운영되는데 WHO 헌장 및 재정규칙에 따라 각 회원국이 WHO에 납부하고 있으며, 우리나라는 서태평양 지역으로 1949년 65번째로 가입하였다. 2016년 현재 194개국 가입되어 있다 표 1-13.

(1) 조직

세계보건총회World Health Assembly는 매년 5월 회원국 대표들이 참석하여 제네바에서 개최되는 최고의사결정기구로 주요 임무는 2년간 프로그램 예산 승인, 주요 정

표 1-13 WHO의 6개 지역사무소

지역	지역사무소
동지중해 지역	카이로(이집트, 알렉산드리아 → 카이로)
동남아시아 지역	뉴델리(인도), 북한
서태평양 지역	마닐라(필리핀), 한국
범미주 지역	워싱턴 D.C.(미국)
유럽 지역	코펜하겐(덴마크)
아프리카 지역	브라자빌(콩고)

책을 결정한다. 사무총장은 이사회 추천으로 총회에서 비밀투표로 선출하며 임기는 5년이다. 집행이사회Executive Board는 32명의 보건분야 전문가로 구성되고 총회에서 선출되며 1월, 5월 두 차례 걸쳐 개최되는데, 주요 임무는 총회에 상정된 의안이나 결의문의 사전 심의·의결, 총회에서 위임한 사항을 처리한다.

(2) 주요 보건사업

WHO의 주요 보건사업은 결핵관리사업, 모자보건사업, 영양개선사업, 환경위생사업, 보건교육사업, 성병·에이즈사업 및 말라리아사업 등이 있다.

(3) 목적, 역할 및 기능

WHO는 국제보건사업의 지도 및 조정과 회원국 간의 기술원조 장려의 두 가지 입헌적 직무를 맡고 있다. WHO의 목적은 세계 모든 사람이 가능한 한 최고의 건강 수준에 도달하는 것이며, 규약에 의거하여 국제 보건에 대한 지도와 조정을 담당하며 다음과 같은 역할을 해야 한다.

- 회원국의 요청 시 보건시설을 강화시키기 위하여 정부를 도움
- 필요에 따라 질병학과 통계학을 포함한 기술적 및 행정상의 서비스를 제공함
- 보건분야에 대한 정보를 제공하고, 협의 및 원조를 함
- 유행성, 풍토성 등의 질병을 근절하도록 고무함
- 영양, 주거, 위생, 직장 등의 환경에 대한 위생상태 개선을 장려함
- 보건 강화에 공헌하는 과학적, 전문적 모임 간 협동을 장려함

- 보건에 관련된 국제 협정 및 협약을 건의함
- 보건분야의 연구를 장려하고 지휘함
- 음식, 생물 및 약에 관련된 국제적 기준을 설립함
- 보건 관련 정보에 입각한 여론 조성을 도움

표 1-14 WHO의 주요 기능

기능	내용
이론적 기능	• 국제적인 보건사업의 지도 및 조정 • 회원국에 대한 기술 지원 및 자료 공급 • 전문가 파견에 의한 기술자문 활동 등 • 보건·의학 관련 전문 분야의 교육과 훈련 기준 개발 및 보급
세계보건기구헌장 제2조에 의한 기능	• 국제 검역 대책 • 각종 보건 문제에 대한 협의, 규제 및 권고안 제정 • 식품, 약물 및 생물학적 제재에 대한 국제적 표준화 • 과학자 및 전문가들의 협력에 의한 과학의 발전사업 • 보건통계 자료 수집 및 의학적 조사연구사업 • 공중보건과 의료 및 사회보장 향상사업 • 회원국의 요청이 있을 경우 의료 봉사 • 모자보건의 향상 • 전염병 관리 • 진단검사 기준의 확립 • 환경위생 및 산업보건 개선사업 • 재해 예방 • 정신보건 향상 • 보건요원의 훈련 및 기술 협력사업

2) 국제연합환경계획 UNEP

국제연합환경계획United Nations Environmental Program, UNEP은 1972년 스웨덴 스톡홀름에서 개최된 최초의 유엔인간환경회의 권고에 따라 1973년 2월 1일 UNEP가 출범하였고, 6월 5일을 '세계환경의 날'로 지정하였다. 1992년 브라질 리우데자네이루에서 열린 지구환경 정상회담에서 '리우선언'이 채택되었으며, 유엔의 환경 관련 정책 수립, 지구환경의 감시, 환경 관련 국제 협력·조정 및 환경 관련 지식 발전 등을 목적으로 하는 활동을 한다.

CHAPTER

2

환경위생

1. 환경위생의 개념

1) 환경위생의 이해

(1) 환경위생의 정의

「환경정책기본법」에서는 환경을 자연환경과 생활환경을 포함하는 의미로 사용한다. '자연환경'은 지하·지표(해양 포함) 및 지상의 모든 생물과 이들을 둘러싸고 있는 비생물적인 것을 포함한 자연의 상태(생태계 및 자연경관 포함)를 말하고, '생활환경'은 대기, 물, 토양, 폐기물, 소음·진동, 악취, 일조sunshine, 인공조명 등 사람의 일상생활과 관계되는 환경을 말한다.

환경위생은 인간의 신체발달, 건강, 생존에 악영향을 미치거나 미칠 우려가 있는 육체적 환경요인을 조정하여 쾌적한 생활환경을 조성하는 일련의 활동이다. WHO 환경위생전문위원회에서는 환경위생을 "인간의 생체적 발육, 건강 및 생존에 유해한 영향을 미치거나 미칠 가능성이 있는 이화학적 환경요인 모두를 관리하는 것이다."라고 정의하고 있다.

(2) 환경위생학의 발달

페텐코퍼Pettenkofer는 환경위생학을 근대과학의 하나로 확립하였으며, 세균 발견 이전에 유럽 각 도시에서 유행하고 있는 전염병의 예방을 위해 환경위생상태 개선을 시도하였다. 또한 클로드 베르나르Claude Bernard는 항상성homeostasis의 개념을 도입하였으며, 이는 인간의 생명현상을 이해하는데 중요한 개념으로 자리 잡고 있다.

- 1851년 파리에서 개최된 제1회 국제위생회의에 지중해 연안 12개국 참여
- 1903년 24개국이 참여하여 국제보건사무국 설치 결의, 국제적 조직 마련
- 1972년 스톡홀름회의는 제1차 국제연합 인간환경회의에서 인간환경선언 채택
- 1992년 리우회의는 국제연합 환경개발회의에서 환경과 무역에 대해 논의

2) 환경보건의 이해

(1) 환경보건의 정의

환경보건학은 인간의 건강을 유지·증진하기 위하여 질병과 건강의 문제를 인간과

환경의 상호 관계라는 과정에서 파악하려는 학문이다. 따라서 환경보건은 인간과 환경의 상호작용을 인간 중심으로 연구하여 일정한 법칙을 발견하고 기술공학을 적용하여 생활 능률의 증진을 도모하는 것을 목적으로 한다.

알아두기

환경보건의 영역(WHO)

- 방사선 방어
- 감염증 대책
- 급수 위생
- 고형 폐기물 처리
- 거주공간 관리
- 사고 방지
- 감염병의 유행, 돌발사고, 재해
- 소음 제어
- 에이즈 대책
- 폐수 처리
- 식품위생
- 도시계획·지역계획
- 레크리에이션, 관광여행
- 이민 시의 위생 조치
- 유해 곤충·서족 관리
- 대기오염 방지
- 수질오염 방지
- 토양오염 방지
- 공수, 해상, 육상 수송
- 직업보건

(2) 환경보건법

「환경보건법」은 환경오염과 유해화학물질 등이 국민건강 및 생태계에 미치는 영향과 피해를 조사·규명·감시하여 국민건강에 대한 위협을 예방하고, 이를 줄이기 위한 대책을 마련함으로써 국민건강과 생태계의 건전성을 보호·유지할 수 있도록 함을 목적으로 한다.

「환경보건법」에서 정의하는 환경보건은 환경오염과 유해화학물질이 사람의 건강과 생태계에 미치는 영향을 조사·평가하고, 이를 예방·관리하는 것을 말한다.

- 환경오염 : 사업활동과 그 밖의 사람의 활동에 의하여 발생하는 대기오염, 수질오염, 토양오염, 해양오염, 방사능오염, 소음·진동, 악취, 일조 방해 등으로 사람의 건강이나 환경에 피해를 주는 상태
- 유해화학물질 : 유독물, 관찰물질, 취급제한물질 또는 취급금지물질, 사고대비물질, 그 밖에 유해성 또는 위해성이 있거나 그러할 우려가 있는 화학물질

(3) 환경보건정책

「환경보건법」에 따른 법정 종합계획은 10년마다 중앙행정기관의 장과의 협의와 환경보건위원회의 심의를 거쳐 수립한다. 환경유해인자로 인한 국민건강상 위해의 조사·예방 및 관리를 위한 정책수단을 제시함으로써 환경정책과 보건정책의 최상위 계획인 '국가환경 종합계획'과 '국민건강증진 종합계획'을 연결하는 통합 계획이다.

환경보건정책의 기본원칙

- 사람과 생태계 중심의 통합 환경 관리 : 환경정책의 최종 수요자인 사람의 건강과 생태계 안전성 확보에 중심을 두고, 관련 오염매체 관리 정책을 통합 조정, 선도한다.
- 사전주의원칙precautionary principle의 적용 강화 : 환경오염에 의한 건강 피해의 심각성을 고려하여 환경오염의 무해성이 최종 입증될 때까지는 유해한 것으로 간주, 예방정책을 수립·추진한다.
- 환경보건의 정의 실현 : 산모, 어린이, 노인 등 환경오염에 가장 취약하고 민감한 계층에 정책의 눈높이를 둠으로써 국민 전체의 건강 보호 담보 및 환경보건 정의를 실현한다.
- 이해관계자의 참여와 알권리 보장 : 환경보건정책 추진에 있어 일반 국민과 이해관계자들이 직접 참여하고 평가할 수 있는 체계를 확립한다.

(4) 환경영향평가

환경보건관리를 위한 환경영향평가Environmental Impact Assessment는 대규모 개발사업이나 중요한 시책 프로그램을 시행하는 과정에서 나타날 수 있는 환경에 미치는 영향을 미리 예측·분석하여 이를 최소화하는 방안을 강구하는 계획기법이자 의사결정도구이다. 「환경영향평가법」에서는 전략환경영향평가, 환경영향평가, 소규모 환경영향평가로 구분하여 정의하고 있다.

- '전략환경영향평가'란 환경에 영향을 미치는 계획을 수립할 때에 환경보전계획과의 부합 여부 확인, 대안의 설정·분석 등을 통하여 환경적 측면에서 해당 계획의 적정성, 입지의 타당성 등을 검토하여 국토의 지속가능한 발전을 도모하는 것을 말한다.
- '환경영향평가'란 환경에 영향을 미치는 실시계획·시행계획 등의 허가·인가·승인·면허 또는 결정 등을 할 때에 해당 사업이 환경에 미치는 영향을 미리 조사·예측·평가하여 해로운 환경 영향을 피하거나 제거 또는 감소시킬 수 있는 방안을 마련하는 것을 말한다.

- '소규모 환경영향평가'란 환경보전이 필요한 지역이나 난개발이 우려되어 계획적 개발이 필요한 지역에서 개발사업을 시행할 때에 입지의 타당성과 환경에 미치는 영향을 미리 조사·예측·평가하여 환경보전방안을 마련하는 것을 말한다.

환경영향평가 등은 계획의 수립이나 사업의 시행으로 영향을 받게 될 자연환경, 생활환경, 사회·경제환경 등의 분야에 대하여 실시하여야 하며, 환경영향평가 분야의 세부 평가항목과 평가방법 등은 표 2-1 과 같다.

표 2-1 환경영향평가 등의 분야별 및 세부평가항목

구분	평가분야	세부항목
전략환경영향평가	정책계획	• 환경보전계획과의 부합성 : 국가 환경정책, 국제환경 동향·협약·규범 • 계획의 연계성·일관성 : 상위 계획 및 관련 계획과의 연계성, 계획목표와 내용과의 일관성 • 계획의 적정성·지속성 : 공간계획의 적정성, 수요-공급 규모의 적정성, 환경용량의 지속성
	개발기본계획	• 계획의 적정성 : 상위계획 및 관련 계획과의 연계성, 대안 설정·분석의 적정성 • 입지의 타당성 - 자연환경의 보전(생물다양성·서식지 보전, 지형 및 생태축의 보전, 주변 자연경관에 미치는 영향, 수환경의 보전) - 생활환경의 안정성(환경기준 부합성, 환경 기초시설의 적정성, 자원·에너지 순환의 효율성, 사회·경제 환경과의 조화성 : 환경친화적 토지 이용)
환경영향평가	자연생태환경 분야	• 동·식물상 • 자연환경 자산
	대기환경 분야	• 기상 • 대기질 • 악취 • 온실가스
	수환경 분야	• 수질(지표·지하) • 수리·수문 • 해양환경
	토지환경 분야	• 토지 이용 • 토양 • 지형·지질
	생활환경 분야	• 친환경적 자원 순환 • 소음·진동 • 위락·경관 • 위생·공중보건 • 전파장해 • 일조장해
	사회환경·경제환경 분야	• 인구 • 주거 • 산업
소규모 환경영향평가	사업개요 및 지역환경 현황	• 사업개요 • 지역개황 • 자연생태환경 • 생활환경 • 사회·경제환경
	환경에 미치는 영향 예측·평가 및 환경보전방안	• 자연생태환경(동·식물상 등) • 대기질, 악취 • 수질(지표, 지하), 해양환경 • 토지 이용, 토양, 지형·지질 • 친환경적 자원 순환, 소음·진동 • 경관 • 전파장해, 일조장해 • 인구, 주거, 산업

전략환경영향평가의 대상(환경영향평가법)

- 도시의 개발에 관한 계획
- 에너지 개발에 관한 계획
- 도로의 건설에 관한 계획
- 철도(도시철도를 포함함)의 건설에 관한 계획
- 하천의 이용 및 개발에 관한 계획
- 관광단지의 개발에 관한 계획
- 특정 지역의 개발에 관한 계획
- 폐기물 처리시설의 설치에 관한 계획
- 토석·모래·자갈·광물 등의 채취에 관한 계획
- 환경에 영향을 미치는 시설로서 대통령령으로 정하는 시설의 설치에 관한 계획
- 산업 입지 및 산업단지의 조성에 관한 계획
- 항만의 건설에 관한 계획
- 수자원의 개발에 관한 계획
- 공항의 건설에 관한 계획
- 개간 및 공유수면의 매립에 관한 계획
- 산지의 개발에 관한 계획
- 체육시설의 설치에 관한 계획
- 국방·군사 시설의 설치에 관한 계획

(5) 건강위해성 평가

위해성과 유해성의 개념
- 위해성risk : 화학물질에 노출되었을 때 유해성이 발생할 수 있는 확률
- 유해성(위험성)hazard : 화학물질이 인간과 환경에게 유해한 작용을 일으킬 수 있는 잠재력

위해성과 유해성의 관계
- 위해성=유해성×노출량
- 유해성이 강한 물질이라도 노출량이 적으면 위해성이 낮고, 유해성이 낮은 물질이라도 노출량이 많으면 위해성이 높음

건강위해성 평가health risk assessment는 어떤 독성물질이나 위험상황에 노출되어 나타날 수 있는 개인 혹은 인구 집단의 건강 피해 확률을 추정하는 과학적 과정이다. 넓은 의미에서 위해성 평가는 지진, 홍수, 태풍을 비롯한 여러 가지 다양한 자연적 위험도 포함한다. 알려진 독성자료를 이용하여 현 노출상황이 장기적으로 지속될 경우 발생할 수 있는 인체 위해를 추정하는 과정이다 그림 2-1.

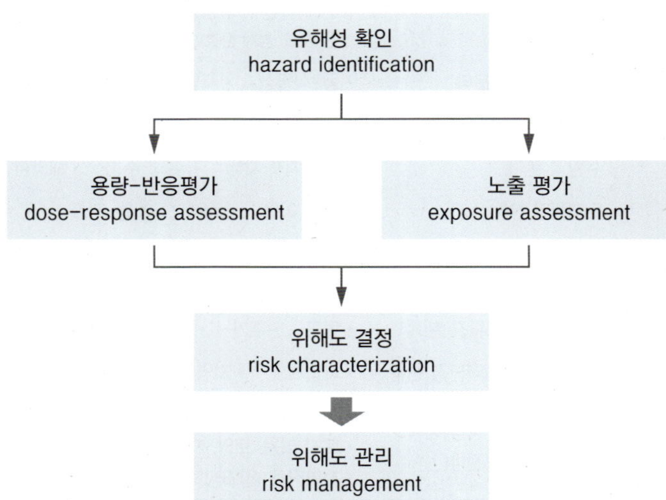

그림 2-1 건강 위해성 평가와 관리

① 위해성 평가 구분

위해성 평가는 배경 위해성과 증가적 위해성으로 구분할 수 있다. 배경 위해성은 특수한 위해성 인자가 없는 상황에서 위해성을 말하며, 증가적 위해성은 위해성 인자에 의한 위해성을 의미한다. 따라서 총 위해성은 배경 위해성과 증가적 위해성의 합으로 나타낼 수 있다.

배경 위해성과 증가적 위해성 예
- 배경 위해성 : 한국인이 평균 암에 걸릴 확률
- 증가적 위해성 : 발암물질로 오염된 지역에 살기 때문에 암에 걸릴 확률

총 위해성 = 배경 위해성 + 증가적 위해성

② 위해성 평가방법

위해성 평가방법은 유해성 확인hazard identification, 용량-반응 평가dose-response assessment, 노출 평가exposure assessment, 위해도 결정risk characterization 4단계로 진행된다.

- 유해성 확인(위험성 확인)hazard identification : 대상물질에 대한 정성적인 평가단계로 이용될 수 있는 모든 적절한 자료를 수집한다.
- 용량-반응 평가dose-response assessment : 오염물질의 노출 또는 체내 용량과 특정 인체 반응과의 상관관계를 정량화하는 과정이다.
- 노출 평가exposure assessment : 사람이 다양한 매체와 경로(흡입, 경구 섭취, 피부 접촉 등)를 통해 유해물질에 얼마나 노출되었는가를 결정하는 단계이다.
- 위해도 결정risk characterization : 위해도 결정은 특정 노출 수준에서의 초과 위해도를 정량적으로 평가하는 것으로 초과 위해도는 유해물질에 노출되지 않은 인구집단에서의 배경 위해도 수준보다 큰 위해도를 말한다.

③ 위해도 관리

위해도 관리risk management는 화학물질의 규제를 통한 위해도 감소 대책의 의사결정 과정으로 위해성 평가 결과에 바탕을 둔다. 화학물질 규제를 위해 사회·문화적 측면, 기술적 측면, 경제적 측면 등을 신중하게 고려해야 한다.

2. 대기환경

1) 기후

(1) 기후의 정의

기후climate는 매년 반복되는 어떤 장소의 대기현상을 종합하여 평균한 상태를 말한다. 기후요소climate element는 기후를 구성하는 요소로 기온·강우·기류·기습·강설·구름·일광·복사열 등이 있으며, 기후의 3대 요소는 기온·기습·기류이다. 기후요인climate factor은 기후의 분포와 변화를 일으키는 요인으로 위도, 지형, 수륙 분포, 해발고도 등이 있다.

(2) 기후의 유형과 기후대

기후유형은 기후요인과 기후요소의 상호작용에 의해 결정되는데 대륙성 기후, 해양성 기후, 사막성 기후, 산악성 기후, 산림성 기후가 있다. 기후대는 태양복사의 강약 또는 위도에 따라 비슷한 기후현상이 나타나는 것을 말하며, 기후대에는 열대, 아열대, 온대, 아한대, 한대 기후가 있다.

(3) 기후와 건강

① 기후순화

기온이 변화하면 인간은 신체적·정신적으로 변화를 일으키게 되어 질병이 발생될 수 있다. 하지만 인간은 새로운 환경에 적응하기 위하여 자신을 변화시키는 기후순화acclimatization를 일으킨다. 즉 기후순화는 한 기후지역에서 시간의 경과에 따라 체질변화 등을 일으켜 그 기후에 적응하게 되는 것을 말한다. 기후순화에는 대상성 순응, 자극성 순응, 수동적 순응이 있다.

- 대상성 순응 : 새로운 환경 조건에 세포 또는 기관이 그 기능을 적응하는 것
- 자극성 순응 : 환경자극에 의해 저하되었던 기능이 정상으로 회복되는 것
- 수동적 순응 : 약한 개체가 자신의 최적 기능을 찾는 것

② 기후와 질병

기후와 관련된 질병에는 감염병, 기상병, 풍토병, 계절병 등이 있다. 감염병은 한대

지방보다 온대나 열대 지방에 많으며, 열대 지방에서는 1년 내내 감염병의 발생이 지속된다. 기상병은 기후상태에 따라 질병이 발생하거나 기존 질병이 악화되는 것을 말하며, 대표적 예로 관절염, 신경통, 뇌졸중 등이 있다. 풍토병은 어느 지역의 기후 또는 기후로 인한 조건 때문에 그 지역에 주로 발생하는 질병으로 대표적으로 열대 지방의 수면병, 말라리아, 콜레라 등이 있다. 계절병은 계절에 따라 주로 발생하는 질병을 말하는데 여름철에는 뇌염, 장티푸스, 장염, 말라리아 등이, 겨울철에는 천식, 인플루엔자 등이 발생한다.

2) 온열환경

(1) 온열요소

인간의 체온 유지를 위한 물리·화학적 조건에 관여하는 온열요소에 의해 이루어진 종합적인 상태를 온열조건이라 한다. 온열요소에는 기온, 기습, 기류, 복사열 등 4가지가 있다.

① 기온

기온은 온열조건 중에서 가장 중요한 요인이며, 물리적·화학적 조절에 절대적 요소이다. 기온의 표시는 섭씨(℃) 또는 화씨(℉)로 나타낸다. 기온의 측정은 옥외에서 지표면상 1.5 m에서 건구온도를 측정하고, 직사광선과 복사열, 풍우 등 제한요소를 줄이기 위해서 백엽상 내에서 측정하며, 실내에서는 45 cm 높이에서 측정한다. 기온은 지상 12 km 이하의 대기권에서는 100 m 상승 시마다 0.6~1.0℃ 정도 낮아지며, 성층권에서는 고도가 높을수록 온도가 상승한다. 최적 실내온도는 거실은 18±2℃, 침실은 15±1℃, 병실은 21±2℃이다. 일교차는 하루 중 최고기온과 최저기온의 차를 말하며, 내륙 > 해안 > 산림지대 순으로 일교차가 크다. 연교차는 1년 동안의 최고기온과 최저기온의 차이를 말하며, 한대 > 온대 > 열대 순으로 연교차가 크다.

$℃ = \frac{5}{9} \times (℉ - 32)$

전도conduction
열이 매질을 통해 흘러감, 고체에서의 열 이동

대류convection
열이 매질과 같이 이동, 액체나 기체에서의 열 이동

복사radiation
매질 없이 열이 직접 이동 (태양 → 지구)

② 기습

일반적으로 공기는 약 4%의 수증기를 함유하고 있으며, 기온이 상승하면 공기 중에 포함될 수 있는 수증기량(습도)은 상승한다. 기습은 낮에는 태양의 복사열을 흡수하고 지표면의 과열을 막으며 밤에는 지열 복사를 차단하여 기후를 완화시키는 작용을 한다. 습도의 지표에는 포화습도, 절대습도, 상대습도, 포차 등이 있다.

- 포화습도saturation humidity : 일정 공기가 함유할 수 있는 수증기량에는 한계가 있는데, 한계에 달했을 때를 포화상태라고 하고, 이때의 공기 중 수증기량(g)이나 수증기장력(mmHg)으로 표시한 것
- 절대습도absolute humidity : 현재 공기 1 m^3 중에 함유한 수증기량 또는 수증기장력
- 상대습도relative humidity : 현재 공기 1 m^3 포화상태에서 함유할 수 있는 수증기량과 현재 그중에 함유되어 있는 수증기량과의 비를 %로 표시한 것

$$\text{상대습도(\%)} = \frac{\text{절대습도}}{\text{포화습도}} \times 100 \text{ (맑은 날 건구온도↑, 습구온도↓)}$$

- 포차deficiency of saturation : 공기 1 m^{3}가 포화상태에서 함유할 수 있는 수증기량과 현재 그중에 함유한 수증기량과의 차이

$$\text{포차} = \text{포화습도} - \text{절대습도}$$

기온에 따른 습도의 변화
기온이 상승하면 → 포화습도는 올라가고, 상대습도는 떨어져서 절대습도는 일정하게 유지됨

쾌적기습의 범위는 40~70%로, 15℃에서 70~80%, 18~20℃에서 60~70%, 24℃ 이상에서 40~60%이다. 실내 습도가 너무 건조하면 호흡기계 질병이 발생하고, 너무 습하면 피부질환이 발생하기 쉽다. 습도의 측정은 아스만 통풍 온습계, 아우구스 건습계, 모발 습도계 등이 있다.

③ 기류

기류air movement는 기압과 기온의 차에 의해서 형성되는 공기의 흐름으로 신체의 신진대사와 방열 작용을 촉진시키고 가옥 내 자연환기의 원동력이 되며, 대기의 확산과 희석에 영향을 미쳐 기후 변화의 원동력이 되므로 보건학적 의의가 있다. 기류의 강도를 풍속(m/sec)이라 하고 0.1 m/sec를 무풍, 0.5 m/sec 이하는 불감기류라 한다. 쾌적기류는 실내 0.2~0.3 m/sec, 실외 1.0 m/sec이다. 기류의 측정은 실내의 경우 카타 온도계를 사용하고, 실외에서는 풍차속도계, 아네모미터anemometer, 피토튜브pitot tube를 이용한다.

④ **복사열**

난로 등 발열체가 주위에 있을 때 온도계에 나타나는 실제 온도보다 더 큰 온감을 느낄 수 있는 것을 복사열이라고 하는데, 복사열은 발열체로부터 제곱에 비례해서 온도가 감소한다. 복사열의 측정은 흑구온도계를 사용한다.

(2) 온열지수

기온, 기습, 기류, 복사열 등의 온열요소는 상호 복합적으로 작용하기 때문에 각각을 분리하여 쾌적 조건을 설명하는 데는 한계가 있다. 따라서 이들의 복합적 작용에 의하여 만들어지는 일정한 온열환경 조건을 하나의 객관적인 값으로 나타내며 이를 수치화한 것을 온열지수라 한다.

① **쾌감대**

기온, 기습, 기류의 종합적인 작용에 의하여 쾌감과 불쾌감을 느끼게 되며, 신체적 조건, 의복의 착용 상태, 활동량 등 여러 가지 조건에 따라서 달라진다. 안정 시 적당한 착의 상태에서 쾌감을 느낄 수 있는 조건은 기류 0.5 m/sec 이하, 온도 17~18℃, 습도 60~65%일 때이다. 여름철 쾌감대comfort zone는 18~26℃(64~79°F), 겨울철 쾌감대는 15.6~23.3℃(60~74°F)이다.

② **감각온도(체감온도, 실효온도)**

사람이 느끼는 환경온도는 반드시 그때의 기온과 일치하지는 않는데, 이는 습도, 기류가 영향을 주어 느껴지기 때문이다. 야글루Yaglou와 밀러Miller는 기온, 기류, 습도의 3인자를 조합하여 감각온도effective temperature, EF를 고안하였는데, 이러한 감각온도는 피복, 계절, 성별, 연령 및 기타 조건에 따라 변하며, 포화습도(습도 100%), 무풍(0.1 m/sec) 상태에서 동일한 온감을 주는 기온이다. 쾌감 감각온도는 여름철에는 64~79°F(18~26℃), 겨울철에는 60~74°F(15.6~23.3℃)이며, 최적 감각온도는 여름철 71°F(21.7℃), 겨울철 66°F(18.9℃)이다.

③ **불쾌지수**

불쾌지수discomfort index, DI는 날씨에 따라 인간이 느끼는 불쾌감 정도를 기온과 습도를 조합하여 나타낸 수치이다.

$$DI = (건구온도\ ℃ + 습구온도\ ℃) \times 0.72 + 40.6$$
$$= (건구온도\ ℉ + 습구온도\ ℉) \times 0.4 + 15$$

불쾌지수와 불쾌감의 관계는 다음과 같다.

- DI ≥ 70 : 약 10%의 사람들이 불쾌감을 느끼는 상태
- DI ≥ 75 : 약 50%의 사람들이 불쾌감을 느끼는 상태
- DI ≥ 80 : 대부분의 사람이 불쾌감을 느끼는 상태
- DI ≥ 85 : 참을 수 없는 상태

④ 카타냉각력

카타냉각력kata cooling power은 기온, 기습, 기류의 3대 요소가 종합하여 인체의 열을 뺏는 힘을 그 공기의 냉각력이라 하며, 기온, 기습이 낮고 기류가 클 때는 인체의 체열 방산량이 증대한다. 힐Leonard Hill은 인간이 더위와 추위를 느끼는 것을 체열 방산량에 의해 결정된다고 생각하고, 인체를 모델로 하여 알코올 온도계가 37.8~38℃로 하강하는 시간을 측정하여 방산열량을 단위시간에 단위면적에서 손실되는 열량(cal/cm²/sec)으로 냉각력을 표시하였다. 카타Kata, down 온도계는 불감기류와 같은 미풍을 정확히 측정할 수 있기 때문에 기류 측정의 미풍계로 사용된다.

⑤ 습구흑구온도지수

습구흑구온도지수wet bulb globe temperature index, WBGT는 제2차 세계대전 당시 열대 지방에서 작전하는 미국 병사들에 대한 고온장애 방지를 위하여 고안된 온열지수이다. 태양복사열의 영향을 받는 옥외 환경을 평가하는 데 사용하도록 고안된 것으로 열 작업장을 평가하는 지표로 이용하며, 감각온도 대신 사용한다. 계산공식의 측정 요소는 습구온도, 흑구온도, 건구온도가 있다.

- 태양광선이 있을 때

$$WBGT = 0.7Tw + 0.2Tg + 0.1Ta$$

- 실내 또는 태양광선이 없는 실내

$$WBGT = 0.7Tw + 0.3Tg$$

(Tw : 습구온도, Tg : 흑구온도, Ta : 건구온도)

(3) 체온 조절과 지적온도

① 체온 조절

정상체온은 36.1~37.2℃이며, 이 범위를 벗어나면 생리적 이상이 초래된다. 42℃ 이상이 되면 신경조직 기능이 마비되고, 30℃ 이하로 떨어지면 기관의 기능 상실, 회복 불가능 상태가 되어 항상성이 파괴된다. 체온 조절기전은 다음과 같다 표 2-2.

- 음식물의 섭취로 열량을 얻어 열을 생산하는 화학적 조절
- 수분 증발, 열전도, 열대류, 열복사 등의 열방산에 의한 물리·화학적 조절
- 시상하부의 체온조절중추에 의한 조절
- 말초혈관의 수축과 확장, 한선의 발한 작용, 골격근의 열생산에 의한 조절
- 각종 호르몬의 작용으로 조절

표 2-2 체온 조절의 생리적 기전

환경조건	생리적 기전	
추울 때	몸의 떨림, 근육 긴장, 수의적인 근운동 증가 화학적 열 생산 증가(노르에피네프린, 에피네프린, 교감신경자극) 갑상샘 호르몬 분비 증가	열 생산 증가
	피부혈관 수축, 소름, 입모	열 방출 감소
더울 때	식욕 부진, 몸 떨림 억제, 활동 정체, 근육 이완 화학적 열 생산 억제	열 생산 감소
	피부혈관 확장, 발한, 호흡 촉진	열 방출 증가

② 지적온도(최적온도)

체온 조절에 있어서 가장 적절한 온도를 지적온도optimum temperature라 하는데, 일반적인 최적온도는 여름은 20~22℃, 겨울은 18~21℃이다. 지적온도의 종류에는 주관적 지적온도, 생산적 지적온도, 생리적 지적온도가 있다.

주관적 지적온도(쾌적 감각온도)
감각적으로 가장 쾌적하게 느끼는 온도

생산적 지적온도(최고 생산온도)
생산 능률을 가장 많이 올릴 수 있는 온도

생리적 지적온도(기능 지적온도)
최소의 에너지 소모로 최대의 생리적 기능을 발휘할 수 있는 온도

(4) 기압

기압은 대기가 지면에 주는 압력을 말하며, 기류(바람)의 원동력이다. 1기압은 760 mmHg로, 10 m 하강 시마다 1기압씩 상승한다. 기압 측정기구는 수은 기압계, 아네로이드 기압계 등이 있다.

3) 태양광선

태양광선은 복사선을 방출하는데, 복사선은 원자 내부의 변화에 의하여 방출되는 에너지이며 물리학적으로는 파장이 서로 다른 전자기파라고 한다.

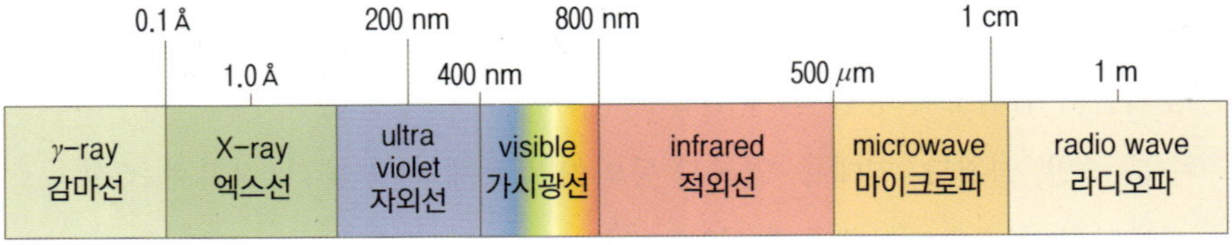

그림 2-2 복사선의 종류와 파장

(1) 자외선

자외선ultra violet은 근자외선UV-A 3,200~4,000Å, Dorno선 2,800~3,200Å, 원자외선(단파장) 2,800Å 미만의 파장으로, Dorno선은 건강선, 생명선이라고도 한다.

자외선의 주요 표적기관은 눈과 피부이며, 피부에 홍반 형성, 색소 침착, 피부암 등을 유발한다. 눈에는 눈물, 통증, 이물감 등을 동반한 각막염 및 결막염을 일으키고, 심하면 각막 표면의 궤양, 혼탁, 수포 형성, 각막 및 결막의 부종을 야기한다. 자외선의 긍정적 작용으로는 비타민 D의 형성으로 구루병 예방, 살균작용, 피부결핵과 관절염 치료 작용, 신진대사 촉진, 적혈구 생성 촉진 등이 있다.

(2) 가시광선

가시광선visible ray의 파장은 4,000~7,000Å으로, 가장 강한 빛을 느끼는 파장은 5,500Å, 눈에 적당한 조도는 100~1,000 Lux이다.

조명 과다에 의한 장애는 망막을 자극하여 잔상을 동반한 시력장애, 시야 협착, 망막 변성, 결막이 자극되어 수명(광선기피증photophobia), 두통 등을 유발하며, 조명 부족에 의한 장애는 40세 이상에서 호발하고 두통, 눈의 피로감, 자극 증세가 나타나는 안정피로asthenopia와 안구진탕증이 있다.

수명photophobia
빛을 보았을 때 이상하게 눈부시게 느껴지는 상태, 눈부심

안구진탕증nystagmus
무의식적으로 일어나는 안구의 주기적 운동, 눈동자 떨림

(3) 적외선

적외선infrared ray 파장은 7,000~30,000Å의 범위이며, 열을 방출하는 가장 중요한 파장 영역으로 복사선의 대부분은 적외선이다. 적외선의 생물학적 작용은 국소혈관의 확장, 혈액 순환 촉진, 진통작용, 적외선 백내장 등이 있다. 그 외에도 적외선으로 인해 홍반, 화상, 두통, 현기증, 열경련, 일사병 등을 유발할 수 있다.

4) 공기

(1) 대기의 구성

대류권은 지상에서 12 km(20~-60℃)로 기상 현상, 대기오염이 발생하는 기층이며, 100 m 상승할 때마다 기온은 1℃ 하강한다. 성층권은 대류권계면에서 50 km까지(-60~0℃)이며, 25 km 쯤 위치에 오존층이 형성되어 있다. 중간권은 성층권계면에서 85 km까지(0~-100℃)로 대류작용이 일어나지만 수증기가 거의 없어 기상현상은 없다. 열권은 대기의 가장 상층부로 오로라 등의 특징이 있다.

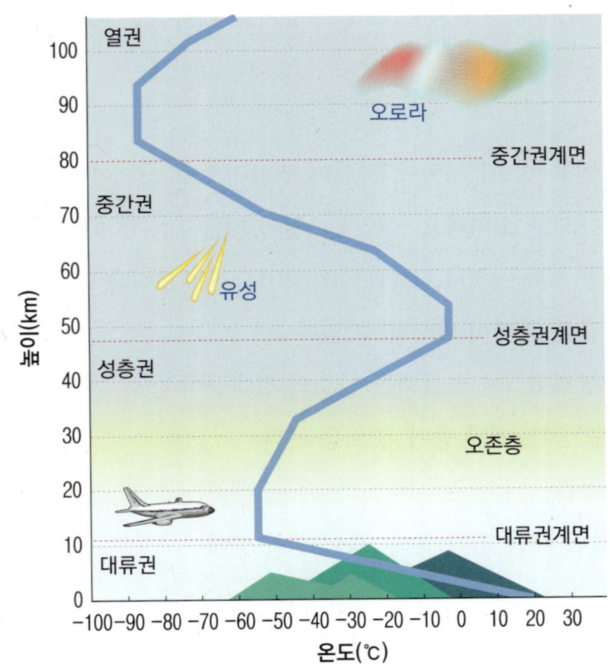

그림 2-3 대기권의 구성

(2) 공기의 조성

① 공기의 성분

공기는 대기층을 형성하고 있는 혼합가스로 대기권 내의 주요 화학성분은 질소(78.08%)와 산소(20.95%)로 전체의 99%를 차지하며, 나머지 성분은 거의 대부분 아르곤과 이산화탄소로 조성되어 있다.

② 공기의 자정작용

공기의 자정작용은 공기가 자체적으로 깨끗해지려고 하는 작용을 말한다. 공기의 자정작용에는 공기 자체의 희석작용(바람), 강우·강설 등에 의한 분진이나 용해성 가스의 세정작용, 산소·오존·과산화수소 등에 의한 산화작용, 태양광선 중 자외선에 의한 살균작용, 식물의 탄소 동화 작용에 의한 이산화탄소CO_2와 산소O_2 교환작용, 중력에 의한 침강작용 등이 있다.

(3) 공기와 건강

① 호흡

호흡은 산소를 취하고 이산화탄소 및 수증기를 배출하는 과정으로 흡기와 호기로 이루어진다.

호기와 흡기 시 O_2와 CO_2 조성비(%)

구분	산소	이산화탄소
호기	17.00	4.00
흡기	20.93	0.03

② 산소

대기 중 산소 변동 범위는 15~27%이며 일반적으로 21%이다. 산소 소비량은 1회 호흡 시 4~5% 산소를 소비하고, 성인은 1일 공기를 12~13 kL 정도 흡입하여, 성인 1일 산소 소비량은 520~650 L/day(13 kL × 0.04 = 520 L)이다. 흡기 중의 산소 함유량에 따라 다음과 같은 증상이 발생할 수 있다.

kL(킬로리터kiloliter)
부피를 재는 단위
1 kL=1000 L

- 14% 이하 : 생체조직에 공급되는 산소의 절대량이 감소, 저산소증
- 14% : 호흡수 증가, 맥박 증가, 중노동 곤란
- 10% : 호흡 곤란
- 7% 이하 : 정신 착란, 감각 둔화, 질식, 혼수상태

고공으로 올라갈수록 산소량이 감소되어 지상 3~4 km에서 일반인들은 호흡과 순환기능이 항진되어 조직에 산소 공급 부족으로 인한 장애가 오지만, 고산에서 순화

된 사람은 5.5 km의 고도에서도 생활할 수 있다. 그러나 6~7 km에서는 의식 상실, 7 km 이상에서는 사망하므로 이 이상의 고도에서는 산소 마스크가 필요하다. 산소 중독은 대기 중 농도가 높거나 분압이 높은 산소를 장기간 호흡할 때 발생하고, 폐부종, 충혈, 이통, 흉통 등이 있으며 심하면 사망한다.

③ 이산화탄소

이산화탄소CO_2는 무색, 무취의 비독성 가스로 대기의 0.03% 정도를 차지하며 호기 공기의 4% 차지하고, 1인 1시간에 약 20 L를 배출한다. 실내공기 중 이산화탄소 농도에 따른 건강장애는 3% 이상이면 불쾌감·과호흡, 7% 이상은 호흡 곤란, 10% 이상에서는 의식 상실과 사망을 초래한다. 이산화탄소는 실내공기의 오염도 판정기준으로 사용하는 실내공기 오염지표로서, 실내공기 중 이산화탄소의 허용농도는 0.1%(1,000 ppm)이다.

④ 질소

질소N_2는 공기 중에 78%로 정상 기압에서는 인체에 직접적인 피해가 없으나 고기압 환경이나 감압 시에는 영향을 받게 된다. 질소에 의한 건강장애는 잠함병, 감압병 등이 있으며, 3기압 이상에는 자극 작용, 4기압 이상은 마취작용·환각, 10기압 이상에서는 의식 소실·사망 등을 일으킨다.

⑤ 일산화탄소

일산화탄소CO는 무색, 무미, 무취, 맹독성 가스로 석탄, 디젤, 휘발유 등의 불완전 연소로 인해 발생한다. 중독기전은 일산화탄소는 헤모글로빈Hb과의 친화성이 산소에 비해 250~300배 강하므로 일산화탄소-헤모글로빈CO-Hb을 형성하고, 산소헤모글로빈HbO_2를 방해하여 산소 운반장애와 산소 해리촉진작용으로 생체조직의 산소결핍증을 일으킨다. 일산화탄소중독으로 인한 급성 증상은 전두부 긴박감, 두통, 피부혈관 확장, 현기증, 시력 저하, 구토, 호흡과 맥박 증가, 허탈 상태, 심한 경우 경련, 혼수, 사망 등이 나타나며, 만성증상으로 기억력 감퇴, 불면증, 지각 이상, 파킨슨병 등이 있다. 일산화탄소의 「환경정책기본법」상 대기오염 허용기준은 1시간 25 ppm 이하, 8시간 9 ppm 이하이며, 실내공기오염 허용기준은 실내 0.001%(10 ppm) 이하이다.

혈중 CO-Hb 농도 변화에 따른 인체 증상
- 10% 미만 : 무증상
- 10~20% : 두통·판단력 저하 등 임상 증상 발견
- 50% : 구토증
- 60% : 혼수
- 70% : 사망

3. 급수위생

1) 상수

(1) 물과 건강

물은 생활용수domestic water, 공업용수industrial water, 농업용수agricultural water 유지용수maintenance water requirement 등으로 구분된다. 물의 오염은 각종 수인성 전염병 및 기생충 질병을 일으키며, 각종 중금속에 의한 오염을 통해 공해 질병을 일으키기도 한다. 오염contamination은 물에 병원성 미생물이나 방사선 물질 등이 함유되어 있을 때를 말하고, 유해 물리·화학적 물질(농약, 살충제, 각종 산업폐수)이 함유되어 있을 때를 오탁pollution이라 한다.

- 수인성 질병의 전염원 : 콜레라, 장티푸스, 파라티푸스, 세균성 이질 등의 전염원으로서 작용한다.
- 기생충 질병의 전염원 : 간흡충, 폐흡충, 광절열두조충, 주혈흡충 등과 회충, 편충 등이 수질오염으로 전염될 수 있다.
- 유해물질의 오염원 : 산업시설의 확대로 인하여 산업장에서 각종 유해물질들의 배출이 늘어나고 있는데, 대표적 유해물질로는 시안, 수은, 카드뮴, 크롬, 유기인, 아연, 페놀, 비소 등이 있다.
- 불소의 함량 : 불소가 과다하게 함유된 물은 장기간 음용하게 되면 반상치를 유발시킬 수 있고, 반대로 불소 함량이 적은 경우에는 충치(치아우식증)를 유발할 수 있는데, 특히 8~9세의 어린이에게 많이 발생한다.

(2) 수원

① 천수(강수)

천수rain water는 지표나 해양 등에서 증발한 수증기가 응결하여 떨어진 것으로, 우수 자체는 일종의 증류수로 불순물을 함유하지 않아 순수하며, 광물성 물질이 용해되어 있지 않은 연수로 세탁, 목욕 등에 좋다. 천수는 강하하는 도중에 공기 중의 여러 가지 불순물, 불용성의 분진, 미생물 등을 함유할 수 있다. 우수는 대기 중 이산화탄소CO_2와 황산화물SOx, 질소산화물NOx 등의 영향으로 산성을 띨 때가 많고, 강우

현상은 대기 중에 포함된 오염물을 씻어 주는 역할도 한다. 해안에서 가까운 우수 중에는 염분이 많다.

② 지표수

지표수surface water는 하천수river, 호수lake, 저수지수reservoir 등을 말하며 용수 및 상수도의 원수로 가장 많이 이용되고 있다. 지표를 흐르기 때문에 지하수에 비하여 용존산소가 많으며 수온의 계절 변화가 크고, 탁도, pH 등의 변화가 심하다. 지표수는 나트륨Na, 마그네슘Mg, 칼슘Ca, 칼륨K, 이산화탄소를 함유하고 있으며, 지하수에 비해 마그네슘, 칼슘 등이 적어 알칼리도 및 경도가 낮다. 또한 오염물질의 혼입으로 오염 가능성이 크고, 유입물질에 따라 각종 유독물질 등이 함유될 가능성이 크다.

③ 지하수

지하수groundwater는 천수나 지표수가 지하에 침투하여 대수층에 저장된 것으로 종류에는 천층수sub-surface water, shallow water, 심층수deep water, 복류수river bed water, underflow-water가 있다. 지하수의 특징은 경도가 높고 연중 수온이 거의 일정하며, 오염물(유기물 함량)이 적다. 또한 유속과 자정속도가 느리며, 지표수보다 용존염류량이 다소 많고, 마을 상수도(농촌 간이상수도)에서 가장 많이 사용하는 수원이다.

④ 해수

해수sea water는 양적인 면에서 무한한 수자원으로 해수의 pH는 8.2 정도이며, 염분 및 용해 성분의 종류와 양이 많다. 해수·호수의 오염도 측정은 화학적 산소요구량chemical oxygen demand, COD로 표시하며, 해수의 용존산소 포화도는 담수보다 작은데, 이는 주로 해수 중의 염류 때문이다.

(3) 물의 자정작용

물의 자정작용의 종류에는 물리적 작용, 화학적 작용, 생물학적 작용, 살균작용이 있다.

- 물리적 작용 : 희석작용, 침전작용(침강작용), 확산작용, 여과작용
- 화학적 작용 : 산화·환원작용, 응집작용
- 생물학적 작용 : 미생물에 의한 유기물질 분해작용, 식균작용
- 살균작용 : 자외선

호소와 호수(호소 > 호수)
- 호소 : 호수, 늪, 소택지를 포함하는 용어
- 호수 : 수심의 최심부가 5m 이상 되는 것

대수층
상당량의 물을 함유하고 방출할 수 있는 암석층

천층수
지하 7m 이내 흙과 모래 또는 자갈층 내의 틈새 또는 암석층 사이에 존재하는 물로 하수, 폐수 등으로부터 쉽게 오염되므로 위생상 위험성이 큼

심층수
지하 7m 이상에 있으며 균이 거의 없고 위생상 안전함

복류수
하천의 밑부분이나 자갈, 모래 등에 침투하여 존재하는 지하수

(4) 상수 처리

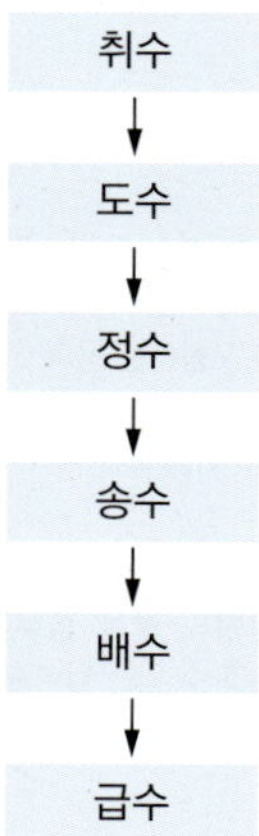

상수도 공급과정

① 상수 처리과정

상수 처리과정은 취수, 도수, 정수, 송수, 배수, 급수로 구분할 수 있다.

- 취수 : 수원에서 필요한 원수를 확보하는 과정
- 도수 : 취수한 원수를 도수로를 통해 정수시설까지 이송하는 과정
- 정수 : 정수시설에서 음용수 수질 기준에 맞게 정화하는 과정
- 송수 : 정수된 물을 정수지에서 배수지까지 이송하는 과정
- 배수 : 정화된 물을 적당한 수압하에 필요한 양만큼 분배하는 과정
- 급수 : 각 수요자의 수도관까지 보내는 과정

② 물의 정수

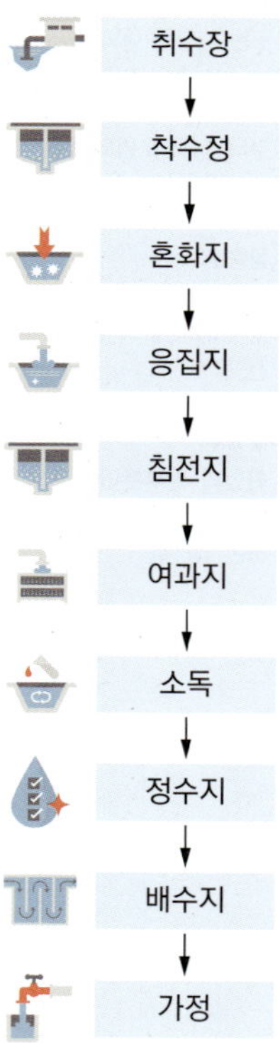

정수 처리과정

상수 처리의 정수방법에는 폭기, 응집, 침전, 여과, 소독, 특수정수법 등이 있다.

- 폭기aeration : 물속 산소를 증가시킴과 동시에 물속에서 나오기 어려운 과잉의 유해한 물질 제거를 위하여 물속에 공기를 분무하는 과정이다. 냄새와 맛을 제거하고 pH를 높이며, 철Fe, 망간Mn 등을 제거하고 고온의 물을 냉각시킨다.
- 응집coagulation : 화학약품을 첨가하여 불순물을 흡착시켜 침전시키기 위한 것이다. 응집제의 종류에는 황산알루미늄$Al_2(SO_4)_3$, 염화제2철$FeCl_3$, 황산제1철$FeSO_4$, 황산제2철$Fe_2(SO_4)_3$ 등이 있다. 황산알루미늄은 다른 응집제에 비하여 가격이 저렴하고 탁도, 세균, 조류 등의 거의 모든 현탁성 물질 또는 부유물의 제거에 유효하며 독성이 없으므로 대량으로 주입할 수 있는 장점이 있느나 적정 pH 폭이 좁다는 단점도 있다.
- 침전
  - 보통침전sedimentation : 보통침전은 응집제를 가하지 않고 중력을 이용하여 침전시키는 것이다. 완속여과지를 가진 정수장에서 이용되는 것으로 유속을 느리게 하거나 침전지 내에서 정지 상태로 두면, 물보다 비중이 무거운 부유물은 전부 침전되어 색도, 탁도, 세균 등의 감소가 일어난다.
  - 약품침전chemical sedimentation : 약품침전은 응집제를 이용하여 침전시키는 것으로, 보통침전은 시간이 많이 소요되기 때문에 대량 공급을 해야 하는 대도

시에서 주로 이용한다. 급속여과지를 가진 정수장에서 사용한다.

- 여과filtration : 자갈, 모래 등의 층을 통과시켜 물속의 부유물질, 미생물 등을 제거·감소시키는 정수방법이다. 여과방법에는 완속여과법과 급속여과법이 있으며, 여과 속도에 영향을 주는 인자는 모래입자 크기, 물의 점성도, 모래층의 두께 등이 있으며, 여과지 표면적은 여과속도와 관계없다 표 2-3.
  - 완속여과법slow sand filtration : 1829년 영국 런던에서 템즈 강물을 완속여과법에 의해서 최초로 처리하였기 때문에 영국식 여과법이라고도 한다. 완속여과지는 여과지 제일 위층 모래를 60~90 cm 깔고, 굵은 모래, 작은 자갈, 큰 자갈을 각각 10~15 cm 두께로 깔며, 최하층에는 둥근 돌을 20~30 cm 빈틈없이 깐다. 원수를 여과하면 부유물이 세사층 상부에 남게되어 콜로이드colloid상의 막이 된다. 이 막은 주로 생물이기 때문에 생물막이라 하며, 세균, 조류, 부유물 등의 여과작용을 하기 때문에 여과막이라고도 한다. 이 여과막은 두꺼울수록 좋은 여과효과를 가져오나 여과속도는 떨어지게 된다.
  - 급속여과법rapid sand filtration : 1872년 미국에서 처음으로 시작된 것이기 때문에 미국식 여과법이라고도 한다. 급속여과지는 완속여과지보다 큰 유효경

표 2-3 완속여과법과 급속여과법의 비교

구분	완속여과법	급속여과법
침전법	보통침전법	약품침전법
생물막 제거법	사면대치	역류세척
여과 속도	3(2~5) m/day	120(100~150) m/day
1회 사용일수	20~60일(1~2개월)	12~2일(1일)
탁도, 색도가 높을 때	불리함	좋음
이끼류가 발생하기 쉬운 장소	불리함	좋음
수면이 동결되기 쉬운 장소	불리함	좋음
면적	광대한 면적 필요	좁은 면적도 가능
건설비	많이 듦	적게 듦
유지비	적게 듦	많이 듦
세균 제거율	98~99%	95~98%

effective diameter 0.45~0.7 mm의 모래를 사용하며 모래층의 두께는 60~70 cm가 적당하다. 그 밑의 자갈층은 모래가 침입하지 않도록 상부에 세립자의 자갈을 깔고 하층으로 갈수록 큰 자갈 순으로 깔아주며, 급속여과지는 여과막이 빨리 두터워지므로 보통 1일 1회 역류 세척한다. 여과속도로 적당한 것은 100~150 m/day로 완속여과의 40배 정도이다. 급속여과의 장점은 수원의 탁도·색도가 높거나, 수조류·철분량 등이 많을 때 적당하며, 추운 지방이나 대도시에서 이용하기 적당하다.

- 소독 : 일반적으로 침전지와 여과지를 거치는 동안 원수raw water 중에 세균이 95~99% 제거되지만 소독하여야 한다. 소독방법에는 열처리법, 자외선소독법, 오존소독법 등이 있으며, 상수소독에는 염소소독을 주로 하게 된다 표 2-4. 염소소독은 수중에 잔류 염소를 유지시킴으로써 수도관의 누수 또는 불완전한 급배수시설에 의하여 발생될지도 모르는 오염에 대해서 안전을 확보한다는 의미를 지닌다.

  대표적인 소독제로는 염소Cl_2, 이산화염, 표백분 등이 있으며, 상수도에서 가장 많이 사용되는 것은 액화염소이다. 살균효과는 농도, 반응시간, 온도, pH, 수량에 따라 좌우되며, 온도, 반응시간, 염소농도가 증가하면 살균효과가 증가한다.

③ 염소소독

염소는 수중에서 가수분해하여 염산HCl과 차아염소산HOCl이 되고, 이때 생성된 HOCl과 차아염소산이온OCl^-을 유리잔류염소free residual chlorine라 하는데, 살균력을 지배하는 HOCl은 pH 3~6에서 많고, pH 7 이상에서는 차아염OCl^-이 많다.

염소 소독 시 수중 반응

- 염소Cl_2 + 물H_2O → 염화수소HCl + 차아염소산HOCl
- 차아염소산HOCl → 수소이온H^+ + 차아염소산이온OCl^-

살균력

차아염소산HOCl > 차아염소산이온OCl^- > 클로라민NH_2Cl, $NHCl_2$, NCl_3

- 불연속점 처리break point chlorination : 물에 염소주입량을 점차로 증가시키면 잔류

표 2-4 오존법과 염소소독법의 비교

구분	염소소독법	오존소독법
장점	• 강한 잔류효과 있음 • 가격이 저렴하여 경제적 • 조작 간편	• 살균력이 염소보다 강함 • 트리할로메탄이 생성되지 않음 • 맛과 냄새 거의 없음 • 공기와 전기만 있으면 쉽게 만들 수 있음
단점	• 염소의 고유 냄새 심함 • 독성 있음(트리할로메탄trihalometane, THM 생성)	• 잔류효과 없음(2차 오염의 위험이 있음) • 가격 비쌈 • 고도의 운전기술 필요

염소량은 주입량에 비례하여 나타나게 된다(A~B구간). 그러나 암모니아와 같은 오염물이 함유된 물은 염소를 주입하였을 때, 어느 정도까지는 잔류염소가 증가하지만 최대점에 달한 후에는 잔류염소가 감소하여 내려갔다가(B~C구간) 다시 증가하게 된다(C 이상). 이러한 형태로 최저점을 표시하는 점을 파과점break point 또는 불연속점이라 하고, 불연속점까지의 주입 염소량을 물의 염소요구량이라 한다. 불연속점처리법은 불연속점 이상으로 염소량을 주입하여 잔류염소가 검출되도록 염소를 주입하는 방법을 말한다 그림 2-4 .

A~B구간
염소가 암모니아와 반응하여 결합잔류염소 증가

B~C구간
염소가 클로라민을 산화하는데 소모되어 결합잔류염소량 감소

염소주입량chlorine dosage = 염소요구량chlorine demand + 염소잔류량residual chlorine

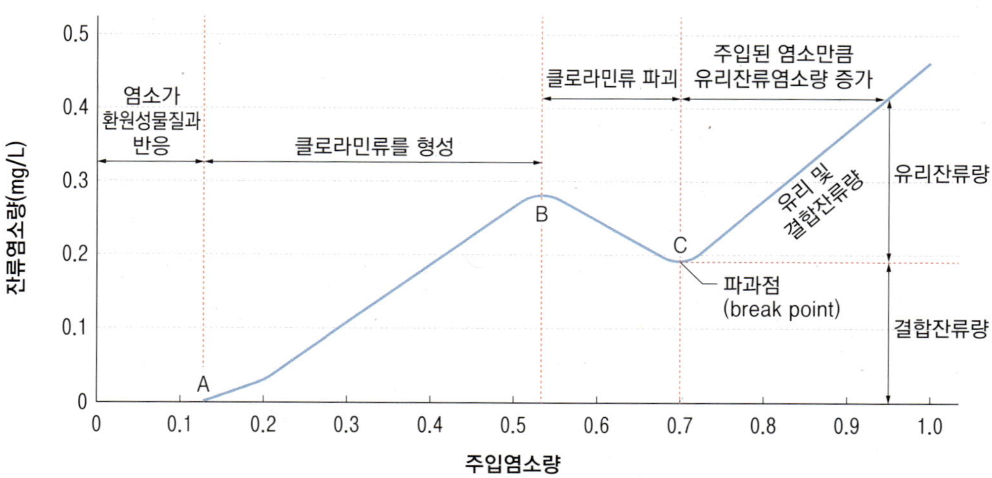

그림 **2-4** 잔류염소곡선

염소 소독 시 부활현상
염소 소독할 때는 세균이 사멸되었다가 일정 시간이 경과하면 수중에 염소 성분이 없어지고 다시 세균이 증가하는 현상

염소요구량은 수중에 있는 유기의 피산화성 물질들에 의하여 환원되어 소모되는 염소의 양, 불연속점 이전까지의 소요염소량을 말한다. 잔류염소는 염소를 주입하였을 때 염소요구량에 의해 소모되고 남아 있는 염소로 결합형과 유리형 두 가지가 있다. 유리잔류염소는 수중 가수분해되어 유리 상태인 차아염소산HOCl이나 염소HCl, 차아염소산이온OCl^- 등이 있고, 결합잔류염소combined residual chlorine는 암모니아가 염소나 차아염소산과 반응하여 클로라민chloramine을 생성하는 것을 말한다.

염소소독의 수질기준은 수도꼭지의 유리잔류염소가 0.1 mg/L(결합형 잔류염소 0.4 mg/L) 이상이 되도록 규정하고, 병원미생물에 오염되었거나 오염될 우려가 있는 경우 유리잔류염소 0.4 mg/L(결합잔류염소 1.8 mg/L) 이상이 되도록 규정하고 있다. 잔류염소는 물에 오르쏘톨루딘ortho-toludine 용액을 넣고 5초 내 표준비색표를 비교하여 유리형 잔류염소를 측정한다.

④ 특수정수법

특수정수법은 상수처리 단계에 포함되어있지는 않으나, 경수연화법, 조류제거법, 철, 망간 제거법, 불소 주입 등이 있다.

⑤ 먹는 물 수질기준

먹는 물 수질기준은 「먹는물관리법」과 「수도법」에 의한 것으로 **표 2-5** 와 같다.

⑥ 정수장 수질검사

정수장 수질검사는 「수도법」에 의한 것으로 **표 2-6** 과 같다.

⑦ 먹는 물 수질시험

- 질소산화물NO_x : 유기물이 미생물에 의해 분해될 경우 7~9일 이후부터는 질소화합물의 산화가 일어난다. 질산화과정은 단백질을 함유한 하수나 분뇨의 유입 시 오염 후 오염 지점, 경과 시간, 오염 진행 상태, 오염 시기 등을 알아볼 수 있는 지표로서 가장 타당성이 있다.

질산화과정

단백질 → 아미노산amion acid → 암모니아성 질소NH_3 → 아질산성 질소NO_2-N → 질산성 질소NO_3-N

표 2-5 먹는물수질기준

	먹는물의 수질기준
1. 미생물에 관한 기준	가. 일반세균은 1 mL 중 100 CFU(Colony Forming Unit)를 넘지 아니할 것 나. 총 대장균군은 100 mL(샘물·먹는샘물, 염지하수·먹는염지하수 및 먹는해양심층수의 경우에는 250 mL)에서 검출되지 아니할 것 다. 대장균·분원성 대장균군은 100 mL에서 검출되지 아니할 것 라. 분원성 연쇄상구균·녹농균·살모넬라 및 쉬겔라는 250 mL에서 검출되지 아니할 것 마. 아황산환원혐기성포자형성균은 50 mL에서 검출되지 아니할 것 바. 여시니아균은 2 L에서 검출되지 아니할 것
2. 건강상 유해영향 무기물질에 관한 기준	가. 납은 0.01 mg/L를 넘지 아니할 것 나. 불소는 1.5 mg/L(샘물·먹는샘물 및 염지하수·먹는염지하수의 경우에는 2.0 mg/L)를 넘지 아니할 것 다. 비소는 0.01 mg/L(샘물·염지하수의 경우에는 0.05 mg/L)를 넘지 아니할 것 라. 셀레늄은 0.01 mg/L(염지하수의 경우에는 0.05 mg/L)를 넘지 아니할 것 마. 수은은 0.001 mg/L를 넘지 아니할 것 바. 시안은 0.01 mg/L를 넘지 아니할 것 사. 크롬은 0.05 mg/L를 넘지 아니할 것 아. 암모니아성 질소는 0.5 mg/L를 넘지 아니할 것 자. 질산성 질소는 10 mg/L를 넘지 아니할 것 차. 카드뮴은 0.005 mg/L를 넘지 아니할 것 카. 붕소는 1.0 mg/L를 넘지 아니할 것 타. 브롬산염은 0.01 mg/L를 넘지 아니할 것 파. 스트론튬은 4 mg/L를 넘지 아니할 것 하. 우라늄은 30 μg/L를 넘지 않을 것
3. 건강상 유해영향 유기물질에 관한 기준	가. 페놀은 0.005 mg/L를 넘지 아니할 것 나. 다이아지논은 0.02 mg/L를 넘지 아니할 것 다. 파라티온은 0.06 mg/L를 넘지 아니할 것 라. 페니트로티온은 0.04 mg/L를 넘지 아니할 것 마. 카바릴은 0.07 mg/L를 넘지 아니할 것 바. 1,1,1-트리클로로에탄은 0.1 mg/L를 넘지 아니할 것 사. 테트라클로로에틸렌은 0.01 mg/L를 넘지 아니할 것 아. 트리클로로에틸렌은 0.03 mg/L를 넘지 아니할 것 자. 디클로로메탄은 0.02 mg/L를 넘지 아니할 것 차. 벤젠은 0.01 mg/L를 넘지 아니할 것 카. 톨루엔은 0.7 mg/L를 넘지 아니할 것 타. 에틸벤젠은 0.3 mg/L를 넘지 아니할 것 파. 크실렌은 0.5 mg/L를 넘지 아니할 것 하. 1,1-디클로로에틸렌은 0.03 mg/L를 넘지 아니할 것 거. 사염화탄소는 0.002 mg/L를 넘지 아니할 것 너. 1,2-디브로모-3-클로로프로판은 0.003 mg/L를 넘지 아니할 것 더. 1,4-다이옥산은 0.05 mg/L를 넘지 아니할 것

(계속)

먹는물의 수질기준	
4. 소독제 및 소독부산물질에 관한 기준	가. 잔류염소(유리잔류염소를 말한다)는 4.0 mg/L를 넘지 아니할 것 나. 총트리할로메탄은 0.1 mg/L를 넘지 아니할 것 다. 클로로포름은 0.08 mg/L를 넘지 아니할 것 라. 브로모디클로로메탄은 0.03 mg/L를 넘지 아니할 것 마. 디브로모클로로메탄은 0.1 mg/L를 넘지 아니할 것 바. 클로랄하이드레이트는 0.03 mg/L를 넘지 아니할 것 사. 디브로모아세토니트릴은 0.1 mg/L를 넘지 아니할 것 아. 디클로로아세토니트릴은 0.09 mg/L를 넘지 아니할 것 자. 트리클로로아세토니트릴은 0.004 mg/L를 넘지 아니할 것 차. 할로아세틱에시드(디클로로아세틱에시드, 트리클로로아세틱에시드 및 디브로모아세틱에시드의 합으로 한다)는 0.1 mg/L를 넘지 아니할 것 카. 포름알데히드는 0.5 mg/L를 넘지 아니할 것
5. 심미적 영향물질에 관한 기준	가. 경도(硬度)는 1,000 mg/L(수돗물의 경우 300 mg/L, 먹는염지하수 및 먹는해양심층수의 경우 1,200 mg/L)를 넘지 아니할 것 나. 과망간산칼륨 소비량은 10 mg/L를 넘지 아니할 것 다. 냄새와 맛은 소독으로 인한 냄새와 맛 이외의 냄새와 맛이 있어서는 아니될 것 라. 동은 1 mg/L를 넘지 아니할 것 마. 색도는 5도를 넘지 아니할 것 바. 세제(음이온 계면활성제)는 0.5 mg/L를 넘지 아니할 것 사. 수소이온 농도는 pH 5.8 이상 pH 8.5 이하이어야 할 것 아. 아연은 3 mg/L를 넘지 아니할 것 자. 염소이온은 250 mg/L를 넘지 아니할 것 차. 증발잔류물은 수돗물의 경우에는 500 mg/L, 먹는염지하수 및 먹는해양심층수의 경우에는 미네랄 등 무해성분을 제외한 증발잔류물이 500 mg/L를 넘지 아니할 것 카. 철은 0.3 mg/L를 넘지 아니할 것 타. 망간은 0.3 mg/L(수돗물의 경우 0.05 mg/L)를 넘지 아니할 것 파. 탁도는 1 NTU(Nephelometric Turbidity Unit)를 넘지 아니할 것 하. 황산이온은 200 mg/L를 넘지 아니할 것 거. 알루미늄은 0.2 mg/L를 넘지 아니할 것
6. 방사능에 관한 기준	가. 세슘(Cs-137)은 4.0 mBq/L를 넘지 아니할 것 나. 스트론튬(Sr-90)은 3.0 mBq/L를 넘지 아니할 것 다. 삼중수소는 6.0 Bq/L를 넘지 아니할 것

표 2-6 정수장 수질검사

정수장 수질검사	
매일 1회 이상 검사	먹는 물 수질기준 중에서 냄새, 맛, 색도, 탁도, 수소이온농도, 잔류염소에 관한 검사
매주 1회 이상 검사	먹는 물 수질기준 중에서 일반세균, 총 대장균군 또는 분원성 대장균군, 암모니아성 질소, 질산성 질소, 과망간산칼륨 소비량, 증발잔류물에 관한 검사
매월 1회 이상 검사	기준 항목 모두 검사
수도꼭지에서 검사	매월 1회 이상 일반세균, 총 대장균군, 대장균 또는 분원성 대장균군, 잔류염소에 관한 검사

- 암모니아성 질소NH_3 : 암모니아성 질소는 최근 오염 추적 지표로서 하수, 공장 폐수, 분뇨, 기타 배설물에 혼입된 요소나 아미노산 오염을 추정하는 지표이다. 음용수에서 검출되어 분변오염이 증명되면 오염기간이 짧아 병원균이 생존해 있을 위험이 있다는 의미이다.
- 질산성 질소NO_3-N : 질산성 질소는 오염된 지 오래되었음을 추정하는 지표로서 단백질이 질산화과정을 거친 후 생긴 최종산물이다. 과거의 유기오염 정도를 나타내며 유아가 장기간 섭취 시 청색아blue baby 증상이 유발될 수 있다.

- 과망간산칼륨$KMnO_4$ 소비량 : 유기물질, 아질산염, 황화물 등에 의한 과망간산칼륨 소비량은 과망간산칼륨 소비량이 많다는 것은 물속에 산화될 유기물질이 다량 존재한다는 의미이다.
- 일반세균 : 일반세균은 분뇨, 가정하수, 공장폐수 등의 혼입에 의해 증가한다.
- 대장균군*E. Coli* : 대장균군은 수질오염의 세균학적 지표로 쓰이는 세균으로 대장균군이 많으면 분뇨를 포함한 하수가 유입되었음을 추측할 수 있으며, 병원성 미생물이 존재할 가능성이 있음을 나타낸다.

대장균지수
- 대장균이 검출된 최소 검수량이 역수를 말함
  - 10 cc에서 대장균 검출되었다면 대장균지수는 0.1임
  - 대장균지수가 클수록 대장균이 많이 존재함을 의미함
- MPNMost Probable Number 최확수 : 검수 100 mL당 대장균 수

(5) 집합소 수질관리

수영장은 자연수영장과 인공수영장으로 구분할 수 있다. 자연수영장의 오염원은 분뇨의 투기, 도시하수·공장폐수의 유입, 해수욕장의 영업소, 가축 사육장 등에서 오물 유입, 사람들의 과밀 수영에 대한 오염 등으로 각종 소화기계질환, 안과, 이비인후과 및 피부과 질환 등의 건강문제를 일으킬 수 있다.

인공수영장의 오염원은 신체 및 수영장의 부착물에 의한 오염, 사람의 소변·분변·객담 등으로 수인성 감염병, 기생충질환, 결핵, 유행성 각결막염 등의 안과질환의 건강문제를 야기한다.

공중목욕장은 다수인이 한정된 수조를 이용하기 때문에 수질이 오염되기 쉬워 위생관리가 필요하다. 공중목욕장은 성병·피부병·트리코모나스 등이 전염되기 쉬우며, 대장균이나 일반 세균도 전염될 수 있고, 입욕 인원 증가에 따라 목욕물의 탁도, 과망간산칼륨 소비량, 대장균 등이 증가할 수 있다.

2) 하수

(1) 하수의 정의 및 분류

하수는 생활하수, 천수, 공장폐수 등으로 구분할 수 있으며, 하수도는 하수를 운반하는 시설로 합류식, 분류식, 혼합식이 있다. 합류식은 오수와 천수 등 모든 하수를 운반하는 것이고, 분류식은 하수 중 천수를 별도로 운반하는 것을 말하며, 혼합식은 천수와 사용수의 일부를 함께 운반하도록 되어 있다 표 2-7.

표 2-7 합류식과 분류식의 비교

구분	합류식	분류식
장점	• 건설비가 적게 듦 • 하수관이 커서 수리, 검사, 청소 등이 용이 • 비가 오면 하수관이 자연청소됨	• 환경보건 측면에서 유리 • 계획우수량 산정이 가능 • 일정한 유량을 유지할 수 있음
단점	• 우기에 범람할 우려가 있음 • 건기에 물이 부패되어 악취가 발생 • 하수량의 증가로 처리비용이 많이 듦 • 계획우수량을 산정할 수 없음	• 건설비가 많이 듦 • 수리, 검사, 청소 등 관리가 불편 • 환기 곤란으로 폭발의 위험이 있음

(2) 하수 처리

하수 처리는 1차 처리(예비처리), 2차 처리(본처리), 오니 처리 순으로 진행된다. 1차 처리는 협잡물을 제거하는 단계이며, 2차 처리는 미생물 산화에 의한 용해성 유기물을 제거하는 단계이다. 오니 처리는 오니의 감량을 목적으로 소화, 탈수, 소각 등을 한다.

① 1차 처리

하수 처리과정에서 1차 처리과정으로는 스크리닝, 침사법, 침전법 등이 있다. 스크리닝은 하수 유입구에 스크린을 설치하여 부유물이나 고형물을 제거하는 방법이다. 침사법은 침사조에서 유속을 감소시켜 토사 등의 비중이 큰 물질을 침전시킨다. 침전법에는 보통침전법과 약물침전법이 있는데, 보통침전법은 하수를 정지시키거나 아주 완만하게 흘려보내면서 불순물을 침전시키는 방법이고, 약물침전법은 석회 CaO, 알루미늄 Al, 황산철 $FeSO_4$, 염화철 $FeCl_3$ 등을 이용하여 침전시키는 것을 말한다.

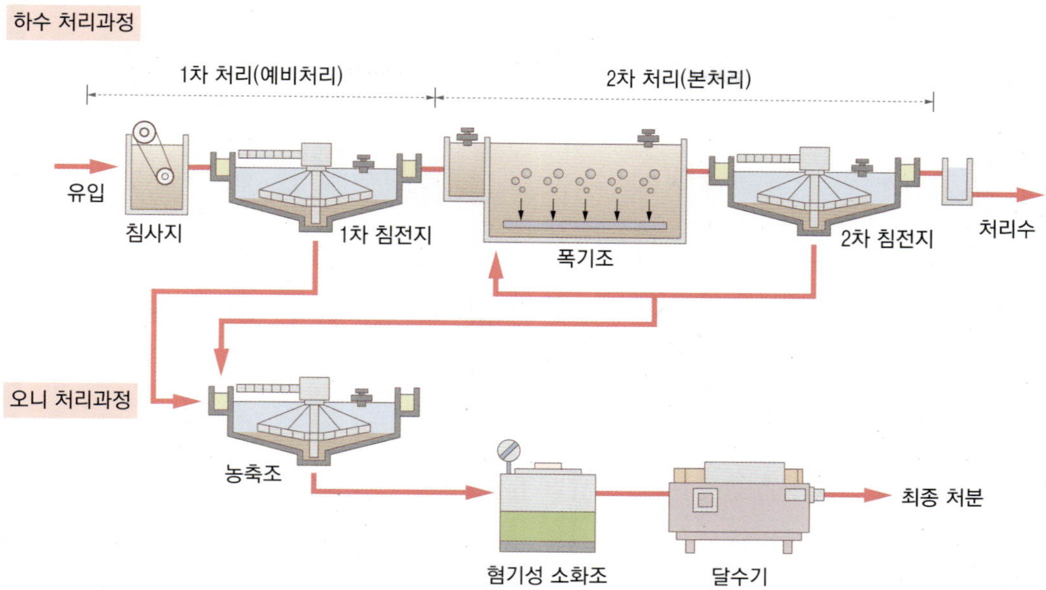

그림 2-5 하수 처리과정

② **2차 처리(생물학적 처리)**

호기성 분해 처리(호기성균에 의한 산화작용 → CO_2 발생)

호기성 분해 처리는 산소를 공급하여 호기성균에 의하여 처리하는 생물학적 방식으로 활성슬러지법, 살수여상법, 산화지법, 회전원판법 등이 있다 표 2-8.

- 활성슬러지법activated sludge process : 활성슬러지법은 가장 현대적인 처리방법으로 1912년 영국에서 시작하였으며, 도시의 하수처리법으로 이용되고 있다. 미생물들이 하수 내의 유기물을 먹이로 하여 호흡과 성장을 통해 오염물질을 제거한다. 활성슬러지activated sludge는 하수처리장의 생물학적 처리에 이용되는 미생물의 총칭이다. 호기성균이 풍부한 오니를 하수량의 25%를 첨가하여 충분한 산소를 공급함으로써 호기성균의 활동을 촉진시켜 유기물을 산화시키는 방법이다. F/M비Food/Microbacterium ratio는 유입 유기물량과 제거하려는 미생물량과의 비를 말하여 최적 F/M비는 0.3~0.6이다. 주요 공정은 폭기조, 최종침전조, 슬러지 반송설비로 구성되어 있다 그림 2-6.

표 2-8 활성슬러지법과 살수여상법 비교

항목	활성슬러지법	살수여상법
소요면적	작음	큼
건설비	많음	적음
벌킹bulking	발생한다	발생하지 않음
온도 영향	큼	비교적 적음
슬러지 발생	많음	적음
충격부하 영향	큼	작음
폭기 시설	필요(강제폭기)	불필요(자연환기)
처리시설	대규모	소규모
유지관리비	많음	적음
운전 관리	어려움	쉬움
장점	미생물 제어가 쉽고, 제거효율이 높음 처리 면적이 작아도 용이 대도시 처리방법	폭기에 동력이 필요함 건설비와 유지비가 적게 듦 운전 간편함 폐수의 수질이나 수량의 변동에 덜 민감함 온도에 의한 영향을 적게 받고 특히 저온에서도 가능 활성슬러지법에서와 같이 벌킹bulking의 문제 없음
단점	슬러지 반송 설비가 있어야 함 슬러지 발생량 많음 슬러지 벌킹(팽화)sludge bulking 발생 건설비 및 유지 관리비 많이 듦 숙련된 운전 필요 온도의 영향을 많이 받음 ※ 벌킹 조건 pH↓, DO↓, N.P↓, 사상충균↑	여상의 폐색이 잘 일어남(ponding) 냄새 발생하기 쉬움 여름철에 파리 발생의 문제 있음 겨울철에는 동결문제 있음 미생물막의 탈락sloughing off으로 처리수가 악화되는 경우 있음 수두 손실이 큼(마찰에 의한 에너지 손실)

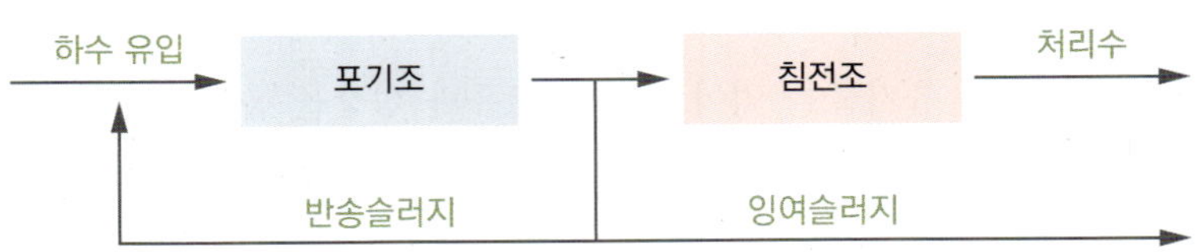

그림 **2-6** 활성슬러지법 처리과정

- 살수여상법trickling filter process : 살수여상은 1차 침전지의 유출수를 미생물로 된 점막으로 덮인 쇄석이나 기타 매개층 등 여재 위에 뿌려서 생물막과 폐수 내의 유기물과 접촉시켜 처리하는 방법이다. 미생물은 여과조의 상부층에서 호기성

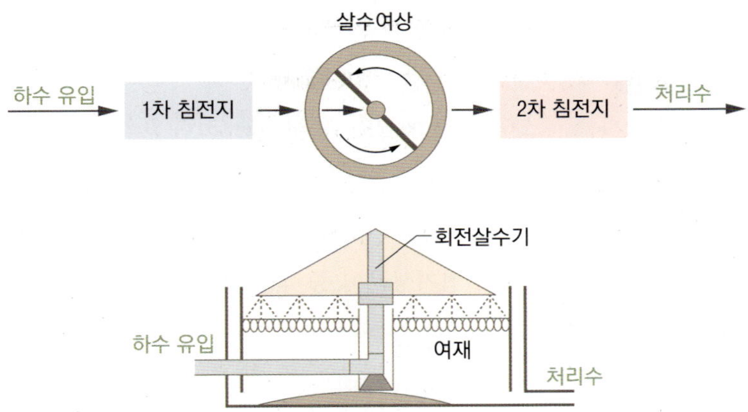

그림 2-7 살수여상법 처리과정

활동을 하며, 저부에서는 산소의 공급이 단절되어 혐기성 미생물의 증식에 의한 혐기성 작용을 하므로 통성 혐기성 처리라 할 수 있다 그림 2-7.

- 회전원판법rotating biological contactor : 회전원판법은 살수여상법이 고정생물막에 폐수를 상부에서 하부로 유동시키는 것과 달리 원수에 회전원판법에 부착되어 있는 생물막을 회전 접촉시키는 방법으로 폐수를 처리하는 방법이다 그림 2-8.

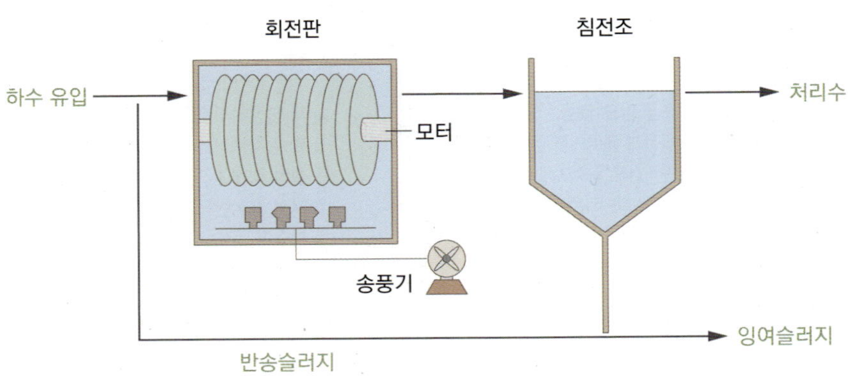

그림 2-8 회전원판법 처리과정

- 산화지법oxidation pond : 산화지법은 물의 자정작용을 이용한 하수 처리방법이다. 호기성균이 유기물을 분해하고 조류algae는 분해된 유기물을 영양소로 사

용해 광합성을 하여 산소를 방출하게 되고, 세균은 조류가 방출한 산소를 이용하여 다시 유기물을 분해하게 된다. 비용이 적게 들고 생물화학적 산소요구량biochemical oxygen demand, BOD의 부하 변동에 강하나 처리 효율이 낮고 넓은 부지를 필요로 한다.

혐기성 처리(혐기성 균에 의한 부패 처리 → CH_4 발생)

혐기성 처리는 무산소 상태에서 혐기성균이 증식함으로써 탄소계 물질, 질소계 물질, 황화물을 분해한다. 탄소계 물질을 분해하여 이산화탄소, 메테인, 유기산을 생성하고, 단백질 등 질소계 물질이 분해하여 아미노산 등을 생성하며, 황화물을 분해하여 황화수소 등의 화합물을 만든다. 분뇨를 혐기성 처리할 때 발생하는 가스에는 메테인CH_4 65~70%, 이산화탄소CO_2 30% 등이 있다. 혐기성 처리는 혐기성 균에 의한 부패 작용으로 호기성 처리에 비하여 유기물질의 제거율이 다소 낮은 반면에 산소 공급이 불필요하며 오니sluge의 발생량이 적다.

혐기성 처리 시 폐수의 조건은 독성물질이 없어야 하고 알칼리도가 알맞아야 하며(pH 7.5 이상), 비교적 높은 온도를 유지해야 한다. 무기영양소(질소N, 인P 등)가 충분히 존재해야 하고, 유기물 농도가 높고 탄수화물보다 단백질과 지방이 높을수록 좋으

표 2-9 혐기성 처리와 호기성 처리의 비교

구분	혐기성 처리	호기성 처리
장점	• 산소 공급 필요 없음 • 운전비 적게 듦(CH_4를 얻을 수 있음) • 소규모인 경우 동력시설이 필요 없음 • 슬러지 생성량 적음 • 소화 슬러지의 수분 적음 • 연속해서 처리할 수 있음 • 병원균이나 기생충 알 사멸 • 유지관리 쉬움 • 유기물 농도가 큰 폐수의 처리 가능	• 냄새 발생하지 않음 • 비료 가치(퇴비화) 큼 • 시설비 적게 듦 • 혐기성보다 반응기간이 짧음 • 처리수의 BOD, SS 농도 낮음
단점	• 냄새 심함 • 비료 가치(퇴비화) 적음 • 시설비 많이 듦 • 반응기간이 호기성 반응보다 긺 • 상등액의 BOD 높음 • 위생해충 발생할 수 있음	• 산소를 공급하여야 함 • 운전비 많이 듦 • 많은 동력비 필요 • 슬러지 생성량 많음 • 소화 슬러지의 수분 많음

며, 탄소질소비율C/N ratio가 12~16일 때 소화가스의 발생량이 가장 많다.

혐기성 처리방법에는 소화법(메테인발효법), 부패조, 임호프 탱크Imhoff tank 등이 있다. 호기성 처리와 혐기성 처리의 비교는 표 2-9에 나타내었다.

③ 오니 처리

오니 처리sludge disposal의 목적은 안정화, 안전화, 감량화, 처분의 확실성으로 구분할 수 있다.

- 안정화(소화) : 슬러지에 포함된 부패성 고형물을 완전히 소화시켜 지하수 등의 환경에 악영향을 미치지 않는 상태가 되도록 처리하는 것
- 안전화(살균) : 하수의 슬러지 속에 포함되어 있는 병원성 미생물이나 기생충 알 등을 살균 처리하여 질병의 유행을 막기 위해 안전하게 처리하는 것
- 감량화(부피의 감소) : 슬러지의 부피를 줄이는 것
- 처분의 확실성 : 슬러지를 처리하는 동안 슬러지를 안전하고 편리하도록 처리하는 것

오니(슬러지sluge)
하수처리 또는 정수과정에서 수중의 오탁 물질이 침전해서 생긴 진흙 상태의 물질

오니 처리방법에는 소각 처리, 해양 투기, 육상 투기 등이 있다. 오니를 비료화할 수 있는 처리방법에는 오니를 모래 위에 말려서 이용하는 사상건조법과, 소화탱크에 오니를 넣어서 혐기성 부패를 일으키게 하여 유기물을 분해 안정화시키고 병원성 미생물을 사멸시키는 소화법이 있다.

(3) 수질 및 수생태계 환경기준

「환경정책기본법」에 따른 수질 및 수생태계의 우리나라 환경기준은 하천, 호소, 지하수, 해역으로 구분하여 관리한다. 하천의 수질 및 수생태계 상태별 생물지표종은 저서생물과 어류로 생물등급별로 구분되어 관리하고 있다 표 2-10.

표 2-10 수질 및 수생태계 상태별 생물학적 특성 이해표

생물 등급	생물 지표종		서식지 및 생물 특성
	저서생물banthos	어류	
매우 좋음 ~ 좋음	옆새우, 가재, 뿔하루살이, 민하루살이, 강도래, 물날도래, 광택날도래, 띠무늬우묵날도래, 바수염날도래	산천어, 금강모치, 열목어, 버들치 등 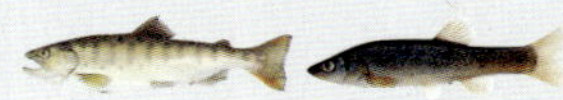	• 물이 매우 맑으며, 유속은 빠른 편임 • 바닥은 주로 바위와 자갈로 구성됨 • 부착 조류(藻類)가 매우 적음
좋음 ~ 보통	다슬기, 넓적거머리, 강하루살이, 동양하루살이, 등줄하루살이, 등딱지하루살이, 물삿갓벌레, 큰줄날도래	쉬리, 갈겨니, 은어, 쏘가리 등 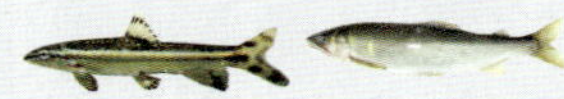	• 물이 맑으며, 유속은 약간 빠르거나 보통임 • 바닥은 주로 자갈과 모래로 구성됨 • 부착 조류가 약간 있음
보통 ~ 약간 나쁨	물달팽이, 턱거머리, 물벌레, 밀잠자리	피라미, 끄리, 모래무지, 참붕어 등 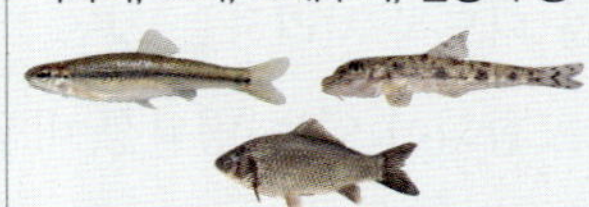	• 물이 약간 혼탁하며, 유속은 약간 느린 편임 • 바닥은 주로 잔자갈과 모래로 구성됨 • 부착 조류가 녹색을 띠며 많음
약간 나쁨 ~ 매우 나쁨	왼돌이물달팽이, 실지렁이, 붉은깔따구, 나방파리, 꽃등에	붕어, 잉어, 미꾸라지, 메기 등 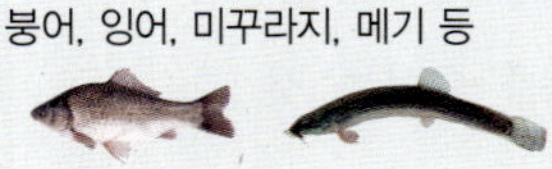	• 물이 매우 혼탁하며, 유속은 느린 편임 • 바닥은 주로 모래와 실트로 구성되며, 대체로 검은색을 띰 • 부착 조류가 갈색 혹은 회색을 띠며 매우 많음

4. 폐기물 및 분뇨

1) 폐기물

(1) 폐기물의 정의 및 분류

폐기물이란 쓰레기, 연소재, 오니, 폐유, 폐산, 폐알칼리, 동물의 사체 등으로 사람의 생활이나 사업활동에 필요하지 아니하게 된 물질을 말하며, 생활폐기물과 사업장폐기물로 분류할 수 있다.

생활폐기물은 사업장폐기물 외의 폐기물을 말하며, 사업장폐기물이란 「대기환경보전법」, 「수질 및 수생태계 보전에 관한 법률」 또는 「소음·진동관리법」에 따라 배출시설을 설치·운영하는 사업장이나 그 밖에 대통령령으로 정하는 사업장에서 발생하는 폐기물을 말한다.

① 지정폐기물

지정폐기물이란 사업장폐기물 중 폐유·폐산 등 주변 환경을 오염시킬 수 있거나 의료폐기물 등 인체에 위해를 줄 수 있는 해로운 물질로서 대통령령으로 정하는 폐

표 2-11 지정폐기물의 종류(폐기물관리법)

종류	내용
특정시설에서 발생되는 폐기물	• 폐합성 고분자화합물 : 폐합성 수지, 폐합성 고무 • 오니류 : 폐수 처리 오니, 공정 오니 • 폐농약
부식성 폐기물	• 폐산 • 폐알칼리
유해물질 함유 폐기물	• 광재 • 분진 • 폐주물사 및 샌드블라스트 폐사 • 폐내화물 및 재벌구이 전에 유약을 바른 도자기 조각 • 소각재 • 안정화 또는 고형화·고화 처리물 • 폐촉매 • 폐흡착제 및 폐흡수제 • 폐형광등의 파쇄물
폐유기용제	• 할로겐족 • 그 밖의 폐유기용제
폐페인트 및 폐래커	• 페인트 및 래커와 유기용제가 혼합된 것 • 페인트 보관용기에 남아 있는 페인트를 제거하기 위하여 유기용제와 혼합된 것 • 폐페인트 용기
폐유	• 건조고형물의 함량을 기준으로 하여 석면이 1% 이상 함유된 제품·설비 등의 해체·제거 시 발생되는 것 • 슬레이트 등 고형화된 석면제품 등의 연마·절단·가공 공정에서 발생된 부스러기 및 연마·절단·가공 시설의 집진기에서 모아진 분진 • 석면 제거작업에 사용된 바닥비닐시트·방진마스크·작업복 등
폐석면	
폴리클로리네이티드비페닐 함유 폐기물	
폐유독물질	
의료폐기물	
그 밖에 환경부장관이 정하여 고시하는 물질	

기물을 말한다 표 2-11.

② **의료폐기물**

의료폐기물이란 보건·의료기관, 동물병원, 시험·검사기관 등에서 배출되는 폐기물 중 인체에 감염 등 위해를 줄 우려가 있는 폐기물과 인체조직 적출물, 실험동물의 사체 등 보건·환경보호상 특별한 관리가 필요하다고 인정되는 폐기물로서 대통령령으로 정하는 폐기물을 말한다 표 2-12.

"의료폐기물 전용용기"란 의료폐기물로 인한 감염 등의 위해 방지를 위하여 의료폐기물을 넣어 수집·운반 또는 보관에 사용하는 용기를 말한다.

표 2-12 의료폐기물의 종류(폐기물관리법)

종류		내용
격리의료폐기물		감염병으로부터 타인을 보호하기 위하여 격리된 사람에 대한 의료행위에서 발생한 일체의 폐기물
위해의료폐기물	조직물류폐기물	인체 또는 동물의 조직·장기·기관·신체의 일부, 동물의 사체, 혈액·고름 및 혈액 생성물(혈청, 혈장, 혈액제제)
	병리계폐기물	시험·검사 등에 사용된 배양액, 배양용기, 보관균주, 폐시험관, 슬라이드, 커버글라스, 폐배지, 폐장갑
	손상성폐기물	주사바늘, 봉합바늘, 수술용 칼날, 한방침, 치과용 침, 파손된 유리재질의 시험기구
	생물·화학폐기물	폐백신, 폐항암제, 폐화학치료제
	혈액오염폐기물	폐혈액백, 혈액투석 시 사용된 폐기물, 그 밖에 혈액이 유출될 정도로 포함되어 있어 특별한 관리가 필요한 폐기물
일반의료폐기물		혈액·체액·분비물·배설물이 함유되어 있는 탈지면, 붕대, 거즈, 일회용 기저귀, 생리대, 일회용 주사기, 수액세트

사업장폐기물(폐기물관리법 시행령)

- 「물환경보전법」 제48조제1항에 따라 공공폐수처리시설을 설치·운영하는 사업장
- 「하수도법」 제2조제9호에 따른 공공하수처리시설을 설치·운영하는 사업장
- 「하수도법」 제2조제11호에 따른 분뇨처리시설을 설치·운영하는 사업장
- 「가축분뇨의 관리 및 이용에 관한 법률」 제24조에 따른 공공처리시설
- 법 제29조제2항에 따른 폐기물처리시설을 설치·운영하는 사업장
- 법 제2조제4호에 따른 지정폐기물을 배출하는 사업장
- 폐기물을 1일 평균 300킬로그램 이상 배출하는 사업장
- 「건설산업기본법」 제2조제4호에 따른 건설공사로 폐기물을 5톤 이상 배출하는 사업장
- 일련의 공사 또는 작업으로 폐기물을 5톤 이상 배출하는 사업장

(2) 폐기물 처리

폐기물 처리란 폐기물의 수집, 운반, 보관, 재활용, 처분을 말한다. 폐기물 처리의 전 과정은 발생원 → 쓰레기통 → 수거 → 운반 → 적환장 → 처분·매립이며, 폐기물 처리시설은 소각, 중화, 파쇄, 고형화 등의 중간 처리와 처분 및 매립 등의 최종 처리로 분류할 수 있다.

폐기물 관리의 3R 정책은 감량화reduce, 재활용recycle, 자원화reuse로, 자원의 절약과 자연계의 자정능력 범위에서 폐기물을 배출시켜 환경에의 영향 감소와 이를 위한

기술 발전을 이루도록 하는 데 목적이 있다.

(3) 폐기물 처리방법

폐기물 처리방법에는 투기, 소각, 매립, 위생적 매립, 퇴비화, 동물 사료, 재활용 등이 있으며, 우리나라는 쓰레기의 90% 이상을 매립에 의존하고 있다.

① 소각법

소각법은 감량비가 크고 잔사가 안정화되기 때문에 각종 가연성 쓰레기의 처리에 가장 널리 이용되고 있으며, 위생적이고 소각에서 발생하는 열을 이용할 수도 있다.

소각법의 장점은 잔유물이 적어(무게, 부피 감소) 매립에 적합하며, 기후 및 기상에 영향을 받지 않으며, 설치 소요 면적이 적어 시의 중심부에 설치할 수 있으며, 운송비를 줄일 수 있다. 또한 병원성 균, 부패성 유기물, 유독성 성분을 소각하면 연소과정을 통해 위생적으로 처리하고 폐열을 이용할 수 있다.

소각법의 단점은 소각시설 건설 부지의 취득에 어려움이 있으며, 건설비와 소각 관리비가 많이 든다. 전문 숙련공이 필요하고, 대기오염의 우려가 있으며 방지시설을 하여야 한다.

② 퇴비화(비료화법)

농촌지역에서는 미생물을 이용하여 4~5개월 발효시켜서 퇴비로 이용하는데, 최근 고속퇴비화시설이 설비되어 2~3일이면 좋은 비료를 얻게 된다. 발효과정에서 60~70℃의 발열이 생겨서 병원성 미생물이나 기생충을 사멸시킬 수도 있다.

③ 매립법

매립법은 저지대에 쓰레기를 버린 후 복토를 하는 최종 처리 방법으로, 많은 토지가 필요하지만 초기 투자비용이 낮고 폐기물 혼합매립이 가능하여 많은 종류의 폐기물을 처분할 수 있다. 폐기물 매립시설의 사용 종료 또는 폐쇄 후에 주택을 지으려면 30년이 경과되어야 한다.

위생적 매립법에는 도랑식, 경사식, 지역식이 있으며, 매립 후 사후 처리로 침출수 처리, 가스 배출장치 설치, 악취 제거장치 설치, 해충, 쥐 등의 번식 방지가 있다.

2) 분뇨

(1) 분뇨 처리의 목적

분뇨 처리의 목적은 분뇨를 위생적으로 처리하여 소화기계 감염병과 기생충질환을 예방하는 것이다. 분뇨와 관련된 소화기 감염병에는 장티푸스, 세균성이질, 콜레라 등의 세균성 질환이 있고, 기생충질환으로 회충, 구충, 편충, 요충, 촌충, 흡충류 등이 있다.

분뇨의 특성은 분과 요가 양적으로 1:10 비율로 다량의 유기물 함유하고 있고, 도시 하수에 비해 고형물 비율이 높으며, 높은 점도를 지닌다.

(2) 분뇨 처리법

분뇨 처리법에는 퇴비법, 저장법, 해양 투기법, 정화조 이용법, 수제식 처리법(하수처리장에서의 처리법), 소화 처리법, 화학적 처리법, 습식 산화법 등이 있다.

① 소화 처리법

분뇨의 소화 처리법은 넓은 장소, 고가의 처리시설이 필요하고, 소화 처리 일수가 길다. 투입조의 거름장치로 고형물을 제거한 후 건조해서 소각시키는 방법으로, 가온식은 25~35℃에서 1개월 저류하며, 무가온식은 2개월 이상 저류한다.

② 화학적 처리법

화학적 처리법은 예비 처리, 본 처리, 종말 처리로 이루어진다.

- 예비처리 : 소화 처리의 경우와 동일하다.
- 본처리 : 응집 및 침전 효과가 큰 황산제이철, 염화제이철, 석회, 철염 등을 이용하여 침전시키고 상등액은 종말 처리장에 투입한다.
- 종말 처리 : 상등액 및 여액은 유리 암모니아, 석회 등 때문에 pH 11 이상이 되므로 배출가스를 이용하여 제1차 중화를 시키고, 여기에 황산을 가하여 제2차 중화를 시켜 pH 7 정도로 한 다음, 살수여상법에 의한 생물학적 처리를 거쳐 소독을 한 후에 방류한다.

③ 습식 산화법

습식 산화법은 고압(70~80기압)하에서 고온(200~250℃)을 가하고 충분한 산소를 공급하여 소각하는 방법으로 병원균이 완전히 사멸되므로 위생적이고 먼지의 발생도 없다.

(3) 화장실(변소)의 유형

화장실(변소)의 유형에는 부패조 변소, 분뇨 분리식 변소, 메테인가스 발생식 변소, 수세식 변소, 수조식 변소 등이 있다.

(4) 정화조 구성

정화조는 변소와 연결하여 배설물 또는 잡배수를 처리하고, 종말 처리장을 갖는 공장하수도 이외에 방류하기 위한 설비를 말한다.

정화조는 부패조 → 여과조 → 산화조 → 소독조 순서로 구성된다 표 2-13.

표 2-13 정화조의 구성

구성	설명
부패조	• 부패조의 깊이는 1~3 m로 할 것 • 제1부패조 : 제2부패조 : 예비여과조 = 4 : 2 : 1 또는 4 : 2 : 2
여과조	• 쇄석 크기는 5~7.5 cm 정도 • 오수의 흐름 방향은 아래에서 위로하며 여과조 깊이는 수심의 1/3~1/2되게 함 • 쇄석층의 윗면은 오수면보다 10 cm 정도 하위에 오게 하여 수면에 노출되지 않도록 함
산화조	• 살수여상식으로 호기성 세균(산소를 좋아하는 세균)의 활동을 증식시키기 위해 배기관(지상 3 m 이상) 및 송기구를 설치하여 통기 설비를 함 • 산화조 용량은 부패조 용량의 1/2 이상으로 함
소독조	• 소독제로는 차아염소산나트륨, 차아염소산칼륨 등의 염소계통을 액체, 고체 상태로 주입함 • 부패조, 산화조, 소독조에는 지름 60 cm 이상의 맨홀을 설치하고 뚜껑을 덮음

5. 주택 및 의복 위생

1) 주택의 구비조건

(1) 주택의 대지

주택의 대지를 선정하기 위해서는 환경, 지형, 지질, 지하수위, 상하수 등을 고려해야 한다.

- 환경 : 주택을 건립할 대지의 주변 환경은 공해 발생의 공장이 인근에 없어야 하

고, 한적하며 교통이 편리하여야 한다.

- 지형 : 주택을 남향 또는 동남향이나 동서향 10° 이내로 건축할 수 있는 대지로, 지나치게 저지대나 고지대가 아닌 언덕의 중턱에 위치한 대지가 좋다.
- 지질 : 토양은 건조하고 물의 침투성이 크며, 쓰레기 등 유기물의 매립지가 아닌 지질이 좋으며, 폐기물 매립지는 30년 경과 후 주택지로 사용 가능하다.
- 지하수위 : 지표로부터 1.5 m 이상 3 m 이하 정도가 좋다.
- 상하수 : 상수의 공급이 원활하고, 하수 처리가 잘될 수 있는 곳이 좋다.

(2) 주택의 구조

주택의 구조는 지방의 지후, 생활습관 등에 따라 달라질 수 있으나 기후에 적응하고 편리하며, 경제적이고 위생적이며, 환기나 조명 등이 고려되어야 한다.

- 지붕 : 방서, 방한, 방수, 방음이 잘되어야 하고 방열 목적으로 천장과 지붕의 공간을 넓게 하여야 한다.
- 벽 : 방서, 방한, 방화, 방음이 잘되어야 한다.
- 천정 : 일반적으로 2.1 m가 적당하다.
- 마루 : 통기를 고려하여 지면으로부터 45 cm 정도 간격을 두는 것이 좋다.
- 방의 배치 : 거실, 침실 및 어린이 방은 남쪽으로, 잘 쓰지 않는 방이나 화장실, 부엌, 목욕탕 등을 북쪽으로 한다.

2) 환기

환기ventilation는 실내공기가 오탁되었거나 온도·습도가 높을 때 신선한 실외공기와 교환하는 것을 말하며, 주택의 일반적인 환기방법은 자연환기와 인공환기가 있다.

(1) 자연환기

자연환기는 실내외의 밀도차로 인해 이루어진다. 중성대는 들어오는 공기와 나가는 압력이 0인 지점을 말하는데 중성대가 천장 가까이 형성될수록 환기량이 커진다. 창문은 바닥 면적의 1/20 이상이어야 환기가 잘 된다. 실내 거주자 1명당 필요한 공기량은 30~50 m^3/인·hr이다.

환기량은 1시간 내에 실내에서 교환되는 공기량을 말하는데, 환기량을 측정하는 방법은 CO_2, CO 및 유해가스 등으로 측정되며, CO_2를 기준으로 측정할 때는 다음 식에 의하여 산출할 수 있다.

$$V = \frac{H}{K_2 - K_0} (m^3/hr)$$

V : 소요환기량(m^3/hr) K_2 : 실내 CO_2 서한량(0.1%)
H : 실내 CO_2량(m^3/hr) K_0 : CO_2의 실외 정상농도(0.03%)

환기횟수는 환기량을 실내용적으로 나누면 산출되며, 환기횟수를 구하는 식은 다음과 같다.

$$N = \frac{X \cdot Q}{V}$$

N: 환기횟수 Q: 1인당 필요 공기용적 X: 실내 사람 수 V: 실내 공기용적

자연환기에는 중력환기와 풍력환기가 있다. 중력환기는 실내외 온도차에 의해 이루어지는 환기로, 실내외 온도차는 공기의 밀도차를 형성하게 되어 압력차를 만들어 환기가 이루어진다. 풍력환기의 환기작용은 풍향 측의 압력 증대로 생기는 양압과 풍향 배측의 압력 감소에 기인하는 음압에 의한 압력차에 의하여 형성된다.

(2) 인공환기

인공환기는 인공적인 동력 환기로 자연환기가 불가능한 대형 건축물, 병원, 학교, 공장, 선박, 극장 등에서 기계적 환기에 의한 인공적 환기가 필요하다.

① 공기 조정법

공기 조정법은 공기의 온도, 습도, 기류를 인공적으로 조절하는 방법으로 공기의 온도와 습도를 조절할 수 있고, 배기의 오염물을 처리하는 여과시설을 일반적으로 갖추고 있기 때문에 보건학적으로 가장 이상적인 방법이다.

② 배기식 환기법

배기식 환기법은 선풍기 또는 팬에 의해 흡입 배기하는 방법으로 오염물 배기나 처리에 유효하다.

③ 송기식 환기법

송기식 환기법은 선풍기 또는 팬에 의해서 신선한 외부 공기를 불어넣는 방법으로 실내오염 공기가 흩어져서 불쾌감을 초래하기도 한다. 오염물 제거에는 효과가 없으나 신선한 공기를 공급하여 주며 오염물을 희석시킨다.

④ 평형식 환기법

평형식 환기법은 배기식과 송기식을 병용한 환기방법으로, 건축구조와의 관련성, 실내의 미관, 실내의 열원과 문제, 진애, 소음 등을 고려해야 한다. 평형식 환기법에서 보통 많이 사용하는 방법은 위로부터 수평으로 흡입하고 밑에서 수평으로 배출하는 방법이다.

3) 채광 및 조명

채광과 조명은 주택위생상 중요한 인자로서 건강상의 문제뿐만 아니라 작업능률, 정신상태, 시력 등에 큰 영향을 미친다.

(1) 자연조명

자연조명은 신체의 모든 세포를 자극하여 피부를 튼튼하게 하고, 각 장기의 기능을 증진시켜 식욕 증진, 정신적 상쾌감, 비타민 D의 생성으로 구루병 예방, 살균작용을 한다.

창의 방향은 남향 창, 일조시간은 1일 6시간이 좋으나 최소 4시간 이상은 햇빛이 비추어야 한다. 창의 면적은 방바닥 면적의 1/7~1/5(14~20%)이 적당하며, 동일한 면적의 창이라도 세로로 긴 창이 가로로 긴 창보다 실내가 밝다. 거실의 안쪽 길이는 창틀 상단 높이의 1.5배 이하인 것이 좋다. 개각(가시각, 각ABD)은 4~5°가 좋으며, 개각이 클수록 밝고(앞 건물에 물체가 있을 때 빛의 각도), 입사각(앙각, 각ABC)은 28° 이상이 좋으며, 입사각이 클수록 밝다(앞 건물에 물체가 없을 때 빛의 각도) 그림 2-9.

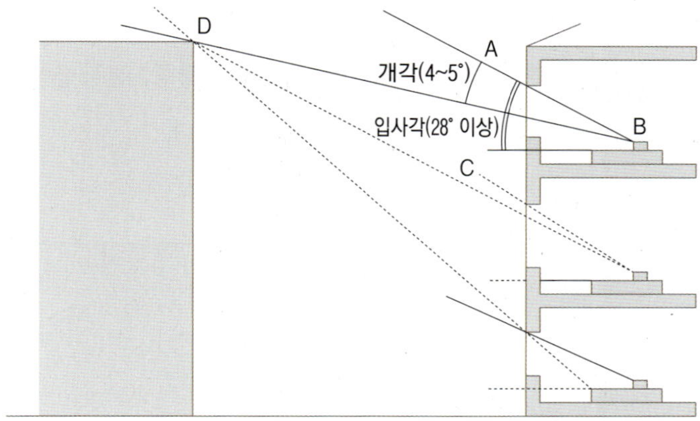

그림 2-9 개각과 입사각

차광방법은 빛의 양이 많으면 커튼이나 기타 차광물을 사용하여 조절한다.

(2) 인공조명

인공조명은 인위적인 방법으로 밝기를 조정하여 채광의 효과를 내는 것이다. 인공조명의 구비 조건은 낮 200~1,000 Lux, 야간 20~200 Lux로 주광색, 유해가스 발생이 없어야 하며, 가급적 간접 조명이 되도록 하는 것이 좋다 표 2-14. 빛은 좌상방(우상방)에서 비추며, 열발생이 적고 폭발 및 발화 등의 위험성이 적으며, 조명도를 균등히 유지하여야 한다. 야간에는 주위가 어둡고 주간에는 밝기 때문에 눈의 명암 순응으로 인하여 주간 조명은 야간의 1.5~2배 정도의 밝기가 필요하며, 광선은 좌측후방에서 비춰주는 것이 좋다.

표 2-14 조명방법별 장점과 단점

구분	내용	장점	단점
직접조명	조명기구에서 직사광으로 비치는 조명	조명 효율이 크고 경제적임	눈부심(눈 피로), 강한 음영 때문에 불쾌감
간접조명	조명기구에서 반사광으로 비치는 조명	가장 이상적임, 온화함을 느낌	조명 효율이 낮아 비경제적
반간접조명	반사량과 직사량을 병행해서 비치는 조명	가장 효율적인 방법(사무실 적합)	조도 일정, 눈부심 적음

(3) 조명 불량으로 인한 피해

조명 불량으로 인한 피해는 근시, 안정 피로, 안구진탕증, 전광성 안염, 작업능률 저하 등이 있으며, 인공조명의 표준조도는 표 2-15와 같다.

표 2-15 인공조명의 표준

장소	표준조도(Lux)
조리실	50~100
세면장, 화장실	60~150
대합실, 강당	150~300
사무실, 학교 교실	300~600
정밀 작업실, 도서실	600~1,500

4) 실내 온도조절

(1) 적정 실내 온·습도

실내 최적온도는 18±2℃로 하부와 상부의 온도가 일정해야 하며, 적정 실내습도는 40~70%이다 표 2-16.

표 2-16 적정 실내온도

장소	온도(℃)
거실, 사무실, 작업실, 교실	18~20
침실	12~15
욕실	20~22
병실	22
강당, 집회장, 경작업실	16~18
중작업실, 체육관, 대합실, 외출복 착용 장소	10~15

(2) 난방

난방은 국소난방과 중앙난방으로 구분되며 장단점은 표 2-17과 같다.

표 2-17 국소난방과 중앙난방의 장단점

구분	국소난방	중앙난방(지역난방)
장점	CO의 발생 가능성이 적고 위생적, 편리한 방법	위생적, 국소난방에 비해 실내온도를 균일하게 조절 가능
단점	화재 위험 발생, 안전사고 가능성, 실내공기 오염 증가	설치비용이 많이 듦
종류	히터, 난로, 스토브	• 공기조절법 : 캐리Carrie가 고안함. 적절한 습도를 유지할 수 있는 장점 • 온수난방법 : 온수를 도관을 통하여 보내는 방법(예: 경제적 소규모 건축물) • 증기 난방법 : 저압 또는 고압 증기를 이용하는 방법(예: 큰 건축물에 적합) • 지역난방법 : 중앙난방의 방식에 의하여 열을 공급하여 중앙난방식의 한 가지로 분류되기도 하며, 광범위한 지역 내의 많은 건물에 온열을 공급하는 방식을 말함

(3) 냉방

냉방 시 실내외의 온도차는 5~7℃가 적당하며 10℃ 이상은 해롭다. 국소냉방에는 선풍기, 에어컨, 냉방장치room cooler가 있으며, 중앙냉방에는 반송방식carrier system이 있다.

5) 의복위생

의복은 체온 조절, 신체의 청결, 신체의 보호, 사회생활, 미용, 표식의 목적이 있다. 방한과 방서의 역할을 통해 적당한 의복기후를 형성하게 되는데, 의복기후에서 외기온도는 10~26℃로서 10℃ 이하에서는 난방, 26℃ 이상에서는 냉방이 필요하다.

- 안정 시 온도 : 32±1℃, 습도 50±10%, 기류 0.1 m/sec
- 보행 시 온도 : 30±1℃, 습도 45±10%, 기류 0.4 m/sec

의복 재료의 특성은 열전도성, 함기성, 통기성, 방한력이 있다. 의복의 열전도성은 함기성과 반비례한다. 따라서 함기량이 크면 클수록 열전도율이 떨어져 보온력이 커진다. 함기량은 마직 50%, 목면 70~80%, 모직 90%, 모피 98%이다. 통기성이란 옷감의 양면에 공기의 압력차가 있을 때 옷감의 기공을 통해 공기가 통과하는 성질로, 의복 내의 수분과 가스를 외부의 신선한 공기와 교환하여 쾌적한 환경을 형성하는 것이므로 생리·위생적 측면에서 중요하다. 여름에는 통기성이 큰 소재를 착용하고, 겨울에는 통기성이 작은 소재를 선택하여 외부의 차가운 공기 투입을 막아야 한다. 방한력은 의복의 보온성에 영향을 미치는 요인으로 섬유의 특성, 의류 소재의 성능, 옷감 열전도성, 열투과성, 의복의 착용방법 등에 따라서 달라진다.

6. 위생해충관리

1) 위생동물 및 해충의 이해

(1) 위생동물 및 해충의 피해

보건위생상 관련이 있는 대표적인 위생동물로는 쥐가 있으며 위생해충에는 파리, 바퀴, 모기, 파리, 진드기 등이 있다. 위생동물과 해충은 인체나 동물에 직접 또는 간접적으로 피해나 혐오감을 주는 질병 매개물이다. 병원미생물을 매개하여 인체 내에 침입하여 감염시키거나 식품에 운반하여 식품의 변질을 초래하여 식품의 품질을 손상시키거나 악화시킨다.

(2) 매개질병

모기, 파리, 바퀴벌레, 벼룩, 진드기 등의 위생해중에 따른 매개질병은 표 2-18과 같다.

표 2-18 위생해충의 종류에 따른 매개질병

해충의 종류	매개질병
모기	일본뇌염, 말라리아, 황열, 사상충증, 뎅기열
파리	장티푸스, 파라티푸스, 이질, 콜레라, 살모넬라, 폴리오, 결핵, 기생충질환
바퀴벌레	장티푸스, 파라티푸스, 이질, 콜레라, 살모넬라, 폴리오, 간염, 회충, 구충
벼룩	발진열
진드기	신증후군출혈열, 쯔쯔가무시증, 록키산홍반열
이	발진티푸스, 재귀열

(3) 대처방안

위생동물과 해충은 병원미생물을 매개하여 인체 내에 침입하여 감염시키거나 식품에 운반하여 식품의 변질을 초래하여 식품의 품질을 손상시키거나 악화시킨다. 또한 경제적 피해를 주고 화학약제 사용에 대한 안전성에 대한 불안감을 주기도 하므로 살서나 방충을 실시해야 한다. 위생해충의 일반적인 대처방안은 구제 대상 동물의 발생원 및 서식처를 제거해야 하며, 발생 초기에 구제하는 것이다. 대상 동물 및 해충의 생태 습성에 따라 적절한 방법으로 구제를 실시해야 하며 광범위하게 동시에 실시해야 한다 표 2-19.

표 2-19 위생동물 및 해충의 대처방법

대처방법	내용
환경적 방법	발생원 및 서식처를 제거함(가장 근본적인 방법)
화학적 방법	속효성 또는 잔효성 살충제를 분무함
물리적 방법	트랩이나 끈끈이테이프로 실시
생물학적 방법	천적을 이용하거나 불임충방사법을 실시

2) 위생동물 및 해충의 생태

(1) 구충·구서의 원칙

가장 근본적인 대책으로는 발생원과 서식처를 제거하는 환경적 방법을 실시하는 것이며, 발생 초기에 실시하는 것이 성충을 구제하는 것보다 수십 배가 효과적이다. 구충·구서는 쥐나 해충의 생태 습성에 따라 실시하는 것이 좋으며 동시에 광범위하게 실시하여야 한다.

(2) 쥐

쥐Rats는 분류상 설치목, 쥐과에 속하며 우리나라에는 약 20여 종이 있다. 우리나라에서 보건위생상 위해가 되는 쥐는 가주성 쥐와 들쥐이다. 주택 내 또는 그 주변에서 서식하는 가주성 쥐로는 지붕쥐(곰쥐), 생쥐, 시궁쥐(집쥐) 등 3종이 있으며, 3종의 가주성 쥐를 제외한 모든 쥐를 들쥐로 취급하는데 우리나라에서 우점종인 등줄쥐는 유행성출혈열의 원인을 제공하기 때문에 주의해야 한다.

① 쥐의 매개감염병

쥐는 무슨 물건이든지 갉는 습성이 있어서 식품이나 기물을 파괴하고, 농작물에 피해를 주며 식품을 오염시켜 각종 감염병과 식중독, 기생충 등을 매개한다 표 2-20.

서교증rat bite fever
쥐물음증, 서교열, 쥐에 물려서 전염되는 감염증

표 2-20 쥐의 매개질병

종류	매개질병
세균성 질병	렙토스피라증, 서교증, 패스트, 살모넬라
리케타성 질병	발진열, 쯔쯔가무시증
바이러스성 질병	선모충, 왜소조충, 일본주혈흡충
기생충 질병	아메바성이질, 선충증, 흡충증, 조충증, 선모충증

② 쥐의 구제

쥐의 구제는 쥐의 습성이나 생태를 잘 파악하여 환경을 개선하여 쥐가 침입하거나 서식할 수 없도록 한다.

또한 살서제와 쥐덫, 끈끈이 등을 이용하여 쥐를 박멸한다. 대표적인 살서제에는 만성출혈독제인 와파린warfarin, 급성독제인 황인제, 비소제, 인화아연, 프라톨fratol도 많이 사용되는데 모두 사람과 동물에 맹독성이므로 주의해야 한다 표 2-21.

표 2-21 쥐의 구제방법

방법	내용
환경적 방법	서식지를 제거(식당, 창고, 쓰레기장 등의 환경 개선)
포서기 이용법	쥐덫
살서제 이용법	• 곡물 등 미끼에 살서제(황인제, 비소제, 와파린, 프라톨) 첨가 • 훈연제, 아황산가스, 이황화탄소, 수소가스 등을 이용
천적 이용법	고양이
불임약제 이용법	번식 억제

(3) 파리

파리Flies는 분류상 쌍시목에 속하며 집파리, 쉬파리, 검정파리, 금파리, 초파리, 벼룩파리 등이 위생상 문제가 되고 있다. 우리나라에서 가장 흔한 가주성파리는 집파리로 도시보다 농촌에 많고 쓰레기, 퇴비, 축사 등에서 많이 발생한다. 대표적인 쉬파리는 똥파리로 변소에서 발생하는 대부분의 구더기가 똥파리의 유충이며 주로 변소, 쓰레기, 돼지우리, 닭장 등에서 발생한다. 검정파리류는 청색을 띠고 있으며 큰검정파리가 대표적이다.

① 파리에 의한 피해

파리는 불결한 것과 접촉하고 날아다니며 각종 음식물이나 식기류에 덤벼들어 불쾌감이나 불결감을 주며 병원체를 기계적으로 전파한다. 집파리는 이질, 장티푸스, 콜레라, 살모넬라증 등과 같은 세균성 소화기계질환이나 소아마비, 결핵, 나병, 화농성 질환 등과 같은 감염병을 전파하며, 회충, 십이지장충, 요충, 편충 등의 충란을 전파시켜 기생충증을 발병시킨다. 검정금파리는 소아마비바이러스, 체체파리는 열대수면병의 병원체를 매개한다.

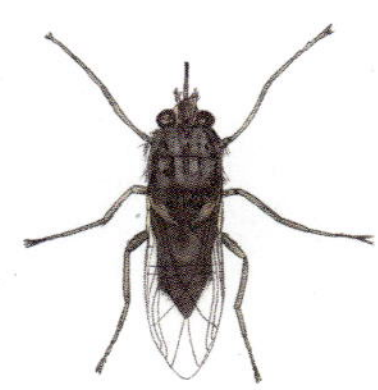

체체파리

② 파리의 구제방법

환경위생 개선과 파리의 발생원을 제거하는 것이 가장 이상적인 파리의 구제방법이다. 파리는 쓰레기, 변소, 퇴비, 축사 등이 발생원이므로 이를 위생적으로 철저히 관리하여야 한다. 또한 다이아지논diazinon, 말라티온malathion, nalad, 다이메토에이트dimethoate 등 살충제, 접촉제, 독살제를 직접 분무하여 구제하거나 DDVP 디클로르보스dichlovos를 연무 또는 훈증하는 방법이 있다 표 2-22.

표 2-22 파리의 구제방법

방법	내용
환경적 방법	부엌·화장실관리, 쓰레기장, 퇴비장관리, 하수구 청결
유충 구제법	발생 초기에 살충제 및 생석회 이용
기계적 방법	파리통, 파리채, 끈끈이테이프
성충 구제법	속효성 살충제 분무
천적 이용	기생벌

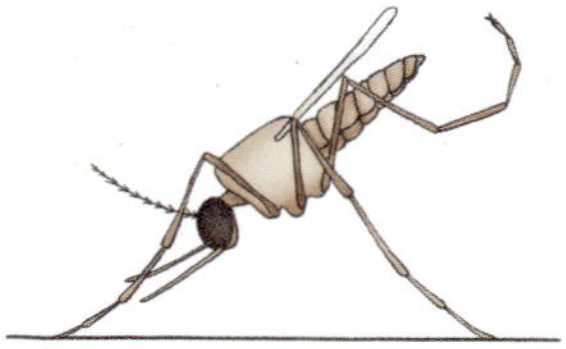

학질모기

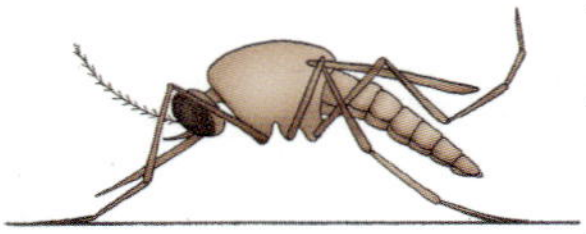

보통모기

(4) 모기

모기Mostuitoes는 한국에서는 56종이 기록되어 있으며, 국내에 서식하는 주요 모기의 종류는 작은빨간집모기, 중국얼룩날개모기(학질모기), 토고숲모기 등이다. 작은빨간집모기는 일본뇌염 바이러스를 매개하며, 중국얼룩날개모기는 학질모기라고도 하며 말라리아를 매개하고, 휴식 시 45~90°의 자세를 유지하는 특징이 있다. 토고숲모기는 말레이사상충 등의 질병을 매개하고 열대숲모기는 황열, 뎅기열 등을 매개하여 질병을 일으킨다. 모기의 구제와 관리 방법은 표 2-23 과 같다.

표 2-23 모기의 구제와 관리 방법

방법	내용
환경적 방법	발생지의 제거(하수구, 늪, 물웅덩이 등 물이 고인 곳을 제거)
유충 구제법	물이 장기간 정체되거나 고인 곳에 산란하므로 살충제를 살포하거나 석유를 표면에 도포하여 호흡장애를 일으킴
성충 구제법	속효성 살충제(피레트린, 알레스린, DDVP, 린데) 잔효성 살충제(페르메트린, 페니트로티온)
기타	모기 기피제를 바르거나 모기향 이용

(5) 바퀴

바퀴Cockroaches는 분류상 바퀴목에 속하는 곤충으로 우리나라에는 9종의 바퀴가 서식하고 있으며, 독일바퀴, 이질바퀴, 검정바퀴, 일본바퀴의 4종이 가주성으로 밝혀져 있다. 바퀴는 성장속도가 느린 편으로 알에서 부화된 유충은 종류에 따라 4~5회, 7~8회의 탈피를 한다. 성충이 되면 교미활동을 하는데 암컷은 죽을 때까지 산란을 계속하며, 성충은 3~4개월에서 1년 이상의 수명을 갖는다.

독일바퀴*Blattella germanica*는 우리나라에서 가장 흔히 발견되는 바퀴이다. 가주성 바퀴 중 가장 작으며, 전흉배판에는 흑색의 두 줄 종대가 있는 것이 특징이다. 이질바퀴*Periplaneta americana*는 우리나라 남부지방에 분포하며 몸길이가 3.5~4 cm로 가주성 바퀴 중에 가장 크다. 검정바퀴*Periplaneta fuliginosa*는 먹바퀴라고도 불리며, 몸과 날개 흑갈색의 강한 광택이 있는 것이 특징이다. 일본바퀴*Periplaneta japonica*는 집바퀴라고도 하며, 몸집이 조금 작은 편으로 암컷의 특징은 날개가 짧아 복부 중앙부까지만 닿아 있다.

바퀴에 의한 피해는 직접적으로는 불쾌감과 공포감을 주며, 분변이나 오물을 먹을 뿐 아니라 이리저리 돌아다니며 불결한 것들을 묻혀 다니며 옮기기도 하고, 이질바퀴와 같이 큰 종류는 물어서 상처를 내기도 한다. 간접적으로는 병원체를 기계적으로 운반하여 페스트, 나병, 장티푸스, 이질, 콜레라, 소아마비 등 소화기계 감염병과 결핵, 디프테리아 등의 호흡기계 감염병, 회충, 구충 등의 기생충 질병을 일으킨다.

바퀴의 구제방법은 표 2-24 와 같다.

표 2-24 바퀴의 구제방법

방법	내용
서식처 제거	서식처에 열탕수 분무법을 사용하거나 음식물을 제거하여 청결 유지
유인제에 의한 접착제 사용법	붕산, 아비산석회, 디프테렉스dipterex 등의 살충제를 감자와 설탕에 섞어 식독작용을 일으키게 하여 구제하는 방법
살충제 분무	페르메트린, 바이오레스메스린, 페노트린, 페니트로티온 등 분무
트랩 설치	트랩

3) 농약

농약에는 살충제, 살균제, 살균·살충제, 제초제, 생장조절제 등이 있으며 농작물에 피해를 주는 병해충과 잡초를 방제를 목적으로 한다. 농약은 용도에 맞게 농약을 선택하여 사용해야 하는데 용도별로 구분하면 다음과 같다.

(1) 유기염소제

유기염소제는 염소를 함유하고 있으면서 강력한 살충효과를 나타내지만 분해기간이 길어 자연에 오랫동안 잔류되는 단점이 있다. 일반적으로 유기인제에 비하여 독성이 적은 편이나 안정하여 토양 중에서도 잔류성이 크고, 지용성으로 인체의 지방조직에 축적되어 만성중독을 일으킬 가능성이 크다. 주요 유기염소제 농약에는 DDT, BHC, 알드린 등이 있다.

대표적 유기염소제 농약
DDTdichlorodiphenyl trichloroethane, BHCbenzene hexachloride 및 사이클로디엔cyclodiene 유도체(aldrin, endrin, heptachlor, chlordane)

대표적 유기인제 농약
EPN, parathion, methyl-parathion, sumithion, diazinon, malathion, DDVP, dimethoate (저독성 유기인제 : EPN, malathion, sumithion (fenitrothion), diazinon, DDVP, baycid)

(2) 유기인제

유기인제는 다른 농약에 비하여 살충효과가 높지만 독성이 커서 급성 중독사고가 많이 일어난다. 식욕 부진, 구토, 청색증cyanosis, 근력 감퇴, 전신 경련, 혈압 상승, 현기증, 두통, 발열 등의 증상을 나타내지만 비교적 분해되기 쉬워 잔류 독성이 크게 문제되지 않는다. 주요 유기인제 농약에는 파라티온, 말라티온, 다이아지논 등이 있다.

(3) 카바메이트제

카바메이트Carbamate는 살충제 및 제초제로 사용되며 유기인제와 비슷한 중독증상을 나타내지만 가역적이어서 독성이 상대적으로 적다. 주요 카바메이트제로는 carbaryl, PHC, BPMC, CPMC, propoxur, chlorpropham, aldicarb 등이 있다.

(4) 비소제

비소제는 살균제나 살충제 등으로 이용되며, 중독 시 주요 증상으로는 목구멍과 식도의 수축, 위통, 구토, 설사, 혈변, 소변량 감소, 갈증 등이 있다. 살균제로는 아소진asozin, 네오아소진neoasozin 등의 유기비소제가 사용되며, 살충제로는 비산납, 비산석회, 비산망간 등의 무기비소제가 쓰인다.

대표적 유기수은제 농약
메틸요오드화수은, 메틸염화수은, 염화메톡시에틸수은, 인산에틸수은, 페닐초산수은, 페닐요오드화수은, p-toluene sulfone aniline phenyl 수은, 픽스탄페닐수은

(5) 유기수은제

유기수은제는 주로 종자소독용 농약으로 사용되며, 축적성이 상당히 크고 만성독성 때문에 종자소독용을 제외하고는 금지된 경우가 많다. 중독 시 주요 증상으로 중추신경장애 증상인 경련, 시야축소, 언어장애 등이 있다. 주요 유기수은제 농약에는 메틸염화수은, 메틸요오드화수은 등이 있다.

(6) 유기불소제

유기불소제는 살충제, 살서제, 살비제로 쓰이며, 체내에서 구연산의 축적을 일으켜 독작용을 나타내는데 독성이 강한 편이다. 중독 시 주요 증상은 심장장애와 중추신경 이상 증상 등이다. 대표적인 유기불소제로는 fratol(쥐약), fussol(깍지벌레, 진딧물), nissol 등이 있다.

7. 소독

1) 소독의 이해

(1) 정의 및 영향요소

소독disinfection은 병원성 미생물의 생활력을 파괴하거나 멸살시켜 감염 및 증식력을 없애는 것이다. 멸균sterilization은 강한 살균력을 작용시켜 모든 미생물의 영양형은 물론 포자까지도 멸살·파괴시키는 조작으로, 멸균은 소독을 의미하지만 소독은 멸균을 의미하지 않는다. 살균은 미생물에 물리적·화학적 자극을 가해 단시간 내에 멸살시키는 작용으로 멸균만큼 완전하지는 않다. 방부antiseptic는 병원성 미생물의 발육과 활동성을 저지하거나 소멸시켜 식품 등의 부패·발효를 방지하는 조작으로 방부가 소독이 될 수는 없으나 소독은 방부가 될 수 있다.

소독력의 강도
멸균 > 살균 > 소독 > 방부

(2) 소독방법 결정 시 고려사항

소독방법을 결정할 때 우선적으로 고려해야 할 사항은 전염방법이 직접 전파인지 간접 전파인지를 확인해야 하며, 감염병의 종류가 소화기계 감염병, 호흡기계 감염병, 곤충 매개감염병 인지를 알아야 한다. 병원체의 종류도 세균, 바이러스, 포자형성균 여부를 파악하고, 정확한 소독 대상물이 무엇인지 그 성질을 파악하여 효과적인 방법을 선택해야 한다. 소독의 영향요소 및 대책은 그림 2-10에 나타나 있다.

소독방법은 물리적 소독법과 화학적 소독법으로 나누어 생각할 수 있는데, 물리적 소독방법은 열처리법과 무가열처리법 및 기타 방법으로 구분되며, 화학적 소독방법은 여러 가지 소독용 약제가 개발되어 이용하는 방법이다.

소독력 영향요소

- 오염균 특성과 수
- 소독제 농도
- 소독제 노출시간
- 온도
- 소독할 물질 종류-상태
- 유기물질(혈액, 대변 등) 양

→

소독제 내성 발생 시 대책

- 소독제 농도를 높임
- 소독시간 증가
- 다른 유효소독제 대체
- 소독기법 대체

그림 2-10 소독의 영향 요소 및 대책

2) 물리적 소독법

물리적 소독법은 건열멸균법, 습열멸균법, 무가열멸균법으로 구분할 수 있다 표 2-25.

표 2-25 물리적 소독법의 종류

구분	종류	내용
건열멸균법	화염멸균법	• 소독물품을 불꽃 속에 20초 이상 접촉시켜 표면의 미생물을 멸균시키는 방법 • 알코올램프, 분제, 천연가스램프 등을 이용 • 금속류, 유리봉, 백금 루프, 도자기류 등의 멸균 시 사용
	건열멸균법	• 건열멸균기dry oven를 이용하여 170℃에서 1~2시간 가열하는 방법 • 유리기구, 주사기, 주사바늘, 글리세린, 분말 금속류, 자기류 등 습열이 침투하기 어려운 제품 소독에 주로 이용
습열멸균법	자비소독법	• 100℃의 끓는 물에서 15~20분간 처리하는 방법으로 완전히 멸균되지는 않음 • 아포는 죽지 않지만 결핵균은 80℃로 5분이면 죽음 • 석탄산(5%)이나 크레졸(2~3%)을 첨가하면 소독효과가 커짐 • 식기류, 도자기류, 주사기, 의류 등에 사용
	고압증기멸균법	• 포자형성균의 멸균에 제일 좋은 방법, 고압증기멸균기autoclave 사용 • 10 Lbs*(115.5℃)에서 30분간, 15 Lbs(121.5℃)에서 20분간, 20 Lbs(126.5℃)에서 15분간 처리 • 초자기구, 의료, 고무제품, 자기류, 거즈 및 약액 등의 멸균에 사용
	유통증기멸균법	• 고압증기멸균으로 부적당한 경우 사용 • 유통증기(100℃)를 30~60분간 가열하는 방법 • 멸균 대상물은 식기류, 도자기류, 주사기, 의류 등으로 자비소독의 경우와 같음 • 증기소독은 포자를 파괴할 수 없기 때문에 포자형성균의 오염이 예상되는 경우 포자를 멸살하기 위해서 간헐멸균을 함(1일 1회 100℃ 증기로 30분간씩 3회 실시)
	저온소독법	• 결핵균, 소유산균, 살모넬라균 등 포자를 형성하지 않은 세균의 멸균 시 사용 • 우유(63℃, 30분), 아이스크림 원료(80℃, 30분), 건조 과실(72℃, 30분), 포도주(55℃, 10분, 주류는 주로 부패방지가 목적)
	초고온순간멸균법	• 멸균 처리시간의 단축과 영양물질의 파괴를 줄이기 위하여 사용 • 우유에서는 135℃에서 2초간 처리하는 방법
무가열멸균법	자외선멸균법	• 태양광선의 자외선에 의한 소독이나 자외선살균 등을 이용하는 방법 • 살균력이 강한 파장 2,400~2,800Å • 무균실, 수술실, 제약실 등에서 공기, 물, 식품, 기구, 용기 등의 소독
	초음파멸균법	• 약 8,800 Hz의 음파는 강력한 교반 작용agitation으로 충체를 파괴하는 살균력이 있음 • 20,000 Hz 이상의 진동에서 강력한 살균력이 있음
	방사선멸균법	• 방사선은 미생물 세포 내 핵의 DNA나 RNA에 작용하여 단시간 내 살균작용을 함. 일반적으로 ^{50}Co, ^{137}Cs 등에서 발생하는 방사선을 이용하여 멸균함 • 강한 투과력으로 각종 용기, 목재, 플라스틱 제품, 포장상품 등은 포장을 개봉하지 않고도 중심부까지 멸균할 수 있음. 방사선의 잔류성 및 취급자의 방사선 오염의 우려 등 안전성 및 유해성에 주의를 요함

(계속)

구분	종류	내용
무가열멸균법	냉동법	• 식품의 저장에 주로 사용되며, 냉동법은 대부분의 경우 살균의 효과는 거의 기대하지 못하고, 균의 번식이나 활동을 억제할 뿐임
	세균여과법	• 각종 화학물질이나 열을 이용할 수 없는 시약, 주사제 등의 액체 상태의 물질을 세균여과기로 이용하는 방법
	무균조작법	• 미생물의 오염을 방지하는 방법으로 무균작업대, 무균실 등에서 조작함으로써 이미 멸균된 물체의 오염을 방지함
	희석	• 어느 병원균이 질병을 일으키려면 일정 농도 이상의 균주가 있어야 하기 때문에 희석에 의해 소독의 효과를 볼 수도 있음

*Lbs : 파운드(pounds)

3) 화학적 소독법

화학적 소독 시 소독약의 구비조건은 살균력이 강하고, 물품의 부식성·표백성이 없어야 하며, 용해성solubility이 높고 안정성stability이 있어야 한다. 소독약은 경제적이고 구입이 쉬워야 하며, 생체조직에 대한 독성이 낮아서 인체에 무독·무해하고 사용방법이 간편한 것이 좋다. 또한 침투력은 강하고 잔류성이 있어야 한다.

소독제의 효능은 석탄산계수phenol coefficient로 표시하는데, 일정한 온도에서 장티푸스균에 대한 살균력을 비교하여 나타내며, 석탄산계수가 높을수록 살균력이 좋은 것을 의미한다. 소독약의 살균기전은 표 2-26과 같다.

열 전도율
습열멸균 > 건열멸균
∴ 시간 단축

표 2-26 소독약의 살균기전

살균기전	소독약
산화작용	염소Cl_2와 그 유도체, 과산화수소H_2O_2, 오존O_3, 과망간산칼륨$KMnO_4$
균단백 응고작용	석탄산, 알코올, 크레졸, 포르말린, 승홍
균체의 효소 불활화작용	알코올, 석탄산, 중금속염, 역성비누
가수분해작용	강산, 강알칼리, 열탕수
탈수작용	식염, 설탕, 포르말린, 알코올
중금속염의 형성작용	승홍, 머큐로크롬, 질산은
균체막의 삼투압 변화작용	염화물, 석탄산, 중금속염

$$석탄산계수 = \frac{소독약의\ 희석배수}{석탄산\ 희석배수}$$

화학적 소독약의 종류에는 석탄산phenol, 크레졸cresol, 과산화수소H_2O_2, 승홍mercury dichloride, 생석회CaO, 알코올alcohol, 머큐로크롬mercurochrome, 역성비누, 약용비누, 포르말린formalin, 질산은$AgNO_3$, 붕산H_3BO_3 등이 있다 표 2-27.

표 2-27 화학적 소독약의 종류와 특징

종류	특징
석탄산phenol	• 평균 3%(3~5%) 수용액 사용 • 고온일수록 소독효과가 크기 때문에 열탕수로 사용하는 것이 좋음 • 살균력이 안정되며 유기물에도 소독력이 약화되지 않음 • 피부점막 자극성이 강함, 금속의 부식성 있음, 냄새와 독성 강함 • 환자의 오염 의류, 용기, 오물, 시험대, 배설물, 토사물 등의 소독에 사용
크레졸cresol	• 석탄산보다 2배 살균력이 강함(석탄산계수 : 2) • 크레졸 비누액에 3% 수용액으로 만들어 사용 • 바이러스에는 소독효과가 적으나 세균 소독에는 효과가 큼 • 유기물에 소독효과가 약화되지 않으며 피부에 자극성이 없음 • 냄새가 강함 • 손, 오물, 객담 등의 소독에 사용
과산화수소H_2O_2	• 3% 수용액 • 무포자균을 빨리 살균할 수 있음 • 자극성이 적어서 구내염, 인두염, 입안 세척, 화농성 상처에 사용
승홍 mercury dichloride	• 승홍 1에 식염 1과 물 1,000의 비율 또는 승홍 0.5 g에 물 500 mL의 비율로 사용 • 무색, 무취로 푸크신fuchsine액으로 염색하여 사용하는 것이 좋음 • 성인 치사량이 1 g 정도로 맹독성이어서 식기구나 피부소독에는 적당하지 않음 • 금속 부식성이 강함 • 액온도가 높을수록 살균력이 더 강하므로 가열해서 사용하는 것이 좋음
생석회CaO	• 석회유(수산화칼슘, $Ca(OH)_2$)는 생성회 분말과 물을 2:8의 비율로 만들어 건조한 소독대상물에 사용 • 무포자균에 효과가 있음 • 공기에 오래 노출되면 살균력이 저하됨 • 습기가 있는 분변, 하수, 오수, 오물, 토사물 소독
알코올alcohol	• 메틸 : 75% 기구 소독 • 에틸 : 70% 피부 소독(건강한 피부) • 상처, 눈, 구강, 비강 등의 점막에는 사용하지 않음 • 포자형성균에는 효과가 없고 무포자균에 유효함

(계속)

종류	특징
머큐로크롬 mercurochrome	• 농도 2% • 점막 및 피부 상처에 사용 • 자극성은 없으나 살균력이 강하지 않음
역성비누	• 0.01~0.1%액 사용 • 물에 잘 녹고 무색, 무취, 무미, 무해하여 식품 소독에 좋음 • 자극성 및 독성이 없고 침투력과 살균력이 강함 • 포도상구균, 이질균shigella, 결핵균에 유효함
약용비누	• 비누의 기제에 각종 살균제를 첨가하여 만든 것 • 세척효과와 살균제에 의한 소독효과를 얻기 위해 만들어짐 • 손, 피부 소독
포르말린formalin	• 포르말린가스의 소독에는 수증기가 필요하므로 포르말린 1에 물 34의 비율로 사용 전에 조제하여야 함(0.02~0.1% 포르말린 : 훈증소독) • 세균단백질을 응고시켜 강한 살균력을 보임
질산은$AgNO_3$	• 1% 질산은 용액은 임균성 신생아 안염을 예방하기 위해 출산 직후 신생아의 눈에 점안 • 0.1~0.5%의 질산은은 화상이나 병소의 젖은 드레싱으로 사용
붕산H_3BO_3	• 살균작용은 없고, 소독작용도 매우 약하며 자극이 적음 • 세안, 가글링, 질 세정, 피부점막의 소독, 좌약 베이비파우더 등 일반용과 의료용으로 사용 • 바퀴와 개미 퇴치에 붕산이 함유된 살충제가 사용되기도 함

CHAPTER

3

환경오염과 환경보건

1. 환경오염
2. 대기오염
3. 수질오염
4. 토양오염
5. 소음과 진동
6. 악취
7. 내분비계 교란물질

1. 환경오염

1) 환경오염의 개념

환경오염이란 공기, 물, 토양 등이 인위적 원인으로 오염되어 지역사회 주민 또는 일반 공중의 건강, 재산 등 경제적 피해 및 자연환경의 악화를 초래하는 생활방해 nuisance를 의미한다. 오늘날 환경오염의 특성은 산업발달로 인한 공장의 증가와 인구 집중에 따르는 오염의 누적화, 다발화, 다양화, 광역화, 월경화(영향이 다른 나라에까지 미치는 현상) 등으로 나타나고 있다.

환경오염의 종류에는 대기오염, 수질오염, 폐기물오염, 식품오염, 소음·진동, 악취, 일조권 방해 등이 있는데 생산구조의 변화와 소비의 증가, 무분별한 지역 개발 등으로 인해 발생하고 있다. 또한 정부와 국민 각자의 환경보전에 대한 인식부족은 환경오염을 가중시킨다.

2) 환경오염의 역사적 사건

환경오염은 산업혁명 이후 공장의 대량생산으로 본격화되었고, 대규모 환경오염 사건들이 발생하였다 표 3-1. 여러 차례의 세계적인 대기오염 사건을 살펴보면 주요 원인이 되는 대기오염 물질 이외에도 사건 발생 당시의 기상조건으로 더욱 막대한 피해가 발생하였다.

수질오염 사건은 오염된 식수를 직접 음용하여 건강 이상이 발생하는 것을 볼 수 있다. 하지만 이타이이타이병과 미나마타병의 경우를 보면 오염된 수질에 의해 이차적으로 농작물이나 어류가 오염되어 이를 섭취한 인간의 건강에 피해를 주는 것을 볼 수 있다.

3) 국제적 환경 보전 노력

20세기에 들어서면서 산업의 급속한 발전으로 인간 문명의 편리함은 증가되었지만, 지구 환경의 악화는 더욱 심화되었다. 환경 악화가 국제 간의 문제로 대두되어 범세계적인 과제로 등장함에 따라 이를 극복하기 위한 국제적 노력도 지속되고 있다 표 3-2.

표 3-1 세계적인 환경오염 사건

구분	사건	발생지역	발생시기	주요 원인	건강 피해	조치
대기 오염 사건	뮤즈Meuse 계곡 사건	벨기에 뮤즈계곡 공업지구	1930년 12월(3일간)	공장 대기 배출물, 기온역전 현상	호흡기 증상, 급성 심부전증으로 60여 명 사망	
	도노라Donora 사건	미국 펜실바니아주 도노라 공업지구	1948년 10월(5일간)	공장 대기 배출물, 기온역전 현상	호흡기 증상, 20명 사망	
	로스앤젤레스LA 스모그	미국 로스엔젤레스	1940년대 이후 (특히 1942년, 1954년, 1955년)	자동차 배기가스에 의한 광화학 스모그	호흡기 자극 증상, 천식, 발작, 기관지염	강력한 대기오염 규제
	런던London 스모그	영국 런던	1952년 12월(5일간)	주거용 난방연료(유연탄) 연소매연, 기온역전 현상	호흡기 및 심장질환으로 4천여 명 초과 사망	대기오염위원회 구성(1953년), 기후프로젝트 제정(1956년)
	욧가이 천식	일본 욧가이시	1950년 이후 (1960년대 최악)	공장 대기 배출물, 악취	천식 등 호흡기 질환으로 80여 명 사망	공해건강피해보상법 제정(1969년)
	포자리카Poza Rica	멕시코 포자리카	1950년 11월	석유정제공장에서 황화수소가스 누출	지역 주민 22,000명 중 320여 명 급성 중독증, 22명 사망, 기침, 호흡곤란, 점막 자극	
	보팔Phopal 사건	인도 보팔시	1984년 12월	미국화학기업 살충제 공장에서 이소시안산메탈 독가스 유출	노동자 주택 중심으로 3천 명의 사상자와 수십만 명의 피해자 발생	인도정부가 미국기업을 상대로 배상청구(1985년 4월), 농약오염 후유증 현재까지 잔존
수질 오염 사건	이타이이타이병	일본 도야마현 진츠강 유역	1940년대 후반	아연 채광 및 제련과정에서 배출된 카드뮴에 의한 관계수 오염	신장기능 손상, 골절, 심한 통증	
	미나마타병	일본 규슈 미나마타	1950년대	질소비료공장 폐수의 수은에 의한 수질오염	중추신경 손상, 선천성 기형, 1,784명 사망	공해건강피해보상법 제정(1969년)
	체코 블루베이비병	체코슬로바키아	1950년대	질산 함유된 식수로 인한 산소 공급 방해	갓 태어난 아이의 몸이 푸른색으로 변함, 8% 사망	
토양 오염 사건	러브커낼 사건	미국 뉴욕주 나이아가라시	1940년대 폐기물 매립(1970년대 건강문제 제기)	PCB, 다이옥신dioxin 등에 의한 토양오염	유산, 선천성 기형 발생	주민 이주, 슈퍼펀드법 제정

표 3-2 환경 보전을 위한 국제 협력

국제협력	개최시기	주요 내용
람사협약	1971년	• 국제습지조약, 물새서식지 습지보호
스톡홀름회의	1972년	• '인간환경선언' 선포
런던협약	1972년	• 해양오염 방지 협약
비엔나협약	1985년	• 오존층 파괴 원인물질의 규제
몬트리올의정서	1987년	• 오존층 파괴물질의 규제에 관한 국제협약 • 염화불화탄소CFC와 할론 규제
바젤협약	1989년	• 유해폐기물의 국가 간 이동 및 처분에 관한 협약
리우회의	1992년	• '리우선언'과 '의제21' 채택 • 지구온난화 방지 협약 • 생물다양성 보존 협약
교토의정서	1997년	• 기후변화협약에 따른 온실가스 감축 목표에 관한 의정서
스톡홀름협약	2001년	• 잔류성 유기오염물질에 관한 협약
도하기후변화협약	2012년	• 지구온난화를 규제·방지하기 위한 협약 • 교토의정서 합의내용을 2020년까지 8년간 연장합의
파리기후변화협약	2015년	• 지구온난화를 규제·방지하기 위한 협약 • 2100년까지 지구 온도 상승을 2도 이내로 유지

(1) 스톡홀름회의

1972년 스웨덴 스톡홀름회의Stockholm Conference에서 113개국의 정상들이 모여 세계 최초의 인간환경회의를 개최하였고, 단 하나뿐인 지구the only one earth를 보전하자는 공동인식을 통해 '인간환경선언'을 선포하였다.

'인간환경선언'의 4대 원칙

1. 인간은 좋은 환경에서 쾌적한 생활을 영위할 기본적 권리가 있다.
2. 현재와 미래에 있어서 공기, 물 등의 자연 생태계를 포함하여 지구의 천연자원이 적절히 계획 관리되어야 한다.
3. 유해물질의 배출 등으로 생태계가 회복될 수 없는 상태로 악화되지 않도록 한다.
4. 경제개발, 사회개발, 도시화계획 등의 모든 계획은 환경의 보호와 향상을 고려하여 계획하여야 한다.

(2) 몬트리올의정서

오존층 파괴문제가 지구적인 문제로 대두되자 1985년 오존층 보호에 관한 비엔나협약이 체결되었고, 1987년 몬트리올에서 정식으로 체결되었다. 몬트리올의정서

Montreal Protocol는 오존층 파괴물질의 생산과 사용의 규제에 목적을 두고, 염화불화탄소CFC와 할론halon의 생산과 소비를 1994년까지 1986년 수준의 80%까지 감축시키고, 1999년까지 1986년 수준의 50%까지 감축하는 것으로 설계되었다. 그 이후 개정안을 통해 다른 오존층 파괴물질들을 규제 대상에 포함시키고 사용을 점차 줄이다가 전면 금지시키는 것으로 개정되었다.

(3) 리우회의

리우회의Rio Summit는 인간환경회의 20주년을 기념하여 1992년 6월에 브라질 리우데자네이루에서 열린 국제회의로, 전 세계 185개국 정부 대표단과 114개국 정상 및 민간단체가 모여 지구환경보전 문제를 논의한 회의이다. 이때 정부가 중심이 된 '유엔환경개발회의United Nations Conference on Environment and Development, UNCED'와 민간단체가 중심이 된 '지구환경회의Global Forum'92'가 개최되었다.

회의의 주제는 '인간과 자연환경 보전 개발의 양립'과 '환경적으로 건전하고 지속가능한 발전Environmentally Sound and Sustainable Development, ESSD'이었으며, 유엔환경개발회의에서는 '리우선언', '의제21', 지구온난화방지협약, 생물다양성보존협약 등을 채택하였고, 지구환경회의에서는 지구헌장, 세계민간단체협약 등을 채택하였다.

'리우선언'은 전문과 27개의 기본원칙으로 구성되었으며, 인류와 자연의 조화, 환경 보전과 개발의 양립을 목표로 한 유엔환경개발회의의 기본이념이 담겨있다. '의제21'은 리우선언의 원칙을 실천하기 위한 행동계획으로 생태계파괴, 빈곤퇴치, 폐기물 등의 문제와 이를 해결하기 위한 정부와 민간단체의 역할, 법과 제도의 정비, 기술 이전, 재정지원 등을 다루고 있다.

(4) 교토의정서

교토의정서Kyoto protocol는 유엔기후변화협약의 이행방안에 대한 국제협약으로 1997년 12월 교토에서 열린 기후변화협약 제3차 당사국 총회에서 합의되었다. 이산화탄소 배출량과 기온상승의 영향을 조사한 결과, 이산화탄소가 지구온난화의 주범으로 밝혀지면서 효율적인 대기오염 방지를 위해 전 지구적 차원의 협약을 만들고 이를 감독·규제하기 위해서 교토의정서가 추진·발표되었다. 감축대상 가스는 이산화탄소CO_2, 메탄CH_4, 아산화질소N_2O, 과불화탄소PFC, 수소불화탄소HFC, 육불화황SF_6 등의 여섯 가지이다. 또한 온실가스 감축 의무 이행의 유연성을 확보하기 위하여, 공동이행제도, 청정개발체계, 배출권거래제도 등과 같은 교토메커니즘을 도입하였다.

(5) 유엔기후변화협약

유엔기후변화협약United Nations Framework Convention on Climate Change은 이산화탄소를 비롯한 온실가스의 배출을 제한하여 지구온난화를 방지하기 위해 세계 각국이 동의한 협약이다. 정식 명칭은 '기후변화에 대한 국제연합 기본협약'이다. 우리나라는 1993년 12월에 47번째로 협약에 가입하고, 1994년 3월부터 적용받기 시작했다.

① 2012년 도하기후변화협약(제18차 유엔기후변화협약 COP18)

제18차 기후변화협약 당사국 총회는 2012년 카타르 도하에서 개최되었다. 도하기후변화협약에서는 교토의정서 합의내용을 2020년까지 8년간 연장하는데 합의하였다. 온실가스 배출량 세계 1위인 중국과 3위인 인도는 교토의정서 비준 시 개발도상국으로 분류되어 이산화탄소 감축 의무를 지지 않으며, 배출량 세계 2위인 미국은 2001년 국내법상 문제가 있다는 이유로 교토의정서 자체를 비준하지 않았다. 또한 러시아, 일본, 캐나다, 뉴질랜드가 2차 공약 의무에서 빠지게 되었다.

② 2015년 파리기후변화협약(제21차 유엔기후변화협약 COP21)

제21차 기후변화협약 당사국 총회는 2015년 프랑스 파리에서 개최되었다. 파리기후변화협약에서는 2020년 만료되는 교토의정서를 대신해서 새로운 기후변화협약을 체결하여 교토의정서 이후의 새로운 기후체제라고 부른다. 국제사회는 2100년까지 지구온도 상승을 2도 이내로 막는 것에 동의하였고, 미국과 중국을 포함한 총 195개 국가가 서명했다.

이 협약은 환경 보존에 대한 의무를 전 세계 국가들이 함께 부담하도록 했으며, 온실가스를 많이 배출했던 선진국이 개발도상국의 온실가스 감축을 위한 지원을 하는 것을 의무로 하였다. 교토의정서에서는 감축 목표를 설정한 후, 이를 따르도록 하다 보니 중도에 탈퇴하는 국가들이 있었다. 따라서 이를 방지하기 위해 감축 목표치를 각 국가가 자발적으로 설정하도록 하였으나, 2017년 미국의 트럼프 대통령은 자국의 이익에 반한다며 탈퇴를 선언하였다. 미국의 탈퇴로 파리기후변화협약은 큰 타격을 받게 되었고 미국은 국제사회에서 많은 비판을 받고 있다.

2. 대기오염

1) 대기오염의 이해

세계보건기구WHO에 의하면 "대기오염air pollution이란 외기의 대기 중에 분진, 가스, 가스상 물질 등 유해물질이 혼입되어 그 양, 질, 농도, 지속시간이 상호작용하여 다수의 지역주민에게 불쾌감을 일으키거나 보건상 위해를 끼치며, 인류의 생활이나 생물의 성장방해 및 경제적 손실을 입히는 상태를 말한다."라고 정의하고 있다.

「대기환경보건법」은 "대기오염으로 국민건강 및 환경상의 위해를 예방하고, 대기환경을 적정하게 관리·보전함으로써 모든 국민이 건강하고 쾌적한 환경에서 생활할 수 있게 하는 것을 목적으로 한다."라고 규정하고 있다.

2) 대기오염 물질

대기오염 물질
'가스 및 입자상 물질'로 규정

(1) 입자상 물질

입자상 물질
물질이 파쇄·선별·퇴적·이적될 때, 그밖에 기계적으로 처리되거나 연소·합성·분해될 때에 발생하는 고체상 또는 액체상의 미세한 물질

입자상 물질Particulate Matter, PM은 대기 중에 존재하는 미세한 크기의 고체 및 액체 입자들을 말하며, 분진, 매연, 연무, 흄 등이 있으며 주로 1차 오염물질이다 표 3-3.

알아두기

미세먼지와 초미세먼지의 주의보, 경보

대상물질	경보단계	발령 기준	
미세먼지 PM10	주의보	150 ㎍/m³ 이상	해당 지역의 대기 자동측정소에서 PM10, PM2.5 시간당 평균농도가 2시간 이상 지속일 때
	경보	300 ㎍/m³ 이상	
초미세먼지 PM2.5	주의보	75 ㎍/m³ 이상	
	경보	150 ㎍/m³ 이상	

표 3-3 입자상 물질의 종류

종류	정의
분진dust	• 미세한 독립상태의 액체 또는 고체상의 알맹이 • 강하분진은 10 ㎛ 이상의 크기로 비교적 무거워서 침강하기 쉬운 입자 • 부유분진은 10 ㎛ 이하의 크기로 가벼워서 가라앉지 않고 장시간 공기 중에 부유하는 입자
미세분진(PM2.5)	• 2.5 ㎍ 이하의 입자로 작은 입자일수록 건강에 더 해로움 • 황산염, 질산염, 중금속 등의 성분이 높고 폐 깊숙이 침투하여 악영향을 미침
매연smoke 및 검댕soot	• 연료가 연소할 때 완전히 타지 않고 남는 고체물질 • 매연은 1 ㎛ 이하 크기의 탄소입자 • 검댕은 1 ㎛ 이상 크기의 유리탄소 및 타르물질이 응결된 것
연무haze	• 2~200 ㎛ 크기의 입자상 물질 (건조한 물질이 대기 중에 떠있는 상태) • 상대습도가 70% 이하일 때 발생 가능
박무mist	• 입자의 핵 주위에 증기가 응축된 액체상물질 • 상대습도 70% 이상일 때 발생 가능
훈연fume	• 승화, 휘발, 연소 또는 화학반응으로 생성된 기체가 응축하여 형성된 고체입자 • 0.03~0.3 ㎛ 고체입자로 주로 납 산화아연, 산화우라늄 등에서 생성

가스
물질이 연소·합성·분해될 때에 발생하거나 물리적 성질로 인하여 발생하는 기체상 물질

(2) 가스상 물질

가스상 물질gases은 상온의 공기 중에 액체나 고제의 물질이 기화된 상태로 존재하는 것을 말하며, 대기오염 물질의 약 90% 이상이 가스상 물질이다. 대표적으로 황산화물, 질소산화물, 일산화탄소, 탄화수소, 오존 등이 있다 표 3-4.

- 황산화물sulfur oxide : 석탄이나 석유의 연소 시에 산화되어 발생하는 황산화물질로 아황산가스, 삼산화황, 황산 등이 있다.
- 질소산화물nitrogen oxide : 석탄이나 석유 등 연료의 고온 연소과정에서 생성되는데, 주요 배출원은 자동차 배기가스이며, 일산화질소, 이산화질소, 아산화질소 등이 있다.
- 탄화수소hydrocarbon : 연료의 연소과정, 공업공정 또는 자연적으로 발생하는 1차 오염물질로 대기 중의 NO와 반응하여 광화학반응을 일으켜 2차 오염물질을 생성하며, 지방족 탄화수소와 방향족 탄화수소가 있다.

(3) 2차 오염물질

1차 오염물질은 직접 대기로 버려져 낮 동안에 상승기류, 바람 등에 의해 확산되

표 3-4 가스상 물질의 종류

종류		정의
황산화물	아황산가스 SO_2	• 런던 스모그의 주범으로 알려진 대표적인 대기오염 지표물질 • 무색, 자극성이 강한 냄새, 액화성이 강하고 금속 부식력이 강함 • 황산 제조공장이나 석탄 연소 시에 많이 배출, 현재는 감소 추세 • 대기 중에서 황산염으로 변하여 입자 형태로 흡수 가능 • 용해도가 높아 상기도를 자극하여 호흡기장애를 유발, 눈·코·목의 점막을 자극, 급성결막염을 야기, 폐로 침투 • 환원성 표백제로 사용, 산성비의 원인물질로 농작물에 가장 피해를 주는 물질
질소산화물	일산화질소 NO	• 무색, 무취 가스로 물에 잘 녹음 • 헤모글로빈Hb과 결합력이 산소보다 수백 배 강하여 니트로소헤모글로빈이 되어 산소 결핍 유발
	이산화질소 NO_2	• 적갈색, 자극성 가스로 물과 반응 • 일산화질소보다 인체기관에 미치는 영향이 5~7배 정도 강함 • 호흡기 방어기전을 약화시켜 호흡기 감염 증가, 기도에 손상을 입혀 호흡기 증상을 유발하며 폐기능을 감소시킴 • 사일로 중독silo-filter disease 농부병은 농작물 저장소에서 근무하는 사람에게 기침, 호흡곤란, 객혈 등의 증상이 나타남
	아산화질소 N_2O	• 스마일 가스smile gas라고 함 • 단시간에 실시하는 수술 마취제로 사용, 장기간 흡입 시 사망 • 오존층 파괴와 지구온난화를 유발하는 가스로 알려짐
탄화수소	지방족 탄화수소	• 메탄, 에탄, 프로판, 부탄 등의 파라핀계 탄화수소 • 에틸렌, 프로필렌, 부텐 등의 올레핀계 탄화수소, 광화학산화물 생성원 • 아세틸렌계 탄화수소가 존재
	방향족 탄화수소	• 석유, 석탄의 분해과정에서 발생하는 벤젠, 톨루엔, 크실렌 등 유도체 • 자동차 배기가스에 32종 중 9종이 발암성 물질로 추측 • 벤조피렌은 폐암을 유발하는 물질로 알려짐
일산화탄소CO		• 무색, 무취, 무미의 가스, 화석연료가 불완전 연소할 때 발생 • 적혈구의 헤모글로빈과 결합력이 산소보다 아주 높아 산소 운반능력 감소 • 협심증, 시력장애, 신경 및 폐기관 질환 유발 • 급성중독 증상으로 두통, 권태, 피부혈관 확장, 현기증, 구토, 시력저하, 시야 협착, 호흡과 맥박 증가 • 만성중독 증상으로 기억력 감퇴, 불면증, 무력증, 지각 이상, 파킨슨병, 진전, 운동 실조, 후각 마비 등
불화수소HF		• 알루미늄, 인산비료, 유리공업 등에서 발생 • 인체보다는 농작물 및 식물, 가축에 피해가 큼 • 불소와 불화수소는 유리, 도자기, 금속, 에나멜 등 부식

어 농도가 저하된다. 이에 반해 2차 오염물질은 1차 오염물질이 태양광선 중 고에너지를 가진 자외선에 의한 촉매반응으로 생성되는 광화학 산화물photo chemical oxidants로 낮 동안 농도가 증가한다. 대표적인 2차 오염물질에는 오존, 질산과산화아세틸peroxyacetyl nitrate, PAN, 알데히드aldehyde, 스모그smog 등이 있다 표 3-5.

표 3-5 2차 오염물질의 종류

종류	정의
오존 O_3	• 강력한 산화제인 무색의 자극성 기체 • 자동차 배기가스에서 발생하는 NO_2나 휘발성 유기화합물 등이 햇빛에 의한 광산화반응으로 생성 • 코·눈 자극, 호흡기 자극, 기침, 흉부압박, 호흡곤란, 천식 악화, 상기도점막 건조, 비출혈, 폐의 부종과 섬유화 유발 • 오존 농도는 일사량, 기온에 비례하여 증가, 상대습도 및 풍속에 반비례하여 감소
질산과산화아세틸 (PAN류)	• 유기성 오염물질과 오존이 광화학반응을 일으켜 생성 • PAN, PPN 및 PBN 등이 있음 • 무색의 자극성 액체, 눈과 목 자극
알데히드	• 무색의 자극성 기체 • 눈, 기도, 점막에 강한 자극
스모그	• 광화학작용과 계속되는 화학반응으로 발생한 부유입자는 연기나 먼지 등의 작은 입자와 함께 스모그를 만듦

알아두기

오존경보 단계별 조치사항

구분	발령기준	단계별 조치
주의보	0.12 ppm 이상	주민의 실외활동 및 자동차 사용 자제 요청 등
경보	0.3 ppm 이상	주민의 실외활동 제한 요청, 자동차 사용 제한 및 사업장의 연료 사용량 감축 권고
중대경보	0.5 ppm 이상	주민의 실외활동 금지 요청, 자동차의 통행금지 및 사업장의 조업시간 단축명령 등

(4) 실내 공기오염

실내의 공기는 실내의 환경적 조건에 따라 물리·화학적 조성의 변화를 일으켜 특유의 소기후를 형성하게 되고 인체에 악영향을 미친다. 이러한 실내공기 오염에는 군집독, 새집증후군, 빌딩증후군 등이 있으며, 이를 관리하기 위하여 「다중이용시설 등의 실내공기질 관리법」을 규정하고 있다.

알아두기

실내공간 오염물질 10종류와 권고기준

① 미세먼지(PM-10), ② 이산화탄소, ③ 포름알데히드, ④ 총부유세균total airborne bacteria, ⑤ 일산화탄소, ⑥ 이산화질소, ⑦ 라돈radon, ⑧ 휘발성유기화합물, ⑨ 석면asbestos, ⑩ 오존

오염물질 항목	관리 구분	관리책임자 의무
미세먼지(PM10), 이산화탄소, 포름알데히드, 총부유세균, 일산화탄소 등 5개 물질	유지기준 설정 위반시 과태료 부과 등 행정조치	연 1회 측정 매년 1월 31일까지 시·도지사에게 보고 3년간 결과 보존
이산화질소, 라돈, 총휘발성 유기화합물질, 석면, 오존 등 5개 물질	권고기준 설정 자율적 준수	2년에 1회 측정 매년 1월 31일까지 시·도지사에게 보고 3년간 결과 보존

① 군집독

군집독crowd poisoning은 실내에 다수인이 밀집되어 있을 때 실내공기의 오염으로 인해 환기가 불충분하여 불쾌감, 두통, 권태, 현기증, 구토, 식욕 저하 등의 증상이 발생하는 것을 말한다. 군집독의 영향요인에는 고온, 고습, 구취, 체취 등의 냄새와 CO 및 CO_2 등의 가스, 무기류 등이 있으며, 주위 공기의 환기로 예방할 수 있다.

② 새집증후군

새집증후군sick house syndrome은 새로 지은 건물에서 거주자들이 느끼는 건강상의 문제 및 불쾌감을 말한다. 집이나 건물을 새로 지을 때 사용하는 건축자재나 벽지 등에서 나오는 유해물질이 원인이 되며, 휘발성 유기화합물인 벤젠, 톨루엔, 클로로포름, 아세톤, 스틸렌, 포름알데히드 등이 있다. 단기간 노출 시에는 두통, 기침, 가려움증, 현기증, 피로감, 집중력 저하 등이 나타나고, 장기간 노출 시에는 호흡기질환, 심장병 등의 질병을 유발하기도 한다. 대책으로는 친환경 소재나 환기 및 공기 정화용품을 사용하거나, 실내온도를 높인 후 환기하여 휘발성 물질을 배출하기도 한다.

③ 빌딩증후군

빌딩증후군은 빌딩으로 둘러싸인 밀폐된 공간에서 오염된 공기로 인해 발생하며

근로자의 20~30%가 경험한다. 주요 원인은 산소 부족 및 공기오염으로, 오염원은 라돈, 포름알데히드, 석면, 담배연기, 곰팡이, 미생물 등이 있다. 증상으로 두통, 현기 등, 집중력 감퇴, 기관지염, 천식, 피부질환을 나타내며, 대책으로는 식물 키우기, 환기, 공기 정화 등이 있다.

다중이용시설
지하역사와 지하도 상가, 여객자동차터미널의 대합실, 공항의 여객터미널, 항만의 대합실, 도서관, 박물관 및 미술관, 의료기관, 실내 주차장, 철도역사의 대합실 등

④ 다중이용시설 등의 실내공기질 관리법

다중이용시설은 많은 사람이 출입하고 이용하는 시설로 불특정 다수의 사람들이 이용하는 시설과 아파트와 연립주택으로서 대통령령이 정하는 규모 이상의 공동주택을 적용대상으로 한다. 다중이용시설에서는 분진, 이산화탄소, 각종 대기오염 물질, 미생물성 오염물질 등에 노출되거나 밀집 환경에서 생활하면서 환기가 부족한 경우 다양한 불편한 증상을 경험할 수 있다. 따라서 「다중이용시설 등의 실내공기질 관리법」에서는 다중이 이용하는 시설과 신축 공동주택의 실내 공기질을 알맞게 유지·관리하여 국민의 건강을 보호하고 환경상의 위해를 예방하기 위한 사항을 규정하고 있다.

3) 대기오염과 기상

(1) 기온역전

대류권의 기류는 이동이 심하며 온도는 100 m 상승할 때마다 1℃ 정도 하강하는데, 반대로 지상고도에 따라 대류권의 기온이 상승하는 것을 기온역전temperature inversion이라고 한다. 기온역전이 있을 때는 안개가 발생하기 쉬우며, 대기오염이 가장

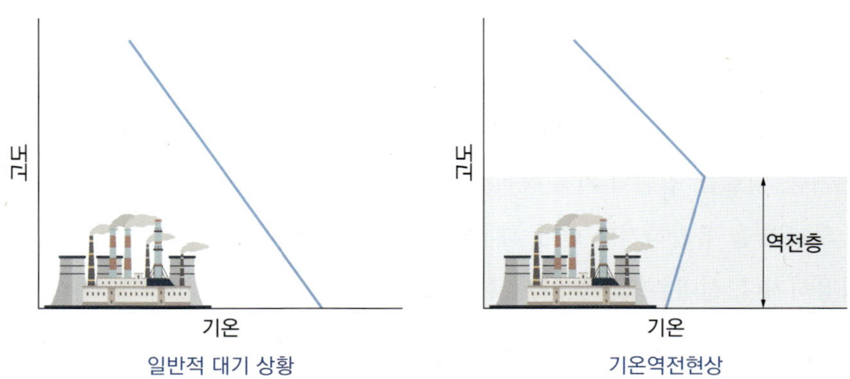

그림 3-1 일반적인 대기와 기온역전현상

잘 발생하는 기상조건이다. 기온역전에는 발생 위치와 생성 원인에 따라 복사성, 침강성, 전선성, 지형성 역전이 있다 표 3-6.

표 3-6 기온역전의 종류

종류	생성 원인	발생 위치	대표 사례
복사성 역전 radiational inversion	• 일몰 후 하부 공기층이 지열복사로 먼저 냉각되어 형성되는 역전 • 새벽, 겨울철에 잘 발생	지표(지상 200 m 이하) 부근	런던 스모그
침강성 역전 subsidence inversion	• 고기압하에서 오염물질이 상부의 차가운 공기층으로 상승하지 못하게 하여 뚜껑 모양의 형태를 만들어 공기가 침강되어 형성되는 역전 • 대기가 매우 안정 • 오염물질의 연직 확산을 억제	지표 상층 부분	LA 스모그
전선성 역전 frontal inversion	• 한랭전선이나 온난전선이 통과할 때 생기는 역전		
지형성 역전 geographical inversion	• 해풍이 불어와 육지의 더운 공기가 상승해 생기는 역전	해안지대	

알아두기

스모그의 두 가지 유형 비교

항목	런던스모그형	LA스모그형
발생온도	-1~4℃	24~32℃
발생습도	85% 이상	70% 이하
역전종류	복사성 역전	침강성 역전
풍속	무풍	5 m 이하
스모그 최성 시의 시계視界	100 m 이하	1.6~0.8 km 이하
발생시기	12월, 1월	8~9월
주 사용연료	석탄과 석유계	석유계
주성분	SO_x, CO, 입자상물질	O_3, NO_2, CO, 유기물
반응형	열적	광화학적, 열적
화학적 반응	환원	산화
최다발생시간	이른아침	낮
인체 영향	기침, 가래, 호흡기계 질환	눈의 자극

(2) 열섬현상

열섬현상heat island은 인구의 증가, 인공 시설물의 증가, 도로 포장률 증가, 자동차 통행 증가 등의 영향으로 도시 중심부의 기온이 변두리보다 약 5℃ 정도 높게 나타나는 현상을 말한다. 이때 대기오염 물질이 상승하여 먼지 지붕을 형성하고 태양열에 의한 지표 가열을 방해하게 되므로 공기의 수직 이동이 감소되어 오염이 심화된다. 도심을 중심으로 동심원상의 기온 분포를 나타내며, 열섬의 강도는 고기압의 영향으로 맑고 바람이 약할 때, 여름부터 초가을, 밤에 주로 현저하게 나타난다.

(3) 열대야

열대야tropical night는 여름밤의 기온이 25℃ 이상인 현상을 말하며 대개 여름철 장마가 끝난 뒤에 발생한다. 한낮에 뜨겁게 달아오른 지표의 열기가 해가 지면서 냉각되어 지표면 대기가 식어야 하나, 주변 상공의 대기온도가 지표면의 대기온도보다 높아 열기와 함께 정체되면서 밤에도 고온현상이 지속되는 일종의 밤의 대기역전현상이다. 이 현상이 지속되면 불면증, 불쾌감, 피로감 증대, 탈진 등을 유발한다.

(4) 지구온난화

지구온난화global warming란 대기 중의 탄산가스가 지표로부터 복사하는 적외선을 흡수하여 열의 방출을 막고, 흡수한 열을 다시 지상에 복사하여 지구 기온을 상승시키는 온실효과greenhouse effect를 나타내는 것을 말한다. 지구온난화는 석유, 석탄 연료 사용 및 숲 파괴로 인한 이산화탄소의 증가가 원인이 된다. 교토의정서에서 규정하고 있는 6대 온실가스에는 CO_2, CH_4, N_2O, HFCs, PFCs, SF_6가 있다. 온실효과의 영향으로 지구 기후변화와 기상이변, 해수면 상승, 생태계 파괴, 농업과 산림 피해, 열대성 질환 증가 등이 보고되고 있다.

(5) 엘리뇨와 라니냐 현상

엘리뇨El Nino는 남아메리카 페루 연안에서 형성되는 '따뜻한 해류'를 뜻하는 스페인어로 대략 9월에서 다음해 3월 사이에 크리스마스를 전후로 나타나기 때문에 '작은 사내아이'란 별칭을 가지고 있다. 엘리뇨는 동풍이 약해지고 동태평양의 바닷물 온도가 올라가면서 바닷물의 방향을 역전시키는 현상을 말하는데, 해수면의 온도가

알아두기

CO_2 기준 온실가스별 온난화지수와 주요 발생원

가스 종류	주요 발생원	지구온난화지수GWP
이산화탄소CO_2	에너지 사용, 산림벌채	1
메탄CH_4	화석원료, 폐기물, 농업, 축산	28
아산화질소N_2O	산업공정, 비료, 사용, 소각	265
육불화황SF_6	전기 절연용	23,500
염화불화탄소CFCs	냉매, 세정제, 분사추진제	4,660~10,200
삼불화질소NF_3	전자제품 제조	16,100

출처 : IPCC 5차보고서, 2015

평년보다 0.5℃ 이상 높게 6개월 이상 지속된다. 엘리뇨는 대기 흐름의 변화를 가져와 홍수, 폭설, 해일, 가뭄 등 심각한 기상이변을 일으킨다.

라니냐La Nina는 스페인어로 '작은 소녀'란 뜻으로 엘리뇨와 반대로, 동풍인 무역풍이 강해지면서 적도 부근의 동태평양 해수온도가 평소보다 낮아지는 현상을 말한다. 해수면의 온도가 평년보다 0.5℃ 이상 낮아진다. 라니냐는 해당지역에 기온강하 유발하고, 가뭄을 겪었던 지역에는 폭우를, 홍수를 겪은 지역에는 가뭄을 일으키며, 엘리뇨 시작 전후에 찾아오는 경향이 있다.

(6) 황사현상

황사는 중국과 몽골의 사막에서 발원한 모래분진이 강력한 편서풍에 의해 우리나라와 일본, 북미 지역까지 날아가는 현상이다. 우리나라와 일본에서 관측되는 황사의 크기는 1~10 ㎛ 정도로, 1 ㎛ 입자는 수년 동안, 10 ㎛ 입자는 수시간에서 수일 동안 공기 중에 부유할 수 있다. 미세한 먼지의 주성분은 마그네슘, 규소, 알루미늄, 칼슘, 칼륨 등 산화물이 포함되어 있다. 황사현상yellow sand phenomenon은 주로 매년 3~5월에 관측되며, 시정장애, 호흡기장애, 눈장애 등을 일으킨다.

(7) 산성비

산성비acid rain는 아황산가스와 질소산화물 등의 대기오염 물질이 수증기와 만나 산성을 띠는 물질을 형성하여 만들어진다. 일반적으로 산성비는 pH 5.6 이하의 빗물을 말하며, 주요 원인물질로 황산, 질산, 염산 등이 있다. 또한 산성비는 토양 및 수질을 산성화하여 산림을 황폐화시키고, 생태계를 교란하며, 건축물이나 유적들을 손상시킨다.

(8) 오존층 파괴

오존층은 성층권 고도 25~30 km에 존재하며 지상에 도달하는 자외선의 대부분과 유해한 우주선을 약 99% 흡수하여 지구 생태계를 유지는 역할을 한다. 그러나 대기 중에 배출된 프레온 가스는 성층권에 도달한 후 자외선에 의해 분해되어 염소원자를 방출하고 이것이 오존의 산소원자와 결합하여 오존층을 파괴하고 있다. 오존 홀ozone hole은 남극지방에서 많이 발생하고, 매년 봄마다 나타나고 있으며 그 크기가 확대되고 있다.

오존층 파괴ozone layer destruction의 영향으로 많은 양의 자외선UVB이 지상까지 닿게 되고 피부 노화, 피부암, 백내장이 증가하며, 농작물이나 각종 생태계 파괴를 초래하고 있다.

4) 대기환경 기준

정부는 국민건강 보호와 쾌적한 환경을 조성하기 위하여 환경 변화에 따라 적정성이 유지되도록 하여야 한다는 「환경정책기본법」의 규정에 따라 대기환경기준을 규정하여 관리하고 있다. 「환경정책기본법」 시행령에 규정된 대기환경기준 항목은 아황산가스, 일산화탄소, 이산화질소, 미세먼지(PM10, PM2.5), 오존, 납 및 벤젠 등 7종류(8개 항목)이다 표 3-7.

표 3-7 우리나라 대기환경 기준

항목		기준	측정방법
아황산가스 SO_2		연간 평균치 0.02 ppm 이하 24시간 평균치 0.05 ppm 이하 1시간 평균치 0.15 ppm 이하	자외선형광법
일산화탄소 CO		8시간 평균치 9 ppm 이하 1시간 평균치 25 ppm 이하	비분산적외선분석법
이산화질소 NO_2		연간 평균치 0.03 ppm 이하 24시간 평균치 0.06 ppm 이하 1시간 평균치 0.10 ppm 이하	화학발광법
미세먼지	PM10	연간 평균치 50 $\mu g/m^3$ 이하 24시간 평균치 100 $\mu g/m^3$ 이하	베타선흡수법
	PM2.5	연간 평균치 25 $\mu g/m^3$ 이하 24시간 평균치 50 $\mu g/m^3$ 이하	중량농도법 또는 이에 준하는 자동측정법
오존 O_3		8시간 평균치 0.06 ppm 이하 1시간 평균치 0.1 ppm 이하	자외선광도법
납 Pb		연간 평균치 0.5 $\mu g/m^3$ 이하	원자흡광광도법
벤젠		연간 평균치 5 $\mu g/m^3$ 이하	가스크로마토그래피

3. 수질오염

1) 수질오염의 이해

수질오염은 자연수의 수질이 인간 생활 및 산업활동에 의해서 발생된 폐수·하수 및 분뇨 등이 배출되어 물리적·화학적·생물학적으로 변화하는 현상을 말한다. 우리나라 「수질 및 수생태계 보전에 관한 법률」은 "수질오염으로 인한 국민건강 및 환경상의 위해를 예방하고 하천, 호소 등 공공수역의 수질 및 수생태계를 적정하게 관리 보전함으로써 모든 국민으로 하여금 그 혜택을 널리 향유할 수 있도록 하고, 미래 세대에게 승계될 수 있도록 함을 목적으로 한다."라고 규정하고 있다.

수질오염의 원인은 점오염원point source인 생활하수, 산업폐수, 축산폐수, 농업하수와 비점오염원non-point source으로 구분할 수 있다. 우리나라 수질오염의 주요 원인은 발생량 기준으로 볼 때 생활하수(70%), 산업폐수(29%), 축산폐수(1%) 순이다.

- 생활하수 : 일상생활 후 하수도로 배출된 가정하수와 도시하수가 포함되며, 오염

물질로 다량의 무기물·유기물·미생물이 함유되어 있다.

- 산업폐수 : 공장에서 배출하는 각종 중금속을 비롯한 유기성 물질, 고도 처리를 요하는 난분해성 물질이 많이 함유되어 있다.
- 축산폐수 : 가축의 사육으로 인하여 배출되는 액체성 또는 고체성 오염물질로 대부분 유기물질로 구성되어 있다.
- 농업하수 : 다량의 농약과 비료를 사용하기 때문에 주성분인 인과 질소가 유출되어 부영양화의 원인이 된다.

생물농축biological concentration
- 자연계에서 잘 분리되지 않는 농약이나 중금속이 온 등의 물질이 먹이연쇄의 상위 단계로 갈수록 농축되어 함량이 많아지는 현상
- 농축계수 = 생물체 중의 농도/환경수 중의 농도

비점오염원은 「물 환경보전법」에 "도시, 도로, 농지, 산지, 공사장 등으로 불특정 장소에서 불특정하게 수질오염 물질을 배출하는 배출원"으로 정의하며, 오염원의 확인이 어렵고 규제가 용이하지 않은 특성을 가지고 있다.

2) 수질오염 측정지표

수질오염 정도를 판단하기 위해 물리적·화학적·생물학적 특성을 여러 지표로 설명한다 표 3-8.

표 3-8 수질오염 측정지표

측정지표	의미 및 측정방법	단위
생물학적 산소요구량 biochemical oxygen demand, BOD	• 하수·폐수 내의 유기물이 호기상태에서 미생물에 의해 분해되어 안정화되는데 소비하는 산소량(하수·폐수 수질오염지표) • BOD가 높으면 미생물에 의해 분해되기 쉬운 유기물이 많다는 것을 의미 • 20℃에서 5일간 시료를 배양했을 때 소모된 산소량(BOD5)	mg/L, ppm
화학적 산소요구량 chemical oxygen demand, COD	• 물속의 유기물질이 산화제에 의해 산화될 때 소비되는 산소량(하수·해수 수질오염지표) • 산화제 : 과망간산칼륨$KMnO_4$, 중크롬산칼륨$K_2Cr_2O_7$ • 미생물이 분해하지 못하는 유기물과 독성물질이 있어도 측정 가능, 짧은 시간(2시간) 측정 가능 • 반응조건에 의한 영향이 큼(산화의 불완전)	mg/L, ppm
용존산소 dissolved oxygen, DO	• 하수 중에 용존된 산소량으로 오염도를 측정하는 방법 • 용존산소 부족 시 오염도가 높으며 혐기성 부패로 메탄가스가 생성되어 악취 발생(DO 5 ppm 이하 어류 생존 불가능) • 수온이 낮을수록, 기압이 높을수록 DO 높음 • 염류 농도 높을수록 DO 감소	mg/L, ppm

(계속)

측정지표		의미 및 측정방법	단위
수소이온농도 pH		• 수중에 존재하는 수소이온의 양을 나타내는 지수 • 물의 산성 또는 알칼리성을 나타냄 • pH가 낮을수록 부식성 강함(산성 pH<7, 중성 pH=7, 알칼리성 pH>7)	
부유물질 suspended solids, SS		• 무기·유기 물질을 함유한 고형물질로 물에 용해되지 않는 0.1 ㎛ 이상의 물질 • 침전 불가능 입자 0.1~5 ㎛ • 침전 가능 입자 5 ㎛ 이상(전체 부유물의 50~60%)	mg/L, ppm
미생물 검사	일반세균	• 다른 미생물의 오염을 추측할 수 있는 지표	CFU/mL
	대장균군	• 다른 병원성미생물이나 분변오염을 추측할 수 있는 지표	CFU/mL
알칼리도		• 알칼리성의 강약을 나타내는 지표 • 황산 등의 강산 표준용액을 중화하여 적정화하는데 소비되는 양을 탄산칼슘으로 환산한 값	mg/L, ppm
산도		• 알칼리성을 중화시킬 수 있는 능력	
색도		• 색도 1도는 백금 1 mg 함유 색도표준액을 정제수 1 L에 용해시켰을 때 나타나는 색상	mg/L, ppm
탁도		• 불순물에 의해 물이 탁해지는 정도 • 탁도 1도는 카올린 1 mg을 정제수 1 L에 혼합했을때 흐린 정도	도, NTU
경도		• 물속에 용해되어 있는 Ca^{2+}, Mg^{2+}, Mn^{2+}, Fe^{2+}, Sr^{2+} 등의 2가 양이온 함량을 탄산칼슘$CaCO_3$으로 환산한 표시 • 경도 높은 물은 비누효과가 나쁘며 가정용수로 좋지 않음	mg/L, ppm

3) 수질오염의 종류

(1) 부영양화

부영양화eutrophication는 수중생물의 영양분이 증가한다는 의미로 합성세제, 비료 등에서 질소N, 인P과 같은 영양염류가 다량 유입시 미생물로 인한 유기물 분해로 수중에 영양물질이 많아지는 현상을 말한다. 부영양화는 정체수역에서 쉽게 발생하고, 조류번식에 필요한 물질인 C:N:P비는 100:15:1이다. 부영양화가 발생하면 부유물질이 많아져 태양광선의 침투가 어려워지고, 표수층은 용존산소농도가 플랑크톤 광합성에 의해 포화 또는 과포화되고, 심수층에서는 현저히 감소되어 수서생물 종의 변화를 가져올 수 있다. 방지대책으로는 질소, 인 등의 영양원 공급의 차단과 무린세제의 사용, 유입하수의 고도 처리방안이 있으며, 사후대책으로 황산동$CuSO_4$, 활성탄 등을 살포하여 제거하기도 한다.

(2) 적조와 녹조 현상

적조red tide현상은 해역의 부영양화로 인해 식물성 플랑크톤(쌍편모조류와 규조류)이 이상 증식하여 해수가 적색을 띠는 현상을 말한다. 적조는 정체수역에서 영양염류의 농도가 높고 수온이 상승할 때 발생한다. 적조로 인한 피해는 일부 조류의 독소 방출과 과영양상태로 인한 용존산소 소비, 어류생물의 산소 부족 이외에도 적조생물이 어패류 아가미에 부착하여 질식사하기도 한다.

녹조green tide현상은 부영양화된 호소나 유속이 느린 하천에서 식물성 플랑크톤인 녹조류나 남조류가 크게 늘어나 물빛이 녹색으로 변하는 현상이다. 남조류 독소에 의해 가축이나 야생동물의 폐사, 용존산소 감소로 인한 물고기 및 수중생물의 폐사가 발생한다.

조류 방지대책으로는 영양염류의 공급원의 차단과 유입하수의 고도 처리, 황산동 $CuSO_4$, 활성탄, 황토 등을 살포하여 제거하기도 한다.

(3) 열오염

열오염thermal pollution은 주로 화력발전소나 원자력발전소의 냉각수와 열수로 인해 발생한다. 온배수의 영향으로 수중미생물의 활동을 증가시켜 용존산소를 감소시키고 혐기상태를 촉진시켜 황소수소 등의 가스를 발생하여 악취을 유발하기도 한다. 또한 수중의 미생물을 질식시키고 독성물질에 대한 예민도를 증가시키며 하천 및 해양 생태계를 변화시킨다.

(4) 성층현상

성층현상stratification은 호수에서 수심에 따른 온도의 변화로 물의 밀도차가 발생하여 표층, 변천대, 정체층 등으로 층이 발생하는 현상으로 주로 겨울이나 여름에 발생한다. 표층수는 조류의 광합성으로 용존산소DO가 포화 및 과포화 상태이고, 수온약층은 수온의 깊이에 따란 감소하는 중간 부분이며, 심층수는 용존산소가 거의 없어 수중생물의 서식에 좋지 않고, 저수지 바닥에 침전된 유기물은 혐기상태에서 분해되어 수질이 악화된다.

4. 토양오염

토양오염은 토양의 생산력을 증대시키기 위한 비료, 농약의 집중 사용과 인구 증가 및 산업발달에 따른 폐기물의 증가로 발생되었다. 토양 자체는 오염물질을 분해할 수 있는 능력을 가지고 있지만, 과도한 오염상태가 지속되면 토양 속에 유해물질이 축적되고 농작물에 농축되어 인체에 유입되며 중독증상을 일으키게 된다.

1) 토양오염 물질

토양오염 물질은 토양 중에서 분해되지 않고 오랫동안 잔류하는 물질로 농작물의 생육을 저해하고 사람의 건강에 악영향을 미치는 물질을 말한다.

우리나라에서는 카드뮴, 구리, 비소, 수은, 납, 6가 크롬, 아연, 니켈, 불소, CN 등 중금속을 포함한 무기물질과 유기인 화합물, 폴리염화바이페닐PCB, 페놀 등 유기물질, 유류(BTEX, TPH, TCE, PCE) 등 휘발성 유기물질 등이 관리 대상 토양오염 물질로 지정되어 있다.

2) 토양오염 방지대책

토양오염은 잔류성과 축적성으로 일단 진행되면 원상복구가 어렵고, 시간과 비용이 많이 들기 때문에 오염을 최소화하는 것이 중요하다. 유해물질로부터 토양을 보호하기 위해서는 농약 사용량을 감소시키고 중금속과 같은 산업오염 물질들이 토양으로 유입되는 것을 막아야 한다.

우리나라에서도 「토양환경보전법」을 제정하여 토양오염으로 인한 국민 건강 및 환경상의 위해를 예방하고 토양을 적정하게 관리·보전함으로써 모든 국민이 건강하고 쾌적한 삶을 누릴 수 있게 함을 목적으로 하고 있다. 이를 통하여 토양오염 관리 대상 시설의 조사, 토양오염 실태조사, 토양 정밀조사, 토양 관련 전문기관 지정 등 정보시스템을 구축하고 운영하고 있다.

5. 소음과 진동

1) 소음의 이해

소음noise disturbance이란 주관적인 입장에서 자신이 원치 않는 소리로 정의할 수 있으며, 듣기 싫은 음, 불쾌한 음, 일상생활을 방해하는 음, 생리적 변화를 야기하는 음, 청력장애를 유발하는 음 등을 총칭하는 말이다. 또한 소음은 다른 공해와 달리 무형적이지만 반응속도가 매우 빠르다는 특징이 있다. 소음의 종류에는 교통소음, 공장소음, 건설작업소음, 도시소음 등이 있다.

- 교통소음 : 자동차소음, 철도소음, 항공기 소음 등이 있으며, 최근 문제가 되고 있는 소음이지만 가해자가 불특정하기 때문에 진정건수는 적다.
- 공장소음 : 가해자가 확실하기 때문에 공장과 인근 주민 사이에 주로 문제가 되며, 소음 방지설비가 불충분한 중소 공장에서 자주 발생한다.
- 건설소음 : 소음도가 높은 것이 특징이며 빌딩 건축공사, 지하철, 도로 건설 시에 주로 발생한다.
- 도시소음 : 아파트 등 주거환경에서 층간소음과 각종 음악소리, 확성기 소리 등이 있다.

소음은 감각적인 공해로 개인차가 크며, 같은 사람일지라도 소음에 대한 수용 정도가 다르다. 소음에 대한 영향은 정신적으로 수면방해, 불안정, 두통이 유발되며, 사고 및 작업능력을 저하시키고, 생리적인 기능장애로 혈압 상승, 맥박 증가, 소화 억제, 혈당 상승 등의 이상이 발생하기도 하며, 소음에 장기간 노출되면 청력장애가 일어난다. 보통 45 dB에서 수면 방해를 받게 되고, 60 dB에서는 대화에 어려움이 생기며, 80 dB에서는 청력 이상이 발생한다. 또한 120 dB은 소리를 들을 수 있는 생리적인 한계이며, 130 dB 이상에서는 고막 파열이 일어난다.

2) 진동의 이해

진동vibration, 즉 흔들림은 진폭수와 진동수로 결정되며, 진동은 일정한 질량을 가진 물체가 일정한 주기성과 일정한 진폭을 가지고 반복적으로 운동하는 것을 말한다. 진동 발생원은 교통진동, 공장진동, 건설공사진동 등으로 구분된다. 진동은 가속도, 속도, 변위, 진동수로서 평가하는데 측정방식에는 전기식, 기계식, 광학식 등이 있다.

- 교통진동 : 대형차량, 철도 기반 철로 상태에 따라 발생한다.
- 공장진동 : 콤프레서, 엔진의 왕복운동으로 야기된다.
- 건설진동 : 일시에 많은 에너지를 사용하는 착암기, 파일박기 등에서 발생한다.

진동은 인체의 심장혈관관계의 장애로 교감신경에 영향을 주어 혈압 상승, 맥박 증가, 말초혈관의 수축이 일어나며, 위하수, 장내압 증가, 척추 이상 압력 등이 일어난다. 그 외에 내분비계에도 영향을 주며, 시력 저하, 불안감 초래 등 정신·신경상의 피해를 준다. 또한 작업능률의 장애를 초래하여 평형감각, 촉각 등이 둔화되어 일의 능률이 저하된다.

3) 소음, 진동 방지대책

(1) 소음원 대책

소음 방지대책으로는 소음의 원인을 제거하는 방식이 가장 효과적이지만 현실적으로 불가능한 경우가 많다. 소음대책으로 공장소음의 경우 발생음이 작은 기계의 사용, 소음기silencer 부착, 심야작업이나 이른 아침 작업의 억제가 필요하다. 건설소음은 무음 해머 사용과 적절한 방음시설이 요구되며, 교통소음은 자동차 소음기 부착, 속도 및 경적 제한, 일방통행 등의 실시가 필요하다.

(2) 소음, 진동 확산방지 대책

소음과 진동의 확산을 막기 위해서는 주택지역과 거리를 고려하여 공장 배치, 공장 내 기계 설치, 담장 설치, 차음벽 설치, 흡음제 사용 등의 지형적 배치가 필요하다. 또한 중소기업단지로의 집단 이전, 영세공장의 방음공장 구역 내로의 일괄 격리하는 등의 조치도 필요하다. 도시계획의 정비로 주거지역의 안락한 생활을 영위할 수 있도록 해야 하며, 소음·진동 피해자의 관리대책, 소음·진동 방지 교육 등의 소음과 진동에 대한 법적 기준의 제정 및 철저한 이행이 필요하다.

「소음·진동관리법」에서는 공장, 건설 공사장, 도로, 철도 등으로부터 발생하는 소음·진동으로 인한 피해를 방지하고, 소음·진동을 적정하게 관리하여 모든 국민이 조용하고 평온한 환경에서 생활할 수 있게 함을 목적으로 하여, 공장 소음 배출 허용기준, 공장 진동 배출 허용기준, 생활소음 규제기준, 생활진동 규제기준 등을 규정하고 있다 표 3-9 표 3-10.

표 3-9 생활소음 규제기준

<table>
<tr><th rowspan="2">대상 지역</th><th colspan="2">시간대별
소음원</th><th>아침, 저녁
(05:00~07:00, 18:00~22:00)</th><th>주간
(07:00~18:00)</th><th>야간
(22:00~05:00)</th></tr>
<tr><td rowspan="7">주거지역, 녹지지역, 관리지역 중 취락지구·주거개발진흥지구 및 관광·휴양개발진흥지구, 자연환경보전지역, 그 밖의 지역에 있는 학교·종합병원·공공도서관</td><td rowspan="2">확성기</td><td>옥외 설치</td><td>60 이하</td><td>65 이하</td><td>60 이하</td></tr>
<tr><td>옥내에서 옥외로 소음이 나오는 경우</td><td>50 이하</td><td>55 이하</td><td>45 이하</td></tr>
<tr><td colspan="2">공장</td><td>50 이하</td><td>55 이하</td><td>45 이하</td></tr>
<tr><td rowspan="2">사업장</td><td>동일 건물</td><td>45 이하</td><td>50 이하</td><td>40 이하</td></tr>
<tr><td>기타</td><td>50 이하</td><td>55 이하</td><td>45 이하</td></tr>
<tr><td colspan="2">공사장</td><td>60 이하</td><td>65 이하</td><td>50 이하</td></tr>
<tr><td rowspan="7">그 밖의 지역</td><td rowspan="2">확성기</td><td>옥외 설치</td><td>65 이하</td><td>70 이하</td><td>60 이하</td></tr>
<tr><td>옥내에서 옥외로 소음이 나오는 경우</td><td>60 이하</td><td>65 이하</td><td>55 이하</td></tr>
<tr><td colspan="2">공장</td><td>60 이하</td><td>65 이하</td><td>55 이하</td></tr>
<tr><td rowspan="2">사업장</td><td>동일 건물</td><td>50 이하</td><td>55 이하</td><td>45 이하</td></tr>
<tr><td>기타</td><td>60 이하</td><td>65 이하</td><td>55 이하</td></tr>
<tr><td colspan="2">공사장</td><td>65 이하</td><td>70 이하</td><td>50 이하</td></tr>
</table>

표 3-10 생활진동 규제기준

시간대별 대상 지역	주간 (06:00~22:00)	심야 (22:00~06:00)
주거지역, 녹지지역, 관리지역 중 취락지구·주거개발진흥지구 및 관광·휴양개발진흥지구, 자연환경보전지역, 그 밖의 지역에 소재한 학교·종합병원·공공도서관	65 이하	60 이하
그 밖의 지역	70 이하	65 이하

6. 악취

1) 악취의 이해

악취malodour는 고약한 냄새가 나는 물질이나 미립자가 공기 중에 확산되어 취각기의 감각세포를 자극하여 일어나는 현상이다. 악취는 물질이 부패·분해될 때, 미생물이 번식할 때 발생하며, 물질 그 자체가 냄새를 내는 경우 등이 있다. 악취는 황화수소, 메르캅탄류, 아민류 등의 자극적인 휘발성 기체물질이 후각을 자극하여 불쾌감과 혐오감을 주는데, 이때 두 가지 이상의 물질이 함께 작용하는 것을 복합악취라고 한다.

자연적으로 발생하는 악취는 주로 미생물에 의한 단백질 분해나 하수의 혐기성 분해로 발생한다. 발생량도 상당하지만 인위적인 발생보다 처리가 쉽다.

인위적인 경우는 산업시설과 관련된 화학공장, 정유공장, 수지공장, 식품시설, 축산물처리장, 양돈처리장, 하수처리장, 쓰레기매립장 등이 주요 원인시설이며, 이로 인해 인근지역의 민원이 끊이지 않고 있다. 악취 측정방법에는 관능법, 식염수법, 기기분석법이 있다.

2) 악취 방지대책

악취가 인체에 미치는 작용은 불쾌감, 불안감, 불면, 식욕 부진, 구토 등의 생활방해와 감정의 동요, 호르몬 분비량의 변화를 유발하여 혈압 상승, 판단력 저하, 작업능력의 저하 등의 2차적인 영향을 준다. 악취 방지대책으로는 통풍·희석, 중화, 흡수, 흡착, 연소에 의한 산화가 있다.

- 통풍·희석 : 악취가 나는 공기를 통풍시설을 통하여 수집한 후 굴뚝을 통하여 방출시킴으로써 대기중에서 악취가 분산·희석된다.
- 중화 : 두 가지의 냄새나는 물질을 적당한 비율로 섞으면 혼합물의 냄새가 원래 냄새보다 약해지는 반응이 일어난다.
- 흡수 : 공기를 흡수량을 통과시켜 세척하므로 악취를 제거하는 방법이다.
- 흡착 : 냄새나는 공기가 많지 않을 경우에 활성탄 등에 흡착시켜 제거하는 방법이다.

- 연소에 의한 산화 : 악취를 600~800℃에서 직접 불꽃으로 연소시켜 제거하는 방법이다.

「악취방지법」에서는 사업활동 등으로 인하여 발생하는 악취를 방지함으로써 국민이 건강하고 쾌적한 환경에서 생활할 수 있게 함을 목적으로 한다. 또한 지정악취물질과 복합악취의 배출 허용기준을 지정하여 관리하고 있으며, 지정악취물질의 냄새 특성은 표 3-11과 같다.

표 3-11 지정악취물질의 냄새 특성

구분	냄새 특성
황화수소	썩은 달걀
다이메틸설파이드	썩은 냄새
다이메틸다이설파이드	썩은 냄새(마늘)
메틸메르캅탄	썩은 배추
메틸아이소뷰틸케톤/ 뷰틸아세테이트	자극성, 시너(신나) 냄새
메틸에틸케톤	자극성, 아세톤 냄새
스타이렌	도시가스 냄새
아세트알데하이드	격한 비린내
암모니아	코를 찌르는 냄새
톨루엔 / 자일렌	휘발유 냄새
트라이메틸아민	썩은 냄새(생선)
프로피온산 / n-뷰틸산	자극성, 쓴 냄새
프로피온알데하이드 / 뷰틸알데하이드	자극성 쓴 냄새
i-발레르산	자극성, 치즈 냄새
i-뷰틸알코올	자극성, 발효 냄새
i-발레르알데하이드 / n-발레르알데하이드	시고 탄 냄새
n-발레르산	격한 고린내

7. 내분비계 교란물질

내분비계는 각종 호르몬을 생산하고 방출하는 신체기관으로, 체내의 영양·대사 등 항상성 유지와 외부 자극에 대한 반응, 성장, 발육, 생식에 대한 조절 및 체내의 에너지 생산, 이용, 저장과 관련된 기능을 수행한다.

내분비계 교란물질endocrine disrupting chemical, EDC은 생명체의 호르몬과 유사한 구조를 가진 물질로, 환경 중의 화학물질이 사람이나 생물체의 몸속에 들어가서 성장, 생식 등에 관련하는 내분비계의 정상적인 작용을 방해하여 정자수의 감소, 암수 변화, 암 등을 유발할 수 있는 화학물질이다. 내분비계 장애물질의 작용기전에는 호르몬 유사작용, 호르몬 봉쇄작용, 호르몬 촉발작용이 있다.

- 호르몬 유사작용 : 정상호르몬과 유사하게 작용하는 것으로 정상호르몬보다 강하거나 약한 신호를 전달함으로써 내분비계 교란작용을 유발한다.
- 호르몬 봉쇄작용 : 호르몬 수용체 결합 부위를 봉쇄함으로써 정상호르몬이 수용체에 접근하는 것을 막아 내분비계가 기능을 발휘하지 못하도록 한다(DDT의 분해산물인 DDE).
- 호르몬 촉발작용 : 내분비계 교란물질이 수용체와 반응함으로써 정상적인 호르몬작용에서는 나타나지 않는 생체 내에 해로운 대사작용을 유발한다(암, 대사작용 이상, 다이옥신)

알아두기

잔류성 유기오염물질persistent organic pollutant, POPs

- 환경 내에서 분해되지 않고 먹이사슬을 통해 동식물의 체내에 축적되는 유기화합물질
- 지방에 용해되고 체내에서 분해되지 않아 동물과 사람의 지방조직에 축적되는데, 특히 먹이사슬의 상위 단계인 동물과 사람에게서 높은 농도로 발견됨
- 면역체계 교란, 중추신경계 손상 등을 초래하는 유해물질로 대부분 산업생산 공정과 폐기물 저온 소각과정에서 발생함
- 주요물질로 DDT, 알드린Aldrin 등 농약류와 PCB, 헥사클로로벤젠 등 산업용 화학물질, 다이옥신, 퓨란 등이 있음

내분비계 교란물질의 종류에는 각종 산업용 화학물질, 살충제 및 제초제 등의 농약류, 유기중금속류, 소각장의 다이옥신류, 식물에 존재하는 식물성 에스트로젠 등의 호르몬 유사물질, 약품으로 사용되는 합성 에스트로젠류, 기타 식품첨가물 등이 있다 표 3-12.

표 3-12 내분비계 장애물질

세계생태보전기금WWF 분류(67종)	생활용품
• 다이옥신류 등 유기염소물질 6종 • DDT 등 농약류 44종 • 펜타-노닐페놀 • 비스페놀A • 디에틸헥실프탈레이트 등 프탈레이트 8종 • 스티렌 다이머, 트리머 • 벤조피렌 • 수은 등 중금속 3종	• 플라스틱 용기, 음료 캔, 병마개, 수도관의 내장코팅제, 치과 치료 시 사용되는 코팅제 : 비스페놀A • 플라스틱 용기, 접착제, 전기용품, 어린이 장난감, 의약품, 페인트, 아교, 프린트 잉크, 코팅제, 건축용품, 합성세제 : 프탈레이트 • 합성세제 : 알킬페놀 • 컵라면 용기 : 스티렌 다이머, 트리머 • 폐건전지 : 수은 • 화장품, 식품첨가물 : 파라벤

알아두기

- **비스페놀A** : 유아용 젖병, 장난감, 플라스틱 그릇 등에서 검출될 수 있어서 사용이 금지된 내분비계 교란물질이다.
- **벤조피렌** : 화석연료 등 불완전연소 과정에서 생성되는 다환방향족 탄화수소로, 체내에 축적될 경우 암유발과 돌연변이를 일으키는 환경호르몬이다. 숯불에 구운 고기, 검게 탄 식품, 담배연기, 자동차 배기가스(디젤엔진), 쓰레기 소각장 등에서 발생한다.

CHAPTER

4

식품위생관리

1. 식품위생

1) 식품위생의 개요

(1) 정의

- 「식품위생법」의 정의 : 식품위생이란 식품, 식품첨가물, 기구 또는 용기·포장을 대상으로 하는 모든 음식에 관한 위생을 말한다.
- 세계보건기구WHO의 정의 : 식품위생이란 식품의 재배, 생산, 제조로부터 최종적으로 인간에게 섭취되기까지의 모든 단계에 걸친 식품의 안전성, 건전성 및 완전무결성을 확보하기 위한 모든 필요한 수단을 말한다.

(2) 목적

「식품위생법」에서는 "식품위생법은 식품으로 인하여 생기는 위생상의 위해危害를 방지하고 식품영양의 질적 향상을 도모하며 식품에 관한 올바른 정보를 제공하여 국민보건의 증진에 이바지함을 목적으로 한다."라고 규정하고 있다. 이때 위해란 식품, 식품첨가물, 기구, 용기, 포장에 존재하는 위험요소로서 인체의 건강을 해치거나 해칠 우려가 있는 것을 말한다.

(3) 식품위생의 범위

광의적 식품위생의 범위 안에는 식중독뿐 아니라 경구감염병, 인수공통감염병 등의 감염병이나 기생충질환, 위생동물 및 유전자변형식품, 방사성 물질도 포함된다 그림 4-1.

2) 식품의 위생관리

(1) 정의

「식품위생법」에서의 식품위해요소중점관리기준이란 "식품의 원료제조·가공 및 유통의 전 과정에서 위해물질이 해당 식품에 혼입되거나 오염되는 것을 사전에 방지하기 위하여 각 과정을 중점적으로 관리하는 기준"이라고 정의하며, "식품별로 정하여 이를 고시할 수 있다."라고 하였다.

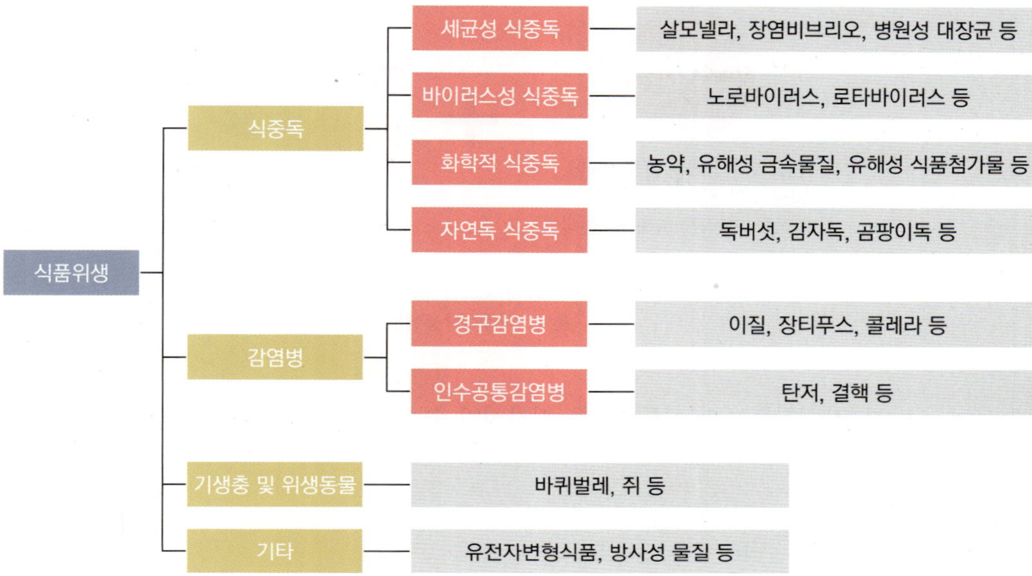

그림 4-1 식품위생의 범위

출처 : 최해연 외, 2018

- 위해요소중점관리기준을 Hazard Analysis and Critical Control PointHACCP, 해썹라고 한다.
- HACCP는 식품을 만드는 과정 중에 생물학적·화학적·물리적 위해요인이 발생할 수 있는 요소를 과학적으로 분석하고 위해요인의 발생여건들을 사전에 차단하여 소비자에게 안전한 제품을 공급하기 위한 시스템 규정이다.
- HACCP는 식품 안전성을 확보하기 위한 위생관리체계로 HA와 CCP로 구분한다 그림 4-2. 식품의 원재료 생산에서부터 최종적으로 소비자가 소비할 때까지의 각 단계에서 발생할 수 있는 위해요소Hazard Analysis, HA를 규명하고 이를 중점적으로 관리하기 위한 중요관리점Critical Control Point, CCP을 결정하여 체계적인 관리를 하는 것이다.
- HACCP 방식을 기존의 위생관리GMP와 비교하여 보면 GMP는 사후관리 방식으로 전문검사원이 실험실에서 작업 현장과 완제품을 검사 및 관리하는데 비하여, HACCP는 사전관리 방식으로 현장에서 작업에 침하는 종업원이 위해요소를 관

GMP
good manufacturing practice

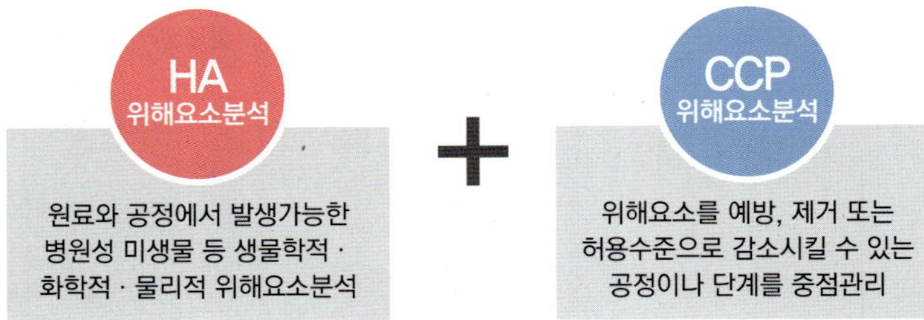

그림 4-2 위해요소분석과 중요관리점
출처 : 식품의약품안전처

리·작업함으로써 식품위생을 저하시킬 수 있는 요인을 사전에 예방하기 위한 체계이다.

(2) HACCP 관리

세계적으로 HACCP를 적용하는 기준은 공통적으로 7원칙 12절차에 준한 방식을 적용한다 그림 4-3.

- HACCP 12절차 : 준비단계 5절차와 본 단계인 HACCP 7원칙을 포함한 총 12단계의 절차로 구성되며, HACCP 관리체계를 구축하는 기본적인 절차를 의미한다.
- HACCP 7원칙 : 준비단계(예비단계)에서 파악된 제품과 공정에 대한 이해를 바탕으로 실행하는 단계이며, 단계별로 적용하여 일을 체계적으로 행하는 방법으로 다음과 같다.

① **위해요소분석**Hazard Analysis, HA

위해요소를 분석하고 예방책을 식별하는 단계로 이 단계에서는 중대한 위해가 발생할 수 있는 공정의 단계를 열거하고 단계별로 모든 잠재적인 생물학적, 화학적, 물리적 위해요소를 분석한다.

② **중요관리점 결정**Critical Control Point, CCP

중요관리점이란 관리가 가능하고 식품의 안전성을 방해하는 위해요소가 예방되거나 적게 되거나 허용수준으로 감소될 수 있는 지점이나 단계 또는 절차를 말한다.

③ **허용한계기준**Critical Limit, CL **설정**

중요관리점에서 위해를 방지하기 위하여 적용하는 각 위해요소에 대한 기준치로,

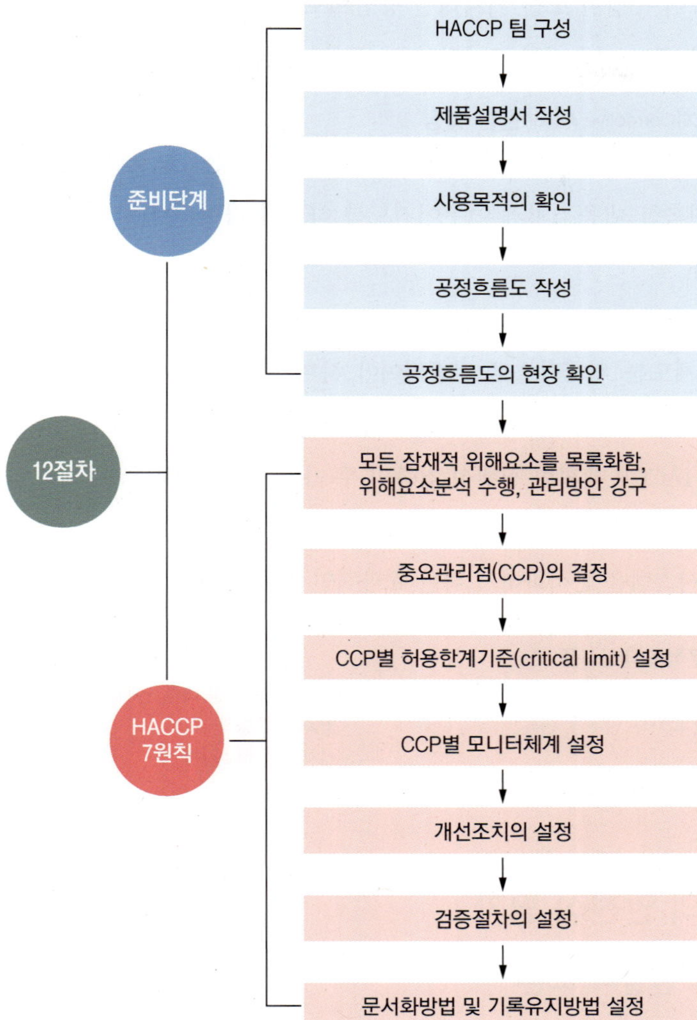

그림 4-3 HACCP 7원칙 12절차
출처 : 식품의약품안전처

각 중요관리점에서 취해져야 할 예방조치에 대한 한계기준을 설정하는 것이다.

④ **모니터링Monitoring 체계 확립**

중요관리점을 효율적으로 관리하기 위해 모니터링 체계를 수립하는 것으로, 중요관리점CCP에 해당하는 공정이 한계기준을 벗어나지 않고 안정적으로 운영되도록 관리하기 위하여 종업원 또는 기계적인 방법으로 수행하는 관찰수단이다. 모니터링 활동을 수행할 때는 연속적인 모니터링을 실시해야 한다.

⑤ 개선조치Corrective Action방법 설정

모니터링 결과를 통해 한계기준을 벗어날 경우 취해야 할 개선조치방법을 사전에 설정하여 신속한 대응조치가 이루어지도록 하여야 하며 즉시적 조치와 예방적 조치가 실시된다.

⑥ 검증Verification 절차 및 방법 설정

HACCP 제도는 체계적으로 검증되어야 하며 시스템이 적절하게 운영되고 있는지를 확인하기 위한 검증절차를 설정해야 한다. 검증내용은 HACCP 계획에 대한 유효성 평가와 HACCP 계획의 실행성 검증의 두 가지를 실시한다.

⑦ 문서 및 기록Record 유지방법 설정

HACCP 시스템을 문서화하기 위한 효과적인 기록 유지 절차를 설정하는 단계이다.

HACCP 의무적용 대상식품

- 어육가공품 중 어묵
- 냉동식품 중 피자류, 만두류, 면류
- 비가열음료
- 매출액 100억 원 이상 식품제조·가공업체
- 냉동수산식품 중 어류, 연체류, 조미가공품
- 빙과류 중 빙과
- 김치류 중 배추김치

2. 식품의 안전성 평가

1) 식품의 변질과 보존

(1) 식품의 변질

식품의 변질은 효소나 미생물, 화학물질 등에 의하여 식품의 구성성분이 분해되어 맛, 색깔, 모양, 조직감 등이 변하는 것으로 식품의 구성성분에 따라 부패, 산패, 변패, 발효 등으로 구분한다. 그러나 대부분의 식품은 한 가지 성분이 아닌 탄수화물, 단백질, 지방 등의 여러 가지 성분이 혼합되어 있으므로 여러 가지 복합적인 현상이 일어난다.

- 부패putrefaction : 단백질이 미생물에 의해 분해되어 암모니아, 아민 등이 생성되어

악취 및 유해물질이 생성되는 단백질의 변질이다.

- 산패rancidity : 지방이 산화되어 알데히드, 케톤, 알콜 등을 생성하여 악취를 낸다.
- 변패deterioration : 탄수화물과 지방이 미생물에 의해 변질되어 풍미가 나빠진다.
- 발효fermentation : 탄수화물이 미생물에 의해 분해되어 알코올, 젖산, 유기산 등 인체에 유용한 물질을 생성한다(예 : 술, 간장, 치즈 등).

(2) 식품의 부패 판정

식품의 부패 판정법으로는 관능검사, 물리적 검사, 생물학적 검사, 화학적 검사 등이 있다.

- 관능검사 : 눈, 코, 입 등 감각기관을 이용하여 냄새, 맛, 외관, 색깔, 조직의 변화 등을 주관적으로 측정하는 방법으로 객관적 지표가 되기 어렵다.
- 물리적 검사 : 식품의 점성, 탄력성, 경도 등을 측정하는 방법으로 간단하고 단시간에 결과를 얻을 수 있다.
- 생물학적(미생물학적) 검사 : 세균수를 측정하여 신선도를 측정하는 방법으로 식품의 신선도 판정에 유용한 지표이나, 조작이 복잡하고 시간이 오래 걸리는 단점이 있다.

세균수 측정 초기부패 판정 : 식품 1 g 또는 1 mL당 10^7 이상

- 화학적 검사 : 휘발성 염기질소, 트리메틸아민trimethylamine, 히스타민(알레르기 식중독 발생기준), K값, pH 등을 측정함으로써 부패 정도를 측정하는 방법이다.

- 휘발성 염기질소 초기부패 판정기준 : 30~40 mg%, 휘발성 아민류, 암모니아 등이 생성됨
  (신선 어육 5~10 mg%, 보통 어육 15~25mg%, 초기부패 어육 30~40 mg%, 부패 어육 50 mg%)
- 트리메틸아민trimethylamine 초기부패 기준 : 3~4 mg%
- 히스타민 : 4~10 mg%
- K값 초기부패 기준 : 60~80 mg%
- pH 초기부패 기준 : pH 6.0~6.2

mg%
100 mL 부피 중의 mg
mg% = 1 mg/100 mL
= 10 ppm

(3) 식품의 보존법

식품의 변질을 방지하기 위해서는 미생물의 증식 및 발육을 억제할 수 있는 환경을 조성해야 한다. 특히 수분을 제거하면 미생물의 발육을 억제하여 식품의 변질을 막을 수 있다. 식품의 변질을 방지하기 위한 보존방법으로는 물리적 보존법, 화학적 보존법, 물리·화학적 보존법이 있다 표 4-1.

표 4-1 식품의 변질을 막기 위한 위생적 보존방법

<table>
<tr><th>보존방법</th><th>종류</th><th>특징</th></tr>
<tr><td rowspan="2">물리적 보존법</td><td>건조법</td><td>• 미생물 발육에 필요한 수분을 제거하여 변질을 방지하는 방법
• 일반적인 세균은 수분함량이 15% 이하로 낮추면 수분활성도A_w가 0.6 이하로 되어 미생물의 생육이 저지됨
• 내건성 곰팡이 등 일부 미생물은 13% 이하에서도 생육하므로 그 이하로 식품을 건조한 후 보관</td></tr>
<tr><td>가열살균법</td><td>• 식품을 가열하여 미생물을 파괴시키는 방법
• 저온살균법, 고온단시간살균법, 고온장시간살균법, 초고온순간살균법
<table>
<tr><th>살균법</th><th>저온살균법
(LTLT)</th><th>고온단시간살균법
(HTST)</th><th>고온장시간살균법
(HTLT)</th><th>초고온순간살균법
(UHT)</th></tr>
<tr><td>온도</td><td>62~65℃</td><td>72~75℃</td><td>95~120℃</td><td>130~150℃</td></tr>
<tr><td>시간</td><td>30분간</td><td>20초</td><td>30~60분</td><td>2초</td></tr>
<tr><td>식품</td><td>우유, 술, 주스 등</td><td>우유, 과즙 등</td><td>통조림</td><td>우유, 과즙 등</td></tr>
</table></td></tr>
<tr><td rowspan="4">물리적 보존법</td><td>냉장법</td><td>• 식품을 0~5℃인 냉장고에 단기간 저장하는 방법
• 미생물의 증식 억제, 변질 지연, 자기소화 지연효과
• 주로 육류, 어류, 과일류, 채소류 등에 이용</td></tr>
<tr><td>냉동법</td><td>• 식품을 -18℃ 이하의 냉동고에서 동결하여 보관하는 방법
• 식품의 조직에 변화를 주어 품질이 저하되기도 하지만 냉장법보다 장기간 보관이 가능</td></tr>
<tr><td>조사살균법</td><td>• 자외선 살균법 : 자외선을 조사하여 살균 후 보관하는 방법이며, 취급법이 비교적 간단하고 식품의 품질 변화가 적어 비교적 널리 이용됨
• 방사선 살균법 : 방사선 β선이나 γ선을 조사하여 살균 후 보관하는 방법이며, 방사선 조사는 안전성 문제가 제기되고 있어 한정적으로 이용됨</td></tr>
<tr><td>밀봉법</td><td>• 통조림법으로 호기성 세균을 억제하는 방법</td></tr>
<tr><td rowspan="2">화학적 보존법</td><td>염장법</td><td>• 식품의 부패를 방지하고 맛을 돋우기 위하여 15% 이상의 소금에 식품을 절여서 보관하는 방법
• 삼투압에 의해 미생물의 발육을 억제하는 원리를 이용한 것
• 오이지, 육류, 어류, 어란 등의 저장에 이용</td></tr>
<tr><td>당장법</td><td>• 식품에 당을 첨가하여 저장하는 방법으로 설탕농도가 50% 이상이어야 방부효과가 있음
• 삼투압에 의해 미생물의 발육을 억제하는 원리를 이용한 것
• 잼, 젤리, 마멀레이드 등에 이용</td></tr>
</table>

(계속)

보존방법	종류	특징
화학적 보존법	산장법	• 구연산, 초산, 젖산 등을 이용하여 식품을 저장하는 방법 • pH를 낮게 조절하여 미생물의 발육을 억제하는 것 • 피클이 대표적이며 오이, 마늘, 김치 등의 채소류나 과일류에 이용
물리·화학적 보존법	훈연법	• 주로 햄, 베이컨 등의 육류나 어류의 보존방법 • 나무를 불완전 연소시켜서 나오는 연기를 이용하여 식품의 미생물 번식을 억제하는 방법 • 연기에 함유된 성분들에 의해 살균 및 건조가 일어나 식품의 저장성과 풍미가 향상됨
	가스 저장 (CA 저장)	• 공기 중의 산소, 이산화탄소, 온도, 습도의 농도를 인공적으로 조절하여 저장성을 높이는 방법(CAcontrolled atmosphere 저장) • 과일이나 채소 등의 저장에 이용 • CO_2, N_2 가스는 어육류, 난류, 채소 등의 저장에 이용

2) 식품의 독성평가

식품위생상 식품의 안전성을 평가하는 독성평가는 주로 식품첨가물과 같이 의도적으로 식품에 사용되는 화학물질의 안전성을 평가하는 것이다. 최근에는 과학기술의 발달에 의해 여러 가지 화학물질이 식품의 오염원이 되는 경우가 많으며, 특히 식품의 제조, 가공, 조리 또는 저장 과정에 그 성분의 변화나 상호 반응에 의하여 유독물질이 생기기도 한다. 식품의 독성평가는 일반적으로 검체의 투여기간에 의해 분류하는데 급성독성시험, 아급성독성시험, 만성독성검사 등이 있다.

(1) 독성시험

① 급성 독성시험

생쥐mouse나 쥐rat 등의 실험대상 동물에게 실험물질을 1회만 투여하여 단기간에 독성의 영향 및 급성중독 증상 등을 관찰하는 시험방법으로 화학물질의 독성을 검토할 때 제일 먼저 실시한다.

실험물질을 저농도에서 고농도까지 일정한 간격으로 단계적으로 용량을 달리하여 경구, 경피, 피하, 근육, 복강, 정맥 등에 투여하고 1주일 이상 관찰하여 반수치사량 50% lethal dose, LD_{50}을 측정하여 산출한다. LD_{50}은 실험대상 동물의 50%가 사망할 때의 투여량을 말하며, 체중 1 kg당 mg수 또는 g수로 표시하는데 LD_{50}의 수치가 낮을수록 독성이 강하다.

반수치사량50% lethal dose
일군의 실험동물을 50% 사망시키는 독성물질의 양

독극물의 분류
LD_{50}(경구) 값이
• 30 mg/kg 이하 : 독약
• 30~300 mg/kg : 극약
• 300 mg/kg 이상 : 보통약

② **아급성 독성시험**

아급성 독성시험은 생쥐, 쥐와 같은 실험대상 동물에게 1~3개월 동안 LD_{50} 이하의 여러 용량으로 경구 투여하여 사망률 및 중독증상을 관찰하는 시험방법이다. 만성 독성시험의 투여량을 결정하기 위한 예비시험으로 실시된다.

③ **아만성 독성시험**

아만성 독성시험의 주요 목적이 치사가 아니므로 아급성 독성과는 다르며, 만성 독성시험의 투여량 등 기타 조건을 설정하는 데 필수적이다. 실험물질의 투여는 보통 90일을 하며, 1개월에서 1년 정도 급여한다. 아만성 독성시험은 발암성을 제외한 모든 만성 독성에 대한 정보와 실험물질의 표적장기, 축적성, 기형 유발 가능성 등의 출처를 제공해 준다.

④ **만성 독성시험**

만성 독성시험은 실험동물을 대상으로 식품첨가물의 최대무작용량(실험대상 동물에게 어떤 영향도 주지 않는 최대의 투여량)을 구하는 데 목적이 있다. 식품첨가물의 독성평가를 위해 가장 많이 사용하며, 실험물질을 장기간 투여했을 때 어떠한 장해나 중독이 일어나는지를 측정하는 시험이다.

실험동물은 적어도 2가지 동물의 암·수에 대하여 사용하며, 4가지 이상의 투여량군을 설정하여 사료에 섞어 1~2년간 사육한다. 실험의 모든 기간을 통하여 사료와 물의 섭취량, 체중 변화 외에도 동물의 운동, 일반증상, 생존일수, 사망률 등을 관찰, 혈청학적 검사, 생화학적 검사, 요검사, 병리조직학적 검사 등을 실시한다.

특수독성실험

- 발암성실험 : 발암 가능 물질 여부 판정
- 유전독성실험 : 돌연변이 유발성이나 발암 가능성 여부 판정
- 최기형성실험 : 임신한 동물에 실험물질을 투여하여 태중에 있는 새끼에 대한 형태적인 영향평가
- 번식독성실험 : 생식선 기능, 발정주기, 교미, 임신, 임신기간, 출산, 수유, 이유, 출산 후 어린새끼의 성장에 미치는 영향 판정

최기형성Teratogeneic
이상발육과 선천기형을 나타내는 성질

(2) 1일 섭취허용량과 사용기준의 설정

① 최대무작용량

최대무작용량no observed adverse effect level, NOAEL은 실험동물에 시험물질을 장기간 투여 시 대조군과 비교하였을 때 유해영향이 나타나지 않는 최대노출수치로 영향이 나타날 수 있으나 이는 유해영향으로 정의하지 않는다.

② 1일 섭취허용량

사람이 일생 동안 매일 섭취하더라도 유해한 작용을 일으키지 않는 양으로 체중 1 kg당 1일 섭취허용량을 말한다. 주로 식품에 식품첨가물의 허용량을 결정하거나 채소나 과일의 잔류농약 허용량을 결정하기 위한 목적으로 사용된다. 설정된 1일 섭취허용량acceptable daily intake, ADI을 근거로 다양한 식품을 통해 섭취되는 식품첨가물

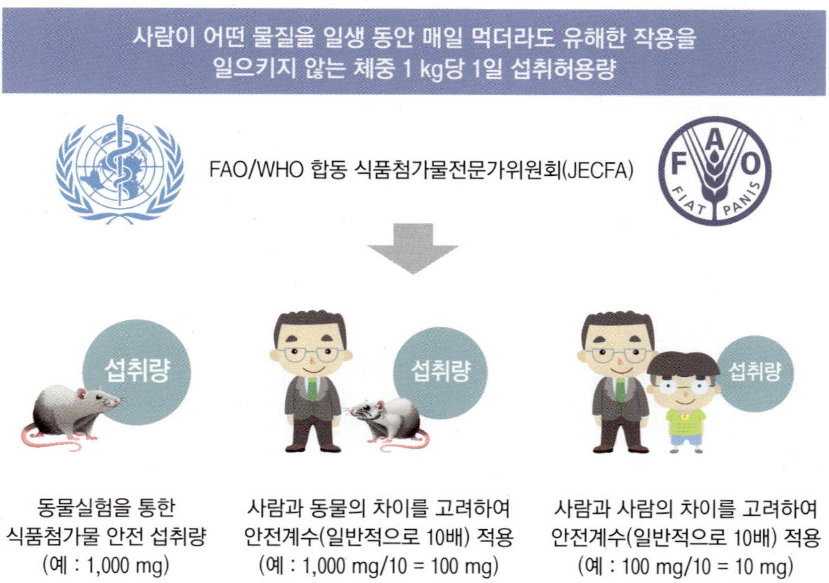
사람이 어떤 물질을 일생 동안 매일 먹더라도 유해한 작용을
일으키지 않는 체중 1 kg당 1일 섭취허용량
FAO/WHO 합동 식품첨가물전문가위원회(JECFA)
섭취량
섭취량
섭취량
동물실험을 통한
식품첨가물 안전 섭취량
(예 : 1,000 mg)
사람과 동물의 차이를 고려하여
안전계수(일반적으로 10배) 적용
(예 : 1,000 mg/10 = 100 mg)
사람과 사람의 차이를 고려하여
안전계수(일반적으로 10배) 적용
(예 : 100 mg/10 = 10 mg)

안전계수(safety factor)

동물과 사람 간의 민감도 차이 10배와 사람과 사람 사이의 민감도 차이 10배 및 상승효과를 고려하여 주로 100으로 정한다.

그림 4-4 1일 섭취허용량 설정방법 및 안전계수
출처 : 식품의약품안전처

의 양이 ADI를 초과하지 않도록 식품첨가물의 사용기준을 설정하고 있다.

ADI는 동물실험에서 독성을 나타내지 않는 양인 최대무작용량NOAEL에 동물과 사람, 사람과 사람 간의 차이를 고려한 안전계수를 적용하여 최대무작용량의 100분의 1 수준으로 설정한다 그림 4-4.

3. 식중독

1) 식중독의 개념 및 분류

(1) 정의

「식품위생법」에서 식중독이란 "식품 섭취로 인하여 인체에 유해한 미생물 또는 유독물질에 의하여 발생하였거나 발생한 것으로 판단되는 감염성 또는 독소형 질환"으로 설사, 복통, 구토 등을 수반한다.

(2) 식중독의 분류

식중독은 식중독을 일으키는 원인물질에 따라 세균성 식중독, 자연독 식중독, 화학적 식중독으로 분류한다 표 4-2. 세균성 식중독은 식중독균으로 오염된 식품을 섭취함으로써 발생하는 것으로 급성 위장염 등의 증상을 일으킨다. 자연독 식중독은 자연에 존재하고 있는 유독 동·식물을 잘못 섭취하거나 정상적인 조리방법에 따르지 않아 일으키는 식중독으로 동물성 자연독과 식물성 자연독으로 구분된다. 화학적 식중독이란 사람이 유해한 화학물질에 오염이 된 식품을 섭취함으로써 중독증상을 일으키는 것을 의미한다.

(3) 식중독 발생의 특성

식중독 발생은 집단적으로 발생하며, 계절별로는 여름에 많이 발생한다. 그러나 식중독의 발생 현황은 기후환경, 지역적 특성 등에 따라 차이가 있으며, 월별로는 8월에 가장 많은 식중독이 발생하였다 그림 4-5.

표 4-2 식중독의 분류

분류		종류	원인균 및 물질
미생물 식중독	세균성	감염형	살모넬라, 장염비브리오, 병원성 대장균, 캠필로박터균, 리스테리아균 등
		독소형	포도상구균, 보툴리누스균, 바실러스 세레우스균(구토형) 등
		중간형	클로스트리디움 퍼프린젠스, 바실러스 세레우스균(설사형) 등
	바이러스성	공기, 접촉, 물 등의 경로로 전염	노로바이러스, 로타바이러스, 이스트로바이러스, 장관아데노바이러스, A형간염바이러스, 사포바이러스 등
	원충성	–	이질아메바, 람블편모충, 작은와포자충, 원포자충
자연독 식중독		동물성 자연독에 의한 중독	복어독, 시가테라독
		식물성 자연독에 의한 중독	감자독, 버섯독
		곰팡이 독소에 의한 중독	황변미독, 맥각독, 아플라톡신 등
화학적 식중독		고의 또는 오용으로 첨가되는 유해물질	식품첨가물
		본의 아니게 잔류, 혼입되는 유해물질	잔류농약, 유해성 금속화합물
		제조·가공·저장 중에 생성되는 유해물질	지질의 산화 생성물, 니트로소아민
		기타 물질에 의한 중독	메탄올 등
		조리기구 포장에 의한 중독	녹청(구리), 납, 비소 등

출처 : 최해연 외, 2018

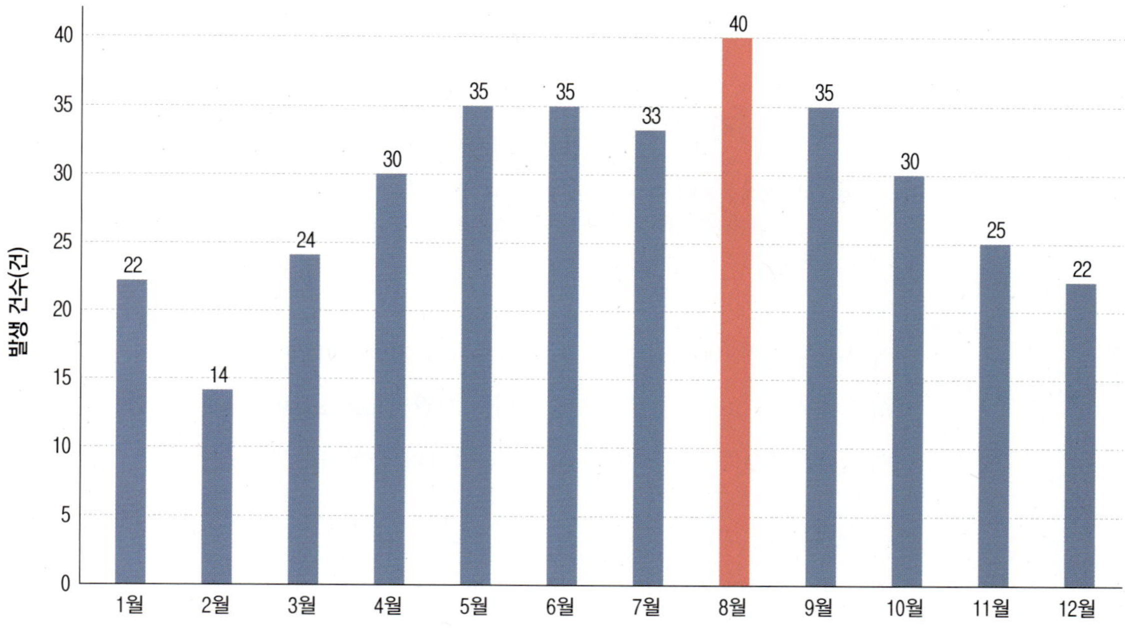

그림 4-5 2015~2019년 월별 평균 식중독 발생 통계

출처 : 식품안전나라

(4) 식중독지수

식중독지수는 식중독 예방을 위하여 식약처와 기상청이 공동으로 5~11월에 예보함으로써 국민 스스로 예방대책을 강구하도록 하고 있다. 식중독 원인균의 증식속도와 식중독 유발시간의 관계가 온도와 습도 등 기후요소와 관련이 있다는 것을 고려하여 식중독지수를 4단계로 분류한다 표 4-3.

표 4-3 식중독 예보지수

주의보	지수범위	주의사항
위험(4단계)	90 이상	식중독 발생 가능성이 매우 높으므로 식중독 예방에 각별한 경계 요망
경고(3단계)	60~90 미만	식중독 발생 가능성이 높으므로 식중독 예방에 경계 요망
주의(2단계)	30~60 미만	식중독 발생 가능성이 중간단계이므로 식중독 예방에 주의 요망
관심(1단계)	30 미만	식중독 발생 가능성은 낮으나 식중독 예방에 지속적 관심 요망

※ 실내 주방이나 음식물 취급장소의 온도는 기온과 다를 수 있음

식중독지수란 식중독 원인균이 최적의 증식조건에서 식중독을 유발시킬 수 있는 시간과 특정 온도에서 식중독을 발생시킬 수 있는 시간에 대한 비율을 백분율로 표시한 지수이다. 최적 조건이란 40℃, pH 6.5~7.0, 수분활성도 1~0.99이다.

$$\text{식중독지수} = \frac{\text{최적 조건에서의 식중독 유발시간}}{\text{임의 온도에서의 식중독 유발시간}} \times 100$$

예 : 식중독지수 80은 식중독이 발생하는 데 걸리는 시간이 3.5시간을 0.8로 나눈 값, 즉 약 4.4시간 걸린다는 것이고, 식중독지수 50은 3.5시간을 0.5로 나눈 값, 즉 7시간이 소요된다는 뜻임

식중독지수가 100이라면 최적 조건에서 초기균수 10^3마리인 식품이 식중독을 발생시킬 수 있는 10^6개의 균수로 증식되는 시간doubling time이 3.5시간 소요된다는 의미이며, 만약 식중독지수 50이란 최적조건에서의 증식시간이 7시간이라는 의미이다.

(5) 지표미생물

지표미생물이란 식품의 오염 정도를 파악할 수 있는 지표로 쓰이는 미생물로 대장균군, 대장균, 장구균 등이 있다. 지표미생물은 온혈동물의 장관 내에 다수가 존재해

야 하며 병원성미생물과 함께 존재해야 하고, 검사법이 간단하고 국제적으로 통일되어 있어야 한다는 조건을 갖춰야 한다.

- 대장균군coliform group은 동물과 사람의 분변에서 검출되며 식품위생의 지표미생물로 취급한다. 일반적으로 이 균이 가열 조리한 식품에서 검출되었다는 것은 식품의 환경위생관리 면에서 오염 가능성을 의미하며, 병원성이 있는 살모넬라*Salmonella*와 같은 균의 존재 가능성을 추정할 수 있다.
- 대장균*Escherichia coli*은 분변성 대장균의 가장 대표적인 것으로 생식용 굴과 가열섭취용 냉동식품의 기준규격에 채용되고 있으며, 대장균 검사방법으로 EC 실험EC test을 행하고 있다.
- 장구균*Enterococcus*은 온혈동물의 장관 내에서 서식하는 구균으로 냉동식품, 건조식품, 가역식품 등의 검사에서도 생존율이 높으며, 장구균의 검출에는 AC배지, KF 한천배지 등을 사용한 검사를 한다.

(6) 식중독 예방원칙

우리나라는 식품위생관리 수준이 매년 향상되고 있으나 식생활 패턴이 다양화됨에 따라 식중독의 양상이 변화되고 있다. 식중독은 점차 집단화되어 발생되는 경향

알아두기

WHO의 식중독 예방 10원칙

1. 안전한 식품을 선택하고 청결하게 세척한다.
2. 적절한 방법으로 가열 조리한다.
3. 조리한 식품은 신속히 섭취한다.
4. 조리한 식품을 저장 보관할 때는 60℃ 이상 또는 10℃ 이하에서 보관한다.
5. 저장하였던 조리식품을 섭취할 때는 70℃ 이상에서 3분 이상 재가열한다.
6. 조리한 식품과 조리하지 않은 식품의 교차오염을 방지한다.
7. 손은 철저히 씻어야 한다.
8. 곤충이나 쥐, 기타 동물 등이 접근하지 못하도록 음식 보관에 유의한다.
9. 부엌과 조리대는 항상 청결해야 한다.
10. 식품은 깨끗한 물로 세척하거나 조리한다.

이 있으며 식품으로 인한 위해의 80~90%가 식중독 때문이라는 것을 감안할 때 철저한 위생관리가 요구되고 있다.

식중독을 예방하기 위해서는 다음 3대 요령을 지켜야 한다 그림 4-6.

- 손은 비누를 사용하여 손가락 사이사이, 손등까지 골고루 흐르는 물로 20초 이상 씻어야 한다.
- 익혀먹기 : 음식물을 충분히 익혀 먹어야 한다(중심부 온도가 85℃, 1분 이상 조리하여 속까지 충분히 익혀 먹는다).
- 물은 끓여서 마셔야 한다.

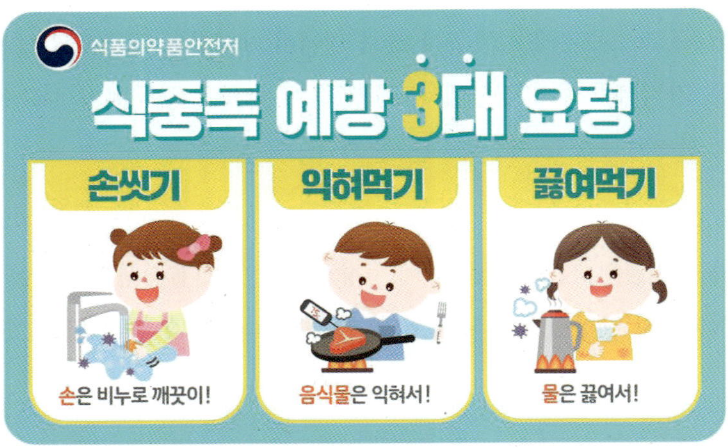

그림 4-6 식중독 예방 3대 요령
출처 : 식품의약품안전처

(7) 세균성 식중독과 경구 감염병의 차이

식품을 매개로 하여 미생물이 인체 내로 들어와 질병을 일으키는 것에는 세균성 식중독과 경구 감염병의 두 가지가 있다. 세균성 식중독과 경구 감염병의 유사점은 병원성 미생물에 의해서 일어난다는 점이지만 다음과 같은 차이점을 가지고 있다 표 4-4.

- 세균성 식중독은 다수의 식중독균으로 오염된 식품을 섭취함으로써 발생하는 것이며, 다량의 균에 의해 발생하며 잠복기가 짧고, 2차 감염이 거의 발생되지 않으며 면역력이 획득되지 않는다는 특징이 있다.

표 4-4 경구 감염병과 세균성 식중독의 차이

항목	경구 감염병	세균성 식중독
감염원	물 또는 식품	주로 식품
식품의 역할	운반매체	증식매체
감염균량	극소의 미량(약 10^3 이하)	다량의 균(약 10^6 이상)
감염관계	사람과 병원체 사이에 감염환 성립	종말감염
병원균의 독력	강함	약함
2차 감염	빈번하게 발생	거의 발생하지 않음
잠복기	일반적으로 길	비교적 짧음
증상	장기간	일과성
면역성	있는 경우가 많음	없음
격리	있음	없음
관련 법	감염병 예방 및 관리에 관한 법률	식품위생법

출처 : 최해연 외, 2018

- 경구 감염병은 음식물, 음료수, 손, 식기, 완구류 등을 매개체로 하여 경구적으로 감염되는 병을 말하며, 미량의 균으로도 발생하고 잠복기가 일반적으로 길며, 2차 감염이 빈번하게 발생되고 예방접종에 의한 면역이 형성된다.

2) 세균성 식중독

세균성 식중독은 다량의 식중독균으로 오염된 식품을 섭취함으로써 발생하는 것으로 급성위장염을 동반한 복통, 설사, 구토, 열 등이 발생된다. 세균성 식중독은 식품이 부패되기 쉬운 6~9월에 가장 많이 발생되며 독소형, 감염형, 중간형 식중독으로 나눌 수 있다 표 4-5.

- 독소형 식중독 : 식품 중에서 식중독균이 증식할 때 생기는 특유의 독소를 음식물과 함께 섭취하여 일어나는 식중독으로 잠복기가 매우 짧으며 발열 증상이 나타나지 않는다. 포도상구균*Staphylococcus aureus*, 보툴리누스균*Clostridium botulinum*이 있다.
- 감염형 식중독 : 오염된 식품 중에 다량의 식중독균이 식품과 함께 섭취하면 일

표 4-5 주요 세균성 식중독의 분류

분류	특징	원인균	주요 증상
감염형	세균 그 자체에 의한 것으로 경구적인 섭취에 의한 것	살모넬라	발열, 설사, 복통, 구토, 구역질, 두통
		장염비브리오	발열, 설사, 복통, 구토, 구역질
		병원성 대장균	발열, 설사, 복통, 구토, 구역질
		리스테리아균	발열, 설사, 리스테리아증
		캠필로박터균	발열, 설사, 복통, 두통
독소형	식품 중에 증식한 세균의 독소에 의한 것	포도상구균	설사, 복통, 구토, 구역질
		보툴리누스균	복시, 연하곤란, 발성곤란, 호흡곤란
		바실러스 세레우스균(구토형)	구토, 구역질
중간형	감염형과 독소형의 중간형으로 장관 내에서 증식한 세균이 생산한 독소에 의한 것	클로스트리디움 퍼프린젠스	설사, 복통
		바실러스 세레우스균(설사형)	설사, 복통

어나는 식중독으로 잠복기가 길고 위장염 증상, 발열 증상이 나타난다. 살모넬라*Salmonella* spp., 병원성 대장균*Escherichia coli*, 장염비브리오*Vibrio parahemolyticus* 등이 있다.

- 중간형 식중독 : 오염된 식품에서 증식한 균이 체내의 장관에 정착하여 독소를 생산하며 그 독소에 의한 식중독을 일으키는 것으로 바실러스 세레우스균*Bacillus cereus*과 클로스트리움 퍼프린젠스균*Clostridium perfringens* 등이 있다.

(1) 살모넬라

① 원인균

살모넬라 티피뮤리움*Salmonella typhimurium*, 살모넬라 엔테리티디스*S. enteritidis* 등이 대표적이며 다량의 균 10^7 이상을 섭취하면 발병한다. 전 세계적으로 널리 발생되는 흔한 식중독이며, 우리나라에서는 일 년 내내 발생하며 특히 6~9월에 많이 발생한다.

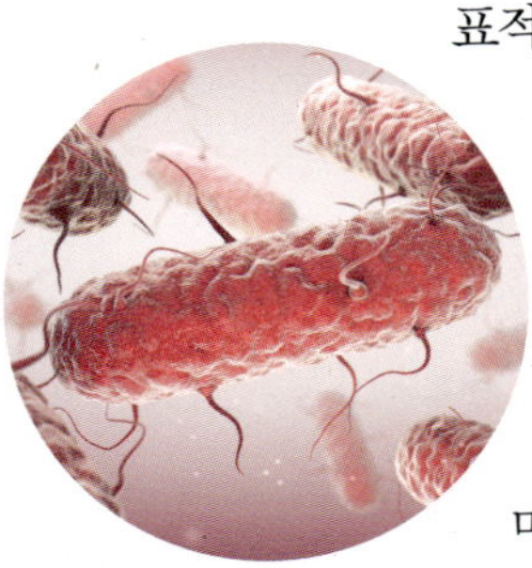

② 원인식품 및 감염경로

원인식품으로는 날고기, 가금류, 달걀, 닭고기 샐러드, 우유 및 그 가공품이며 살모넬라균에 의해 오염된 식육이나 달걀 등을 섭취함으로써 사람에게 감염되는 경우가 1차 오염이다. 2차 오염은 닭, 돼지 등의 보균동물이나 보균자의 배설물이 식품에 오염되어 발생하는 것을 말하며 2차 오염에 의한 감염이 높다.

③ 주요 증상

잠복기는 보통 8~48시간으로 평균 잠복기는 12~24시간이며 발병률은 75% 정도로 높으나 치명률은 매우 낮다. 주요 증상은 38~40℃의 발열을 동반하고, 때로는 40℃ 이상의 고열인 경우도 있으며 복통, 설사 등 급성위장염 증세이다. 설사는 1일 수회 정도의 수양성이며 녹색을 띠는 경우가 많고, 심할 경우에는 혈변이나 점혈변을 배출한다.

④ 예방법

살모넬라균은 비교적 열에 약하므로 식품을 62~65℃에서 20분 가열 처리로 사멸되며, 식품 보관 시에는 5℃ 이하에서 저온 저장하여야 한다. 2차 오염이 발생할 수 있는 식육은 생식하지 말고, 예방을 위해 위생관리를 철저히 해야 한다.

(2) 비브리오*Vibrio*

비브리오 파라헤몰리티쿠스

① 원인균

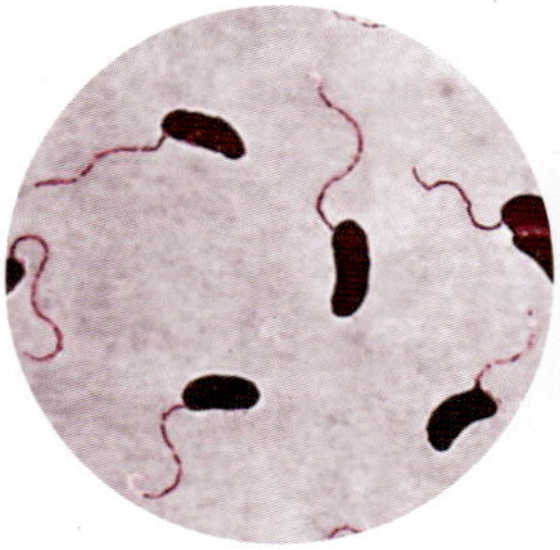

비브리오 파라헤몰리티쿠스*Vibrio parahaemolyticus*는 그람음성의 통성혐기성 간균의 호염균으로 3~5%의 식염수에서 발육이 잘된다. 이 식중독은 기온이 30℃가 넘는 7~9월에 집중적으로 발생하는데 발육속도가 빨라서 최적조건에서는 세대시간generation time이 10~12분밖에 되지 않아 2~3시간이면 발병균량에 도달할 수 있다.

② 원인식품 및 감염경로

원인식품으로는 생선회나 초밥이 주된 경우이고, 어패류에 의한 2차 오염으로 도시락, 샐러드 등의 복합식품이 원인이 되기도 한다. 비브리오균은 육지에서 가까운 해역에서 오염률이 높으며, 이 균에 오염된 어패류에 의해 조리대, 도마, 행주, 식칼 등을 거쳐 간접적으로 다른 식품에 2차 오염이 발생한다.

③ 주요 증상

잠복기는 대개 8~24시간이고 15~20시간에 발병이 최고를 이룬다. 심한 복통, 구토, 설사 등 장염을 주 증상으로 하는 급성위장염이 발생하며, 설사는 수양성 설사로 심한 경우 1일 10회 이상 점액이나 혈액이 섞인 경우도 있다. 복통과 설사에 이어 37~39℃의 고열이 발생하기도 한다.

④ 예방법

장염비브리오균은 60℃에서 15분 이상 가열하여 조리하는 것이 안전하며, 여름철 어패류의 생식을 삼가고 민물에 약하므로 흐르는 수돗물에 깨끗이 씻어 예방하는 것이 좋다. 조리 시 사용되는 조리대, 도마, 행주, 식칼 등을 충분히 세척하고 소독하여 2차 오염을 방지한다.

비브리오 불리피쿠스

① 원인균

비브리오 불리피쿠스*V. Vulnificus*는 호염성 간균으로 우리나라에서 이 균에 의해 발생되는 비브리오패혈증 환자는 주로 여름철인 7~8월 무렵에 나타나고 있으며 사망률도 매우 높다.

② 원인식품 및 감염경로

원인식품은 따뜻한 해수지역에서 채취한 해산물을 생식하기 때문이며 그 외에 굴, 조개, 바지락, 플랑크톤 등에서도 발견된다. 감염경로는 경구감염과 창상감염 두 가지인데 경구감염은 오염된 어패류 섭취 후 24시간 이내에 발병하고, 창상감염은 피부병변을 수반한 패혈증에 이르는 경우가 있다.

③ 주요 증상

주요 증상은 오한, 발열, 저혈압 등의 패혈증 증상에 사지격통, 홍반, 수포, 출혈반 등 피부병변이 출현한다. 환자는 쇼크 또는 파종성 혈관 내 응고disseminated intravascular coagulation, DIC로 사망하며 치명률은 40~50%이다.

④ 예방법

비브리오패혈증의 예방법으로는 여름에는 가능한 어패류의 생식을 삼가고 민물에 일정시간 담가두었다가 조리하여 섭취한다. 또한 피부에 상처가 있는 사람은 해수와 직접 접촉하지 않도록 주의하고 어패류의 취급 및 조리를 하지 않는다.

(3) 병원성대장균

① 원인균

대장균*Escherichia coli*은 사람이나 동물의 장관 내에 분포되어 항상 존재하는 병원성이 없는 일반대장균으로 알려져 있었으나, 1945년 설사를 일으키는 대장균 발견 후에 성인에게도 급성위장염을 일으키는 특정의 혈청형을 가진 대장균이 발견된 것을 계기로 일반 대장균과 구분하여 병원성대장균이라 부르게 되었다. 최적 발육온도는 37℃이며 잠복기는 10~72시간으로, 병원성대장균들의 발병기전에 따라 4가지 그룹으로 분류하며 계절과 관계없이 일 년 내내 발생한다 **표 4-6**.

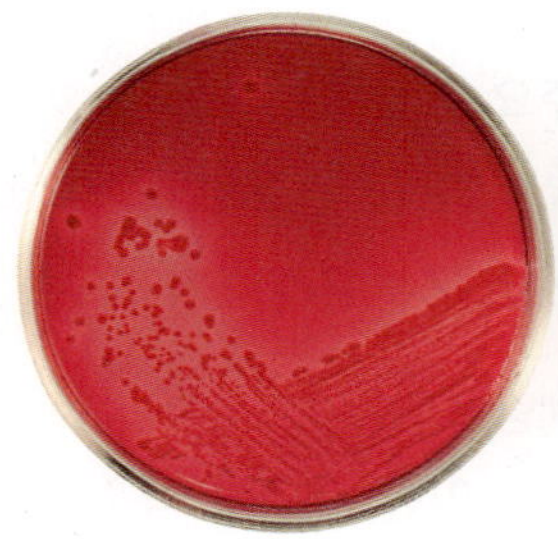

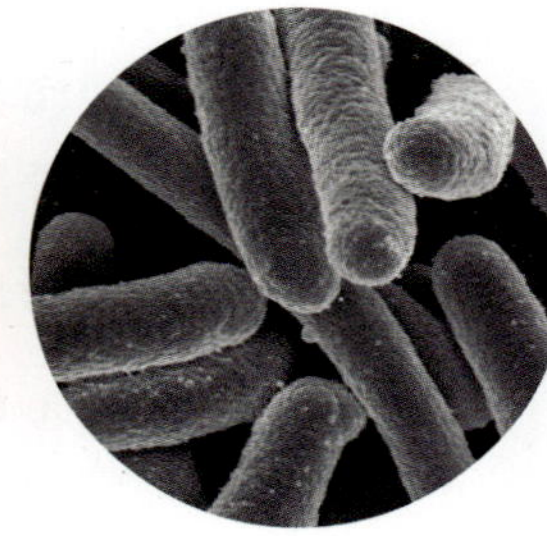

표 4-6 병원성 대장균의 종류에 따른 특성

구분	위장염형		이질형	출혈성대장염형
종류	장관병원성대장균(EPEC)	장관독소원성대장균(ETEC)	장관조직침입성대장균(EIEC)	장관출혈성대장균(EHEC)
주요 증상	살모넬라 식중독과 비슷한 설사 증상	장염과 여행자 설사를 일으키며 콜레라와 비슷한 설사 증상	이질과 비슷하며 설사 외에 복통, 발열, 구토, 심한 경우 점혈변 증상	수양성 및 혈액성 설사 및 용혈성 요독 증상
원인식품	오염된 신생아용 분유, 유아식품, 조리되지 않은 육류나 가금류, 오염된 물	오염된 물과 음식물	분변에 의해 오염된 식품이나 물	완전히 조리되지 않은 쇠고기 분쇄육, 칠면조, 샌드위치, 원유, 사과주스
잠복기	9~12시간	10~12시간	10~18시간	3~8일
특징	• 1세 이하의 신생아에서 주로 발생 • 저개발국의 영유아 사망률의 50% 이상 차지함	• 증식할 때 엔테로톡신을 생산함 • 내열성독소(60℃에서 10분간 가열에 불활성)와 이열성독소(100℃에서 30분간 가열에 내성)로 구분됨	• 10마리 정도로 감염을 일으킬 수 있음	• 주로 O157:H7에 의하여 발생, 베로독소를 생성함

장관병원성 대장균enteropathogenic *E.coli*, EPEC, 장관독소원성대장균enterotoxigenic *E. coli*, ETEC
장관조직침입성 대장균enteroinvasive *E. coli*, EIEC, 장관출혈성 대장균enterohemorrhagic *E. coli*, EHEC

출처 : 최해연 외, 2018

② 원인식품 및 감염경로

원인식품은 균에 오염되어 식중독을 일으킬 수 있는 균수까지 증식된 모든 식품으로 햄, 치즈, 소시지, 크로켓, 샐러드, 로스트비프, 분유, 도시락, 두부, 소의 간 등이 있고, 유아의 경우는 오염된 우유가 원인이 된다. 감염경로는 병원성대장균 중 EIEC는 일반적으로 사람에 의해 감염되며, EPEC와 ETEC는 식품을 통하여 감염된다. EPEC는 가축과 식품 중에서 분리되는 경우가 간혹 있는데, 인수의 분변에 의해 오염이 되기 때문에 환자나 보균자의 분변이 중요한 문제가 된다.

③ 주요 증상

중독 증상은 위장염형EPEC, ETEC, 이질형EIEC, 출혈성대장염형EHEC 등 3가지 임상 증상으로 구분된다.

④ 예방법

예방은 일반 감염형 식중독에 준하며, 환자 및 인수의 분변의 위생 처리를 철저히 함으로써 병원성대장균 식중독을 예방할 수 있는데 식품이나 음용수의 가열도 확실한 방법 중의 하나이다.

(4) 리스테리아

① 원인균

리스테리아 모노사이토제네스*Listeria monocytogenes*에 의해 발생하는 감염형 식중독이며 인수공통감염병원균이다.

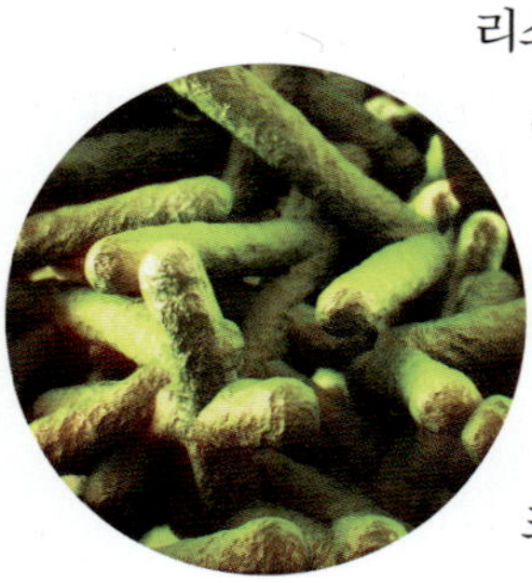

② 원인식품 및 감염경로

원인식품은 원유, 우유, 냉동만두, 냉동피자, 아이스크림 등 냉동식품과 수입홍합, 훈제연어와 같은 해산물 등이다. 오염경로로는 독성이 강한 세균이 마크로파지 내에서 번식하여 일으키거나 분변에 의해 오염된 물질, 토양과 피부의 직접적인 접촉, 흡입, 성 접촉에 의해 오염된다.

③ 주요 증상

12~72시간에 이르는 잠복기를 가지며 사람과 동물에게서 감기, 설사, 열 등 리스테리아증listeriosis을 일으킨다. 특히 임산부, 신생아 및 노인 등 면역력이 약화된 사람에게는 패혈증, 수막염, 유산 등을 일으킬 위험성이 높다.

④ **예방법**

리스테리아 균은 건조, 고염도, 저온에서도 잘 자라기 때문에 냉장상태로 식품을 보존하더라도 균의 발육 증식이 가능하다. 저온에도 저항성이 있어 열처리를 기본으로 교차오염을 줄이도록 해야 하며, 냉동·냉장 식품의 저장 시 2차 감염의 예방에 주의해야 한다.

표 4-7 감염형 식중독균의 종류에 따른 특성

구분	살모넬라	장염비브리오	병원성대장균
원인균	*Salmonella typhimurium*, *Salmonella enteritidis*	*Vibrio parahaemolyticus*	*Escherichia coli* (EPEC, EIEC, ETEC, EHEC)
발생상황	연간 발생(특히 6~9월)	5~11월(7~9월 집중적)	연간 발생(여름철 약간 많음)
원인식품	알, 식육 및 그 가공품 2차 오염	해산 어패류 및 그 가공품(생선회, 초밥), 2차 오염된 복합조리식품(도시락, 샐러드)	한정된 것이 없음(햄, 치즈, 분유 등)
잠복기	6~48시간(평균 20시간)	8~24시간(15~20시간)	10~72시간(10~15시간)
주요 증상	복통, 설사(수양성, 혈변), 발열(38~40℃)	복통(위 또는 상복부), 설사(수양성, 1일 10회)	원인균에 따라 다름
오염원	인수의 분변	해산 어패류 2차 오염원(조리대, 행주, 도마, 식칼)	환자·보균자의 분변
감염경로	직접적 식품 섭취, 2차 오염, 달걀의 기공	해산 어패류 2차 오염원(조리대, 행주, 도마, 식칼)	환자·보균자의 분변이 식품에 오염
예방법	식육의 생식 금지	민물로 세척, 저온 보관(0~2℃)	식품이나 음용수의 가열, 주변 환경 청결
원인세균 사멸조건	62~65℃에 20분간 가열	60℃에서 15분 이상 가열	75℃ 3분간 가열

출처 : 최해연 외, 2018

(5) 포도상구균

① **원인균**

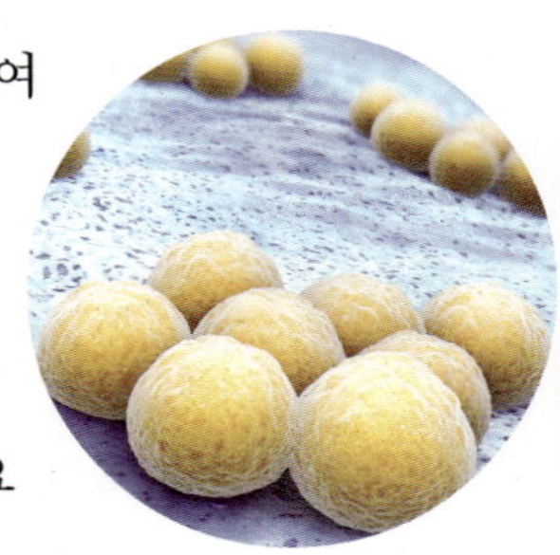

포도상구균Staphylococcus aureus 식중독은 황색포도상구균이 식품에 증식하여 생산한 대사산물인 장독소 엔테로톡신enterotoxin을 경구 섭취하여 일어나는 독소형 식중독이다. 기온이 높은 5~9월에 집중 발생하며 원인균에 의한 식품 오염, 증식, 증식 후 엔테로톡신 생산의 3단계를 거친다. 엔테로톡신은 내열성 독소로 보통의 조리방법으로는 파괴되지 않고, 210℃ 이상에서 30분 가열이 요구된다.

② **원인식품 및 감염경로**

원인식품은 주로 식품인 김밥, 도시락, 떡, 빵, 과자류 등 전분질을 주로 함유하는 식품과 그 가공품에 주로 분포되어 있다. 포도상구균은 사람의 화농소나 콧구멍, 목구멍, 피부 등에 많이 존재하며, 감염경로는 화농소, 손 등이고, 손과 조리기구를 통한 2차 오염에 의해 감염이 된다.

③ **주요 증상**

잠복기는 평균 3시간으로 다른 세균성 식중독에 비하여 증상의 발현이 극히 짧은 것이 특징이다. 주요 증상으로는 구토, 복통, 설사 등의 급성위장염인데 중증일 경우 1일 10회 이상의 설사와 구토로 인한 탈수 증상이 있으나 발열은 거의 없다.

④ **예방법**

화농성질환 등 피부질환이 있는 사람의 식품 취급 및 조리를 반드시 금지하여야 한다. 또한 조리 종사자의 마스크, 위생복, 모자 등의 착용과 손의 청결을 필요로 하며 조리환경과 조리기구의 청결도 중요하다.

(6) 보툴리누스균

① **원인균**

보툴리누스균*Clostridium botulinum*은 혐기성 간균으로 치명률이 가장 높은 대표적인 독소형 식중독을 일으킨다. 이 균은 혐기상태에서 증식할 때 생산하는 독소(신경독 neurotoxin)에 의해 발생되며 독소에 따라 균을 A~G형의 7가지로 분류하는데 이 중에서 식중독을 일으키는 것은 A, B, E 및 F형 균이다. Neurotoxin은 열에 약해 80℃에서 30분 가열하면 사멸되지만, 보툴리누스균의 아포는 일반적으로 내열성이 있어서 100℃에서 6시간 이상 가열해야 사멸된다. 또한 4℃에서도 증식하여 독소를 생성하므로 식품 저장 시 4℃ 이하에서 한다.

② **원인식품 및 감염경로**

햄, 소시지 등의 식육제품, 어류의 훈제품이나 식초절임, 채소나 과일의 통·병조림 식품류, 어류의 소금절임식품 등이 원인식품이다. 감염경로는 농작물, 어패류, 육류 등에 널리 분포되어 있어 식품재료에 오염되기 쉽고 병조림, 통조림식품, 소시지 등은 내부가 혐기적 상태이므로 균이 쉽게 증식한다.

③ 주요 증상

잠복기는 보통 18~36시간으로 초기 증상은 구토, 변비 등의 위장장애이며, 이후 신경독에 의한 신경 증상으로 이완성 신경마비가 진행된다. 복시, 시력 저하, 동공산대, 안검하수, 타액 분비 저하, 언어장애, 연하곤란, 호흡곤란 등이 나타난다. 치명률은 50%에 이르지만 최근에는 항혈청과 호흡보조기구의 발달로 약 10% 수준으로 감소하였다.

복시
사물이 이중으로 보이는 증상

동공산대
빛에 대한 동공의 반응 조절이 약해지는 현상

안검하수
눈꺼풀 처져서 시야를 가리는 현상

④ 예방법

보툴리누스균의 식중독 예방에는 크게 세 가지 방법이 있는데 이 중 한 가지라도 완벽하게 실시하면 예방이 가능하다.

- 식품을 완전히 멸균하는 방법 : 120℃, 4분간 가열하여 균을 완전히 사멸시키는 것으로 이는 통·병조림 식품에 응용 가능하다.
- 균의 증식을 저지하는 방법 : pH 4.5 이하, 수분활성 0.94 이하로 식품을 냉동 또는 냉장 보존하는 방법과 아질산나트륨 등의 항균물질 첨가하는 방법이 있다.
- 식품의 가열 조리하는 방법 : 먹기 직전에 80℃ 30분 또는 100℃ 2~3분간 가열하여 독소를 완전히 파괴시킨다.

(7) 바실러스 세레우스

① 원인균

바실러스 세레우스*Bacillus cereus*가 원인균으로 설사형과 구토형의 두 가지 형태의 식중독이 있으며 135℃에서 4시간 가열에도 견디는 내열성 아포를 생성한다. 경구적으로 섭취한 균이 증식하여 아포를 형성할 때 이열성의 엔테로톡신enterotoxin을 생산하여 식중독을 일으킨다. 세레우스균의 설사독소는 60℃ 20분 가열로 파괴되지만, 구토독소는 126℃ 90분 가열하여도 파괴되지 않는다.

이열성
가열에 보다 쉽게 변성·분해되는 것

② 원인식품 및 감염경로

원인식품은 주로 동·식물성 단백질과 전분식품 등 복합식품에 의한 경우가 많은 편으로 설사형의 경우 향신료를 사용한 식품이나 바닐라소스, 고기나 채소의 수프, 푸딩, 소시지, 크림 등이며, 구토형은 주로 쌀밥이나 볶음밥 등이 원인이다. 세레우스균은 토양세균의 일종으로 토양, 오수, 식물 등 자연계에 널리 분포되어 있어 식품이 오염될 기회가 많다. 감염경로는 계절과 관계없이 발생하며 조리된 식품을 실온에 오래 방치하면 이상 증식하여 식중독을 일으키며 조리과정에서의 2차 오염도 주의하여야 한다.

③ 주요 증상

설사형은 잠복기가 8~16시간으로 주 증상은 복통과 설사이며 구역질, 구토는 거의 볼 수 없지만, 구토형의 경우 잠복기가 1~5시간으로 주 증상은 메스꺼움과 구토가 있으며 설사는 거의 없다.

④ 예방법

세레우스균에 의한 식품의 오염은 방지하기가 어렵기 때문에 오염되기 쉬운 식품은 조리 후 바로 먹는 것이 좋으며, 그렇지 못할 경우 10℃ 이하에서 냉장 보존하도록 한다. 독소인 엔테로톡신은 열에 약하기 때문에 가열 조리하거나 섭취 전에 열 처리하는 것이 효과적인 식중독 예방책이다.

표 4-8 독소형 식중독균의 종류에 따른 특성

구분	포도상구균	보툴리누스균	세레우스균
원인세균	*Staphylococcus aureus*	*Clostridium botulinum*	*Bacillus cereus*
독소	enterotoxin	neurotoxin	설사형 : enterotoxin 구토형 : 구토독소
발생상황	5~9월 집중 발생	나라와 지역에 따라 차이가 있음	계절과 관계없이 발생
원인식품	우리나라-전분질 곡류 (김밥, 도시락, 떡, 빵, 과자)	햄, 소시지, 조육, 식초절임, 병·통조림, 어류훈제품, 어류소금절임	동·식물성 단백질 및 전분식품 등 복합식품
잠복기	1~5시간(평균 3시간)	8~36시간	설사형 : 8~16시간 구토형 : 1~5시간
주요 증상	급성위장염(타액 분비, 구역질, 구토, 복통, 설사)	위장장해, 신경계 증상	설사형 : 복통 설사구토형 : 메스꺼움, 구토
오염원	화농소, 손	널리 분포(토양, 바다, 하천, 연못의 바닥, 식품재료)	자연계에 널리 분포
감염경로	화농소, 손에 의한 2차 오염	오염원을 통한 오염	조리과정·환경·기구 등의 2차 오염
예방법	환자의 식품 취급 금지, 청결과 위생	• 식품의 완전 살균 • 보툴리누스균botulinus의 증식 저지 • 식품의 가열 조리	가열 조리, 냉각 보존
원인세균 사멸	210℃ 이상에서 30분 가열	80℃ 30분, 100℃ 2~3분 가열	100℃ 30분 가열

출처 : 최해연 외, 2018

(8) 클로스트리디움 퍼프린젠스(웰치균*Welchii* 식중독)

① 원인균

클로스트리디움 퍼프린젠스*Clostridium perfringens*는 혐기성 간균으로 용혈과 치사작용을 나타내는 레시티나아제lecitinase(α독소)를 생산한다. 독소는 A~F형의 6형으로 분류하며, 이 중 A형 균이 대표적 식중독 원인균이다.

② 원인식품 및 감염경로

원인식품은 주로 고단백질 함유식품으로 식육 및 식육가공품, 어류 및 어류가공품 등이다. 감염경로는 가열 조리 후 용기에 담아 장시간 실온에 방치하는 경우 혐기성 상태가 유지되어 균의 증식이 쉽기 때문이며, 대량조리 식품의 식중독 발생으로 인한 대규모 집단 발생이 되기도 한다.

③ 주요 증상

잠복기는 8~22시간으로 평균 12시간이다. 주요 증상은 복통과 수양성 설사이며 드물게 점액변이나 혈액변이 배출되기도 한다.

④ 예방법

클로스트리디움 퍼프린젠스는 내열성이 강하므로 가열에 의한 사멸이 어렵다. 예방법으로는 대량조리한 식품은 혐기적 환경을 제공하지 않도록 저어 주거나, 조리된 식품을 얕은 용기에 넣어 냉각이 신속히 이루어지도록 냉장 보관해야 하고, 섭취 직전에 재가열하여 내부온도가 70℃이상 되도록 가열한다.

3) 자연독 식중독

자연독 식중독은 자연에 존재하는 유독한 동·식물을 잘못 섭취하거나 정상적인 조리방법에 따르지 않아 발생하는 식중독으로 동물성 자연독과 식물성 자연독, 곰팡이 독으로 구분된다.

(1) 동물성 자연독

복어독

우리나라 해안에서 발견되는 복어는 약 20여 종이 있는데 맹독복어에는 검복, 매리복, 졸복, 황복, 복섬이 있으며 복어의 독성은 종류, 부위, 계절 등에 따라 달라진다.

① **특징**

복어독의 독성물질은 테트로도톡신tetrodotoxin으로 사람에 대한 치사량은 0.5~2 mg(10,000 MU)이며 계절적으로는 산란기 직전인 4~6월에 독력이 강하다. 테트로도톡신은 무색, 무미, 무취이며 약염기성으로 물에 녹지 않고 열에 안정하여 끓여도 파괴되지 않으며 자외선이나 햇빛에도 안정하여 파괴되지 않는 특징이 있다. 복어독은 난소 > 간장 > 내장 > 피부 > 육질·혈액 순으로 독력이 강하다. 복어독 중 난소와 간장은 독력이 매우 강하고 그 다음으로 내장의 독력이 강하며 육질은 다소 독이 있는 종류도 있지만 정상적인 섭취량이면 중독되는 일은 거의 없다.

② **중독 증상**

증상은 마비를 특징으로 하여 식후 30분~5시간 만에 발병하며 단계적으로 진행된다. 우선 혀의 지각마비, 구토, 감각 둔화가 진행되고, 보행곤란, 골격근의 마비, 호흡곤란이 되며, 의식 혼미, 의식 불명, 호흡 정지로 사망에 이르며 진행속도가 빠르다. 해독제가 없어 치명률(60%)이 높은 편으로 일반적으로 치사시간은 4~6시간이지만 8시간 이내에 생사가 결정되며 회복도 빠르고 후유증도 없다.

알아두기

MUmouse unit

MU는 복어의 독력 단위로 1 MU는 20 g되는 실험용 쥐를 15분 이내에 죽일 수 있는 독력을 의미한다. 복어 장기 중의 테트로도독신의 독량은 1마우스단위(MU)로 하는 생화학적 방법에 의해 측정하는데 사람의 치사량은 10,000 MU이다. 1,000 MU 이상은 맹독, 10 MU는 무독한 것으로 간주된다.

테트로도톡신의 단계별 증상

- 제1단계(식중독 초기) : 입 주위·혀의 지각 마비, 손 저림, 오심, 구토
- 제2단계(불완전 운동마비) : 구토 후 운동장애, 지각 마비, 언어 장애가 심해짐, 호흡 곤란·혈압 저하
- 제3단계(완전운동마비) : 완전한 운동 마비, 호흡 곤란·혈압 저하가 심해짐, 청색증cyanosis, 의식 혼미
- 제4단계(사망) : 의식 불명, 호흡 정지로 사망

③ **예방법**

예방법으로는 독이 많은 산란 직전(5~6월)에 섭취하는 것을 주의하고 전문 조리사가 요리하여 난소, 간, 내장 등 유독 부위의 폐기를 철저히 해야 한다.

조개독

① **베네루핀**

베네루핀venerupin은 모시조개, 바지락, 굴에 함유된 조개독으로 독력이 5~9월인 한여름에 매우 강하며, 열에 안정한 간독소를 함유하고 있어 pH 5~8에서 100℃로 1시간 가열하여도 파괴되지 않는다. 중독 증상으로는 오한, 복통, 구토, 변비 증세와 적색 또는 암적색의 출혈반점, 간기능 저하로 인한 황달이 나타나며, 심해지면 뇌증상과 의식장해를 일으켜 7일 이내에 사망한다. 치사율은 50% 정도로 비교적 높은 편이다.

② **삭시톡신**

삭시톡신saxitoxin은 마비성 조개중독으로 섭조개(홍합), 대합조개에 함유되어 있다. 삭시톡신은 열에 안정한 신경마비성 독소로 5~9월, 특히 한여름에 독성이 가장 강하며 적조현상을 나타내는 바닷말의 급속한 성장에 의해 발생한다. 중독 증상은 급격히 진행되며 통상 식후 30분 무렵에 혀·입술의 마비로 시작해 사지가 마비되고 심해지면 언어장애, 운동장해가 온다. 마비가 진행되면 호흡마비로 사망하며 치명률은 10% 정도이다.

(2) 식물성 자연독

① **독버섯**

버섯에 의한 식중독은 우리나라의 식물성 자연독 중 가장 많으며 주로 가을철에 발생한다. 독버섯의 종류로는 무당버섯, 알광대버섯, 화경버섯, 미치광이버섯, 광대버섯, 외대버섯, 웃음버섯, 땀버섯, 끈적버섯, 마귀버섯, 깔때기버섯 등이 있으며, 이들의 주요 독성성분은 무스카린muscarine, 무스카리딘muscaridine, 팔린phaline, 아마니타톡신amanitatoxin, 콜린choline, 뉴린neurine 등인데 무스카린에 의한 식중독이 가장 많다 **표 4-9**.

표 4-9 독버섯의 중독 증상에 따른 분류

구분	증상	종류
위장장애형	구토, 복통, 설사 증상으로 회복은 빠르고 사망률은 낮음	화경버섯, 외대버섯, 삿갓외대버섯, 노랑다발버섯
콜레라증상형	콜레라cholera 같은 심한 위장장애 증상 및 간장장해와 신장장해, 혼수, 경련 등을 일으키고 사망에 이름	알광대버섯, 독우산광대버섯, 흰알광대버섯
뇌증형	환각, 흥분, 마비, 혼수 등이 발생, 회복은 빠르고 사망률은 낮음	미치광이버섯, 환각버섯, 광대버섯
신경계장애형	발한, 경련 등이 일어남(땀버섯속은 땀이 심하게 나고 경련성 수축이 관찰됨)	땀버섯, 광대버섯, 마귀광대버섯

독버섯은 색이 아름답고 선명하며 매운맛과 신맛, 쓴맛이 있으며 줄기가 세로로 갈라지지 않고 유즙을 분비하고 점성이 있다. 공기 중에서 변색하고 악취가 난다고 알려져 있으며 감별법으로는 은수저를 문지르면 검게 변한다. 그러나 독버섯에는 예외가 많으므로 항상 주의해야 한다.

② 감자

감자의 독성물질은 솔라니딘solanidine의 배당체인 솔라닌solanine으로 발아 부위와 녹색 부위에 많이 함유되어 있다. 또한 썩은 감자에는 셉신sepsine이라는 독성물질이 생성되어 중독을 일으킨다. 중독을 예방하기 위해서는 발아 부위와 녹색 부위를 제

표 4-10 식물성 자연독의 종류 및 독성성분

종류	독성성분
독버섯	무스카린muscarine, 무스카리딘muscaridine, 콜린choline, 뉴린neurine 등
감자	솔라닌solanine
썩은 감자	셉신sepsine
목화씨	고시폴gossypol
피마자	리신ricin
청매(살구씨, 복숭아씨)	아미그달린amygdalin
오색두(미얀마콩)	파세오루나틴phaseolunatin(리나마린linamarin)
수수	듀린dhurrin
독보리(지내보리)	테뮬린temuline
독미나리	시큐톡신cicutoxin

거한 후 조리하여 섭취하도록 한다.

(3) 곰팡이독 식중독

곰팡이독인 미코톡신mycotoxin은 곰팡이가 생산하는 2차 대사산물로서 사람에게 급성 또는 만성 장해를 유발하는 유독물질군을 말한다. 미코톡신을 생산하는 곰팡이의 종류로는 100여 종이 넘는데, 아스퍼질러스*Aspergillus*, 페니실리움*Penicillium*, 푸사리움*Fusarium* 등이 대표적이다. 곰팡이 독은 비교적 열에 안정해서 가공과정 중 분해되지 않고 잔류하기 때문에 수확 전후 곡류나 그 가공품에 침입하여 증식하는 기회가 많고, 만성독성 및 발암성이 매우 강하여 보건위생상 중요시된다.

① 아플라톡신중독

아플라톡신Aflatoxin은 아스퍼질러스 플라버스*Aspergillus flavus*가 생산하는 독소로 쌀, 보리 등의 탄수화물이 풍부한 곡류와 땅콩, 메주, 된장, 간장 등에 존재한다. 아플라톡신은 강력한 간독성 물질로 인체에 간암(간독성)을 일으킨다.

② 맥각중독

맥각ergot이란 보리, 밀, 호밀에 잘 번식하여 에르코타민ergotamine, 에르고톡신ergotoxine, 에르고메트린ergometrine 등의 독소를 생성하는데, 이것이 혼입된 곡물을 섭취하면 맥각중독을 일으키며 인체에 간독성이 발생한다. 맥각독에 의한 중독 증상으로는 구토, 설사, 복통 등의 소화기계 증상과 교감신경 마비, 사지근육이 수축되는 것이 특징이다. 그 후 심해지면 의식을 잃고 사망하기도 하며, 임산부는 조산 또는 유산을 일으키기도 한다.

③ 황변미중독

황변미란 독소를 생산하는 곰팡이에 오염되어 쌀이 황색으로 변질된 것을 말하며 이 곰팡이에 의한 중독을 황변미중독이라 한다. 기후조건 때문에 저장곡류의 수분함량 조절에 문제가 많은 동남아시아산 쌀에 황변미가 많이 발생한다. 쌀 저장 시 습기가 차면 페니실리움속 푸른곰팡이가 쌀에 번식하여 신장독인 시트리닌citrinin, 신경독인 시트레오비리딘citreoviridin, 간장독인 아이슬란디톡신islanditoxin 등의 황변미독이 생성된다.

4) 화학적 식중독

화학적 식중독chemical food poisoning이란 사람이 유해한 화학물질에 오염된 식품을 섭취함으로써 급성 또는 만성 중독 증상을 일으키는 것을 말한다.

(1) 유해식품첨가물

허가되지 않은 유해식품첨가물을 모르고 사용하거나 무해한 것으로 잘못 알고 사용할 경우, 위화僞和 등 불순한 목적으로 허용되지 않는 첨가물을 고의로 식품에 섞어서 식중독 사고를 일으킬 수가 있다.

유해감미료

① 둘신dulcin

둘신은 백색의 결정으로 감미는 설탕의 약 250배이며 청량음료, 과자류, 절임류 등에 널리 사용되었다. 그러나 동물실험 결과 간종양이 발생하여 우리나라에서는 1966년 11월부터 사용이 금지되었다.

② 파라니트로 톨루이딘*p*-nitro-*o*-toluidine

파라니트로올소톨루이딘은 설탕의 200배 정도의 감미도를 가지며 독성이 강하고 중독사고가 많아 '살인당'이라는 별명이 있다. 중독되면 혈액독과 신경독을 나타내어 간, 신장 등에 장애를 초래한다.

③ 사이클라메이트cyclamate

사이클라메이트의 감미는 설탕의 40~50배로 청량감이 있고 설탕과 비슷한 단맛을 가져 한때 많이 사용되었으나, 장내 세균에 의해 발암물질로 대사되는 것이 밝혀져 우리나라에서는 1970년부터 사용을 금하고 있다.

유해착색제

① 아우라민

아우라민auramine은 염기성 황색 타르색소로 단무지, 과자, 팥앙금류, 카레가루 등에 사용될 가능성이 있다. 중독되면 흑자색의 반점이 나타나고 두통, 구토, 사지마비, 맥박 감소, 심계항진, 의식불명 등을 일으키며, 간장에 대한 발암성도 의심되고 있다.

② 로다민B

로다민Brhodamine B는 핑크색의 염기성 타르색소로 어묵, 과자, 토마토케첩, 생강 등에 사용하며, 주요 증상으로는 색소뇨와 전신 착색, 오심, 구토, 설사, 복통 등이다.

③ 실크스칼렛

실크스칼렛silk scarlet은 등적색의 수용성 타르색소로, 실크스칼렛으로 착색된 대구알젓을 먹고 중독된 사건이 있다. 주요 증상으로는 구토, 복통, 두통, 오한, 마비 등이 있다.

유해보존료

① 붕산

붕산boric acid, H_3BO_3은 양치약, 안약 등에 살균제로 사용되어 잘 알려졌으며, 햄, 베이컨, 과자류, 버터 등에 보존료로 사용되는 경우가 있다. 1~3 g으로 중독을 일으키고 다량으로 섭취할 경우 구토, 설사, 홍피증 등의 증상에 이어 혼수상태에 빠져 사망한다.

② 포름알데히드

포름알데히드formaldehyde, H · CHO는 물에 녹기 쉬운 무색의 기체로 살균력과 방부력이 강해서 0.002% 용액에서 세균 발육이 억제되며 두부, 주류, 유·육제품, 장류, 시럽 등에 사용될 가능성이 있다. 포름알데히드에 중독되면 두통, 위경련, 순환장해, 현기증, 호흡곤란 등을 일으키고 소화관을 해치며 체내에서 '개미산'으로 불리는 포름산formic acid, HCOOH으로 산화되어 배설되며 신장에 염증을 일으킨다.

포르말린formalin은 포름알데히드의 약 35% 수용액으로 방부력이 강하다.

③ 승홍

승홍mercury chloride, 염화수은, $HgCl_2$은 강력한 살균작용을 가지고 있어 의약품으로 사용되는데 방부력이 강하여 주류 등에 쓰일 수가 있다. 구토, 복통, 요독증 등의 급성중독을 일으키며 신장장해, 구내염 등의 만성중독을 일으킨다.

유해표백제

① 롱갈리트

롱갈리트rongalite는 물엿이나 연근 등의 표백에 이용하여 화학성 식중독을 일으키는 물질이다. 표백력이 강하지만 식품에 사용하면 포름알데히드가 잔류하여 신장을 자극하는 등 독성을 나타내므로 사용을 금지하고 있다.

② 삼염화질소

삼염화질소nitrogen trichloride, NCl_3는 밀가루의 표백료로 사용하였으나 독성이 강한 물질로 현재는 사용을 금하고 있다.

메탄올

메탄올methanol은 과실주 및 정제가 불충분한 증류주에 미량 함유되어 두통, 현기증, 구토가 생기고, 심할 경우 정신 이상, 시신경에 염증을 일으켜 실명하거나 사망에 이르게 된다. 메탄올의 함유 허용량은 일반 발효주인 경우에는 0.5 mg/mL 이하, 과실주인 경우에는 1 mg/mL 이하로 규제하고 있다. 메탄올의 대사산물인 포름알데히드는 망막조직에 손상을 주어 메탄올에 중독되는 경우 시각장애와 실명이 될 수 있다.

(2) 유해금속

① 비소

비소As는 환경과 식품 중에 미량으로 함유되어 있으나 해산물의 비소 함량은 대단히 높다. 급성중독 증상의 경우 발열, 식욕 부진, 구토, 탈수 증상 뒤에 복통, 체온 저하, 혈압 저하, 경련, 혼수상태에 이어 사망하는 경우가 많으며, 만성중독 증상의 경우 피부가 청색으로 변하고 손발, 피부의 각질화, 구토, 설사 등의 위장증상, 빈혈, 체중 감소 등을 일으키는데 황달이 특징적이다.

비소에 의한 대표적인 식중독의 예로는 1955년 일본 모리나카 '조제분유사건'이 있는데 이 사건은 비소에 오염된 분유로 인하여 12,000여 명의 어린이 환자와 128명의 사망자가 발생한 사건이다.

② 납

납Pb은 증기의 형태로 기도를 거쳐 흡수되어 발생되는 만성중독이지만, 때로는 상수도용 납관에서 음료수 중으로 납이 용출되거나 농약 중의 납이 식품 중으로 이행하여 중독을 일으킬 가능성이 있다. 납 중독의 대표적 증상은 빈혈이며 진행되면 창백한 얼굴, 잇몸에 나타나는 흑자색 띠 모양의 착색(납연), 말초신경염, 심근마비, 배꼽 주위의 복부를 찌르는 듯한 통증(납통증) 등 중증의 중독 증상을 나타낸다.

③ 수은

수은Hg은 최근에 공장폐수 중에 함유되어 있는 유기수은이 어패류 체내에 농축되고 그것을 섭취한 사람은 표적장기인 뇌의 심한 신경장해를 주 증상으로 하는 질병인 미나마타병을 일으킨다.

알아두기

미나마타병

1950년대부터 일본 규슈의 미나마타만 인근 어촌에서 중추신경계질환인 미나마타병이 발생하였다. 미나마타병은 주로 이 지역에서 잡힌 어패류를 오랫동안 섭취한 주민에게 발생하였으며, 초기에는 사지저림, 보행장애, 현기증, 시력상실, 청각상실, 태아에서 신경과 근육의 이상 발달 등의 증상을 나타낸다. 이 질병은 6개월 정도에서 절정에 이르고 사망하거나 거의 완전 회복이 어려운 후유증을 남긴다.

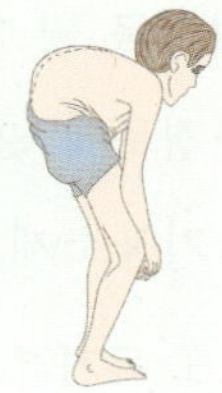

④ 카드뮴

카드뮴Cd은 자연계에 존재하고 금속식기나 기구류의 도금제로 일상용품으로 널리 이용되어 환경이나 식량자원의 오염을 야기시킨다. 또한 공장폐수에 함유되어 수질오

알아두기

이타이이타이병

이타이이타이병은 카드뮴 중독으로 발생하며 공장폐수에 의한 식품오염의 결과로 일어난 공해성 질환의 한 예이다. 광산에서 배출된 폐수를 벼 재배 시에 관개용수로 사용하여 그 논에서 생육한 쌀이 카드뮴에 오염되었는데 그 쌀을 먹고 있던 주민에게 장기간 체내에 흡수, 축적되어 만성중독이 발생한 것이다. 증상은 처음에는 신경통 같은 증상으로 발병하여 더욱 진행되면 뼈의 만곡, 변형이 일어나고 보행이 불가능하게 되며 약간의 충격만 받아도 쉽게 골절이 되고, 사지는 구부러져서 키가 짧아진다. 약간만 몸을 움직이거나 웃음, 기침, 심호흡 등에 의해서도 온몸에 통증을 느끼게 되므로 환자는 밤낮없이 아프다고 하면서 오랜 기간의 고생 끝에 사망하게 된다.

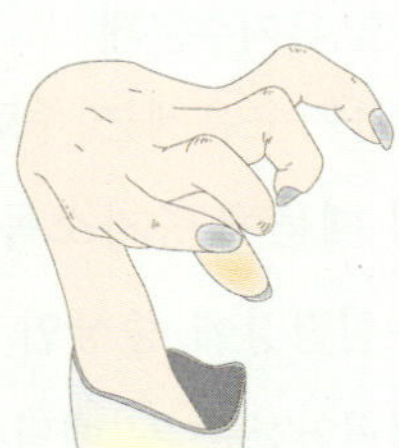

염의 원인이 되기도 하는데, 특히 카드뮴은 주로 벼와 같은 식물에 잘 흡수되므로 곡물류나 조개, 가리비, 굴과 같은 어패류의 내장에서 주로 검출된다. 카드뮴의 표적장기는 신장이며 급성중독이 강하여 메스꺼움, 구토, 설사, 복통 등의 증상을 나타내고, 만성중독 시에는 신장기능 장해, 골연화증을 일으키며 이타이이타이병이 발병한다.

(3) 농약

농약 사용의 보편화로 농약을 잘못 사용하여 중독사고가 많이 발생한다. 농경지에 살포된 농약은 농작물에 잔류, 공기 중에 부유, 빗물과 함께 하천·해양에 유입되어 해산물 및 가축 등을 오염시켜 사람에게 이행되는 등 지속적으로 순환하여 심각한 환경문제 및 식중독을 발생시킬 수 있다. 농약은 유기염소제, 유기인제, 유기수은제, 유기불소제, 비소제 등으로 분류된다.

① 유기염소제

유기염소제는 염소를 함유하고 있으면서 강력한 살충효과를 나타내지만 분해기간이 길어 자연에 오랫동안 잔류되는 단점이 있다. 일반적으로 유기인제에 비하여 독성이 적은 편이나 안정하여 토양 중에서도 잔류성이 크고, 지용성으로 인체의 지방조직에 축적되어 만성중독을 일으킬 가능성이 크다. 주요 유기염소제 농약은 DDT, BHCbenzene hexachloride, 알드린 등이다.

② 유기인제

유기인제는 다른 농약에 비하여 살충효과가 높지만 독성이 커서 급성 중독사고가 많이 일어난다. 식욕 부진, 구토, 청색증cyanosis, 근력 감퇴, 전신 경련, 혈압 상승, 현기증, 두통, 발열 등의 증상을 나타내지만 비교적 분해되기 쉬워 잔류독성이 크게 문제되지 않는다. 주요 유기인제 농약은 파라티온, 말라티온, 다이아지논 등이 있다.

③ 유기수은제

유기수은제는 주로 종자소독용 농약으로 사용되며, 축적성이 상당히 크고 만성독성 때문에 종자소독용을 제외하고는 금지된 경우가 많다. 중독 시 주요 증상으로 중추신경장애 증상인 경련, 시야 축소, 언어장애 등이 있다. 주요 유기수은제 농약에는 메틸염화수은, 메틸요오드화수은 등이 있다.

④ **유기불소제**

유기불소제는 살충제, 살서제, 살비제로 쓰이며, 체내에서 구연산의 축적을 일으켜 독작용을 나타내는데 독성이 강한 편이다. 중독 시 주요 증상은 심장장애와 중추신경 이상 등이다. 대표적 유기불소제로는 fratol(쥐약), fussol(깍지벌레, 진딧물), nissol(진드기) 등이 있다.

⑤ **비소제**

비소제는 살균제나 살충제 등으로 이용되며, 중독 시 주요 증상으로는 목구멍과 식도의 수축, 위통, 구토, 설사, 혈변, 소변량 감소, 갈증 등이 있다. 살균제로는 아소진asozin, 네오아소진neoasozin 등의 유기비소제가 사용되며 살충제로는 비산납, 비산석회, 비산망간 등의 무기비소제가 쓰인다.

(4) 용기 및 포장

합성수지는 인공적으로 합성시켜 얻어진 고분자화합물로 성형·가공·사용상의 문제로 유해성분이 용출되기도 하며, 첨가제의 사용으로 잔류나 용출되어 독성을 일으키기도 한다.

- 열경화성 합성수지 : 페놀수지, 요소수지, 멜라민수지 등이 있으며, 내열성을 가지고 있지만 주로 포름알데히드의 용출이 문제되고 있다. 멜라민은 열에 강한 플라스틱 원료의 생산에 사용하는 소재로 식품의 제조·가공에 사용할 수 없는 물

표 4-11 합성수지의 종류에 따른 유해물질

구분	종류	용도	유해물질
열경화성 수지	페놀수지	식기, 냄비손잡이	포름알데히드 용출
	요소수지	화장품 용기, 쟁반	
	멜라민수지	단체급식용 식기, 젓가락	
열가소성 수지	폴리에틸렌PE	병, 용기, 물통, 바구니	-
	폴리프로필렌PP	과자나 빵의 포장필름	-
	폴리스틸렌PS	아이스크림과 컵라면 용기	스틸렌
	폴리카보네이트PC	유아용 젖병, 생수통	비스페놀A
	염화비닐수지PVC	병, 플라스틱 랩 필름	염화비닐

출처 : 최해연 외, 2018

질인데 중국에서 생산된 멜라민에 함유된 분유를 먹은 유아에게서 신장결석이 발생하여 사망한 사고가 발생하였다.

- 열가소성 합성수지 : 염화비닐수지, 초산비닐 수지, 폴리스티렌, 아크릴수지, 폴리에틸렌, 폴리프로필렌 등이 있으며, 포름알데히드의 용출에 의한 독성은 없으나 스틸렌, 비스페놀A, 염화비닐과 같은 첨가제의 용출이 문제가 되고 있다.

4. 식품첨가물

1) 식품첨가물의 개요

(1) 정의

「식품위생법」에서 "식품첨가물"이란 식품을 제조·가공·조리 또는 보존하는 과정에서 감미, 착색, 표백 또는 산화 방지 등을 목적으로 식품에 사용되는 물질을 말한다. 이 경우 기구·용기·포장을 살균·소독하는 데에 사용되어 간접적으로 식품으로 옮아갈 수 있는 물질을 포함한다.

- 세계식량기구FAO와 세계보건기구WHO의 합동전문위원회 : "식품첨가물이란 식품의 외관, 향미, 조직 또는 저장성을 향상시키기 위한 목적으로 소량으로 식품에 첨가되는 비영양물질"이라고 정의하고 있다.

(2) 식품첨가물 사용의 정당성

식품첨가물의 기준 및 규격 체계는 1962년 식품첨가물 217품목의 최초 지정 이후 1966년에 도입되어 현재까지 유지되고 있으며, 화학적 합성품과 천연첨가물로 구분하는 분류체계는 1996년부터 시작되어 왔다. 그러나 최근에는 국제적으로 식품첨가물은 인체 안전성이 확인된 경우에 한하여 사용의 기술적 필요성과 정당성justification이 충분히 입증되어야 식품에 사용할 수 있도록 허용하고 있다. 따라서 2018년도부터 식품첨가물의 사용목적을 명확히 하기 위하여 용도 중심으로 분류체계가 개편되었고 현재 국내 지정된 식품첨가물을 중심으로 31개 용도로 분류되었다 표 4-12.

표 4-12 식품첨가물의 용도별 분류

	용도	정의
1	감미료	식품에 단맛을 부여하는 식품첨가물
2	고결방지제	식품의 입자 등이 서로 부착되어 고형화되는 것을 감소시키는 식품첨가물
3	거품제거제	식품의 거품 생성을 방지하거나 감소시키는 식품첨가물
4	껌기초제	적당한 점성과 탄력성을 갖는 비영양성의 씹는 물질로서 껌 제조의 기초 원료가 되는 식품첨가물
5	밀가루개량제	밀가루나 반죽에 첨가되어 제빵 품질이나 색을 증진시키기 위해 사용되는 식품첨가물
6	발색제	식품의 색을 안정화시키거나, 유지 또는 강화시키는 식품첨가물
7	보존료	미생물에 의한 품질 저하를 방지하여 식품의 보존기간을 연장시키는 식품첨가물
8	분사제	용기에서 식품을 방출시키는 가스 식품첨가물
9	산도조절제	식품의 산도 또는 알칼리도를 조절하는 식품첨가물
10	산화방지제	산화에 의한 식품의 품질 저하를 방지하는 식품첨가물
11	살균제	식품 표면의 미생물을 단시간 내에 사멸시키는 작용을 하는 식품첨가물
12	습윤제	식품이 건조되는 것을 방지하는 식품첨가물
13	안정제	두 가지 또는 그 이상의 성분을 일정한 분산 형태로 유지시키는 식품첨가물
14	여과보조제	불순물 또는 미세한 입자를 흡착하여 제거하기 위해 사용되는 식품첨가물
15	영양강화제	식품의 영양학적 품질을 유지하기 위해 제조공정 중 손실된 영양소를 복원하거나 영양소를 강화시키는 식품첨가물
16	유화제	물과 기름 등 섞이지 않는 두 가지 또는 그 이상의 상phases을 균질하게 섞어주거나 유지시키는 식품첨가물
17	이형제	식품의 형태를 유지하기 위해 원료가 용기에 붙는 것을 방지하여 분리하기 쉽도록 하는 식품첨가물
18	응고제	식품 성분을 결착 또는 응고시키거나 과일 및 채소류의 조직을 단단하거나 바삭하게 유지시키는 식품첨가물
19	제조용제	식품의 제조·가공 시 촉매, 침전, 분해, 청징 등의 역할을 하는 보조제 식품첨가물
20	젤형성제	젤을 형성하여 식품에 물성을 부여하는 식품첨가물
21	증점제	식품의 점도를 증가시키는 식품첨가물
22	착색료	식품에 색을 부여하거나 복원시키는 식품첨가물
23	추출용제	유용한 성분 등을 추출하거나 용해시키는 식품첨가물
24	충전제	산화나 부패로부터 식품을 보호하기 위해 식품의 제조 시 포장용기에 의도적으로 주입시키는 가스 식품첨가물
25	팽창제	가스를 방출하여 반죽의 부피를 증가시키는 식품첨가물
26	표백제	식품의 색을 제거하기 위해 사용되는 식품첨가물
27	표면처리제	식품의 표면을 매끄럽게 하거나 정돈하기 위해 사용되는 식품첨가물
28	피막제	식품의 표면에 광택을 내거나 보호막을 형성하는 식품첨가물
29	향료	식품에 특유한 향을 부여하거나 제조공정 중 손실된 식품 본래의 향을 보강하기 위해 사용되는 식품첨가물
30	향미증진제	식품의 맛 또는 향미를 증진시키는 식품첨가물
31	효소제	특정한 생화학 반응의 촉매 작용을 하는 식품첨가물

출처 : 식품의약품안전처

알아두기

식품첨가물 사용의 정당성justification

식품첨가물의 사용이 정당화될 수 있는 경우는 아래의 조건을 충족할 수 있을 때에 가능하다.

① 식품첨가물을 사용함으로써 이점이 있어야 한다.
② 소비자에게 뚜렷한 건강상의 위험성을 나타내지 않아야 한다.
③ 소비자를 속이지 않아야 한다.
④ 보존료, 감미료 등 식품첨가물 고유의 용도로 사용되어야 한다.
⑤ 경제적, 기술적으로 실행 가능한 다른 수단으로는 상기 목표를 달성할 수 없는 경우에만 가능하다.

2) 식품첨가물의 종류

(1) 보존료

보존료 및 보존제chemical preservatives & antimicrobial agents는 미생물의 증식에 의해 일어나는 부패 및 변질을 방지하기 위해 사용되는 방부제로서, 부패미생물에 대하여 정균작용과 효소작용을 억제한다.

① 보존료의 사용기준

- 보존료는 부패미생물의 증식 억제효과가 커야 한다.
- 식품에 나쁜 영향을 주지 않아야 한다.
- 독성이 없거나 낮아야 한다.
- 사용법이 간편하고 값이 싸야 한다.
- 공기, 빛, 열에 안정하고 pH에 의한 영향을 받지 않아야 한다.
- 무미, 무취이고 자극성이 없어야 한다.
- 소량으로도 효과가 크고 장기적으로 사용하여도 해가 없어야 한다.

② 허용 보존료의 종류

- 데히드로초산 및 데히드로초산나트륨 : 자연치즈, 가공치즈, 버터류, 마가린류
- 소르빈산 및 소르빈산 칼륨 : 치즈, 식육가공품, 성게젓, 장류 및 각종 절임식품, 농축과실즙·잼류

- 안식향산, 안식향산나트륨, 안식향산칼륨, 안식향산칼슘 : 과일·채소류음료, 간장류, 마요네즈, 잼류
- 파라옥시안식향산 메틸 및 파라옥시안식향산 에틸 : 캡슐류, 잼류, 간장류, 식초, 인삼·홍삼음료
- 프로피온산 및 프로피온산 칼슘, 프로피온산 나트륨 : 빵류, 자연치즈·가공치즈, 잼류

(2) 감미료

식품에 단맛을 주고 식욕을 돋우기 위하여 사용되는 첨가물이다. 설탕을 제외한 감미를 갖고 있는 인공감미료는 설탕에 비하여 값이 싸며 갈변에 의한 식품의 품질 변화를 최소화하고, 감미도가 크기 때문에 최근 많이 사용되고 있다. 감미도는 설탕을 1로 했을 때 사카린나트륨 500배, 글리실리진산이나트륨 200배, 아스파탐 180~200배 정도이나 감미의 질이 설탕보다 떨어진다.

- 사카린나트륨 : 탁주·소주, 어육가공품, 시리얼류, 젓갈류, 절임식품, 음료류, 김치류
- 글리실리진산이나트륨 : 된장 및 간장 이외의 식품에는 사용 금지
- 아스파탐 : 빵류·과자, 체중 조절용 조제식품
- 수크랄로스 : 과자, 추잉껌, 잼류·음료류·가공유류·발효유류·조제커피, 시리얼류
- 아세설팜칼륨 : 앙금류, 추잉껌, 소스류, 캔디류, 잼류, 절임식품, 빙과류·아이스크림류, 음료류

(3) 착색료

착색료는 식품의 가공 시 외관을 보기 좋게 하여 인공적으로 착색하여 천연색을 보완 및 미화하여 식품의 매력을 높임으로써 소비자의 기호를 충족시켜 식품의 가치를 향상시키기 위한 첨가물이다.

- 아조azo계 색소 : 적색 2호, 40호, 황색 4호, 5호
- 트리페닐메탄triphenylmethane계 색소 : 청색 1호, 녹색 3호

- 크산텐xanthene계 색소 : 적색 3호
- 인디고이드indigoid계 색소 : 청색 2호

(4) 산화방지제

산화방지제antioxidant는 공기 중 산소에 의해 식품의 유지 산패 및 식품의 변색이나 이미·이취, 퇴색을 방지하기 위해 사용하는 첨가물로서 항산화제라고도 한다. 사용허가된 산화방지제는 디부틸히드록톨루엔, 토코페롤, 아스코르빈산, 에리쏘르빈산 및 에리쏘르빈산나트륨, 부틸히드록시아니솔 등이 있다.

(5) 살균제

식품의 부패미생물 및 감염병 등의 병원균을 사멸시키기 위해 사용되는 첨가물로서 살균작용이 주가 되며 정균력도 있다. 음료수, 식기류, 손 등의 소독에 사용하며, 허용된 살균제는 차아염소산나트륨, 차아염소산수, 고도표백분 등이 있다. 참깨에는 사용이 금지되어 있다.

(6) 발색제

발색제는 그 자체에는 색이 없으나 식품 중의 색소 단백질과 반응하여 식품 자체의 색을 고정시키고(색소고정제), 선명하게 하거나 발색시키게 하는 물질이다. 현재 허용된 발색제에는 사용기준이 있는 아질산나트륨, 질산나트륨 등이 있고, 사용기준이 없는 황산제1철과 소암모늄명반이 있다.

(7) 팽창제

팽창제는 빵이나 과자 등을 제조할 때 제품을 부풀게 하여 연하고 맛이 좋으며 소화가 잘 되도록 하기 위해 첨가되는 물질로 효모와 같은 천연물과 탄산염, 암모늄염 등과 같은 합성팽창제가 있다.

(8) 기타첨가물

① 유화제

유화제는 물과 기름과 같이 서로 혼합이 잘 되지 않는 두 종류의 액체를 혼합·분산시켜 분리되지 않도록 하는 것으로 계면활성제라고도 한다. 아이스크림과 마요네

즈의 유화, 빵과 카스텔라의 유연성 지속 및 노화 방지 등에 사용된다. 유화제의 종류로는 글리세린 지방산 에스테르, 소르빈산 지방산 에스테르, 프로필렌 글리콜 지방산 에스테르, 레시틴 등이 있다.

② 품질개량제

품질개량제는 식육 연제품류에 사용하며 결착성을 높여 씹을 때 식감을 향상시키고, 조직을 개량하여 맛의 조화와 풍미의 향상을 가져오며, 변질·변색 등을 방지할 목적으로 사용되는 식품첨가물로 결착제라고도 한다. 품질개량제의 종류로는 인산염과 축합 또는 중합 인산염이 있다.

③ 껌 기초제

껌 기초제는 현재는 초산비닐수지 등의 합성 고분자 화합물이 사용되고 있으며 점성, 풍미의 유지, 탄력성 등이 우수해야 한다. 허용 껌 기초제로는 폴리이소부틸렌, 초산비닐수지, 에스테르검 등이 있다.

④ 소포제

소포제는 발효·양조 공업이나 유제품, 잼, 주스, 엿 등의 식품 제조공정에 있어 거품을 없애기 위해 사용한다. 대표적인 소포제로는 규소수지가 있다.

⑤ 추출제

추출제는 식용유지 제조 시 유지 추출을 용이하게 하기 위하여 사용되며, 핵산hexane만 허용되어 있다.

⑥ 호료

호료는 식품에 대하여 유화 안정성을 좋게 하고 점착성을 증가시켜 식품 제조·가공 시 가열이나 보존 중 선도를 유지하고 형체를 보존, 미각에 대하여 촉감을 좋게 하기 위한 목적으로 사용된다.

5. 기생충질환

1) 기생충의 개요

(1) 기생충의 정의

기생충은 독립적으로 자연계에서 생명을 유지할 수 없으므로 다른 종류의 생물체를 숙주로 의존하면서 생명을 유지하는 기생체이다. 기생충은 인간을 숙주로 일시적 또는 지속적으로 기생하는 생물체인데 대부분의 기생충은 인체의 장내에 기생하며 영양을 섭취하고 소화를 방해하여 소화불량, 영양결핍 등의 피해를 준다.

(2) 우리나라 기생충 감염실태

우리나라는 기생충질환 예방의 일환으로 1971년도부터 '장내 기생충 실태조사'를 시작하여 5~7년 주기로 2012년까지 8회의 조사를 실시하였다. 1970년대의 토양을 매개로 하던 회충, 요충, 편충 등의 양성률은 최근 30년 동안 감소되었으나, 생선회 등의 어류나 조개류의 생식이 증가하면서 식품-매개 기생충 감염은 상대적으로 증가되었다. 식품-매개 기생충은 연충helminth이 대부분을 차지하고 원충protozoa이 일부 포함되어 있으며, 최근까지의 조사에서 간흡충, 장흡충, 요코가와흡충, 요충 등과 같은 특정 기생충의 감염률이 감소되지 않고 있는 실정이다.

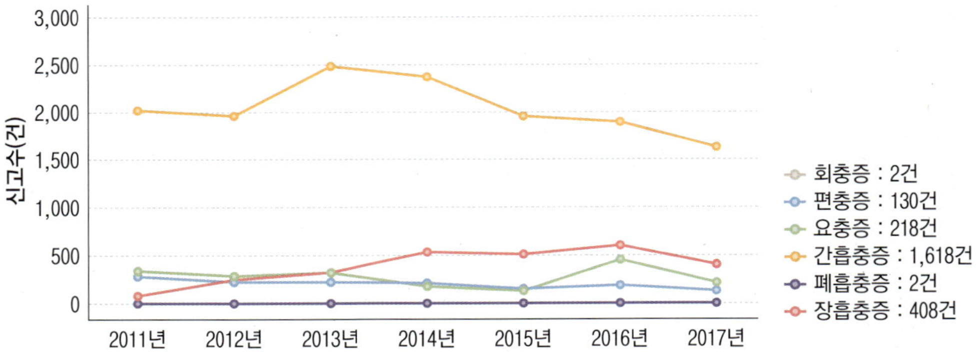

그림 4-7 전국 기생충감염증

출처 : 질병관리본부, 2018

(3) 기생충의 분류

기생충은 형태에 따라 분류하면 원충류와 윤충류로 나눌 수 있다. 원충류는 단세포동물single celled animal로서 운동성을 갖고 있어 대부분 자유생활을 하며, 일부 원충은 인체에서 기생하면서 다양한 증상을 유발한다. 윤충류(연충류)는 다세포 기생충군으로 조직과 기관이 발달되어 있으며 선충류, 흡충류, 조충류가 포함된다.

표 4-13 기생충의 감염경로 및 중간숙주

감염경로	중간숙주		기생충의 종류
	제1중간숙주	제2중간숙주	
채소류	-	-	회충Ascariasis 구충Hook worm disesae 요충Enterobiasis 동양모양선충Trichostrongylus orientalis
육류	소	-	무구조충beef tape worm
	돼지	-	유구조충pork tape worm
	돼지	-	선모충Trichinella spiralis
	고양이, 쥐	-	톡소포자충Toxoplasma
어패류	왜우렁이	담수어(붕어, 잉어)	간흡충Clonorchis
	다슬기	갑각류(참게, 가재)	폐흡충Paragonimus
	다슬기	담수어(은어, 붕어)	요코가와흡충Metagonimus
	물벼룩	연어, 송어, 농어	광절열두조충Diphyllobothriasis
	물벼룩	담수어(가물치, 메기)	유극악구충Gnathostoma
	크릴새우	오징어, 대구, 고등어	고래회충Anisakis

(4) 기생충질환 진단법 및 예방대책

① 기생충질환의 진단법

- 검변검사는 기생충의 충란, 유충 포낭 등을 검출하는 것으로 대부분의 윤충류 감염을 확진하는 데 이용한다. 대표적 검출 기생충으로는 회충, 편충, 요충, 간흡충, 유구조충(갈고리촌충), 무구조충(민촌충) 등이 있다.
- 셀로판테이프법은 셀로판테이프의 끈적끈적한 면을 항문 부위에 붙였다가 떼어낸 것을 유리 슬라이드에 밀착시킨 후에 현미경으로 관찰하는 것으로 요충이나

조충의 충란을 검출할 때 주로 사용된다.

- 가래검사는 폐 속에 기생하는 폐흡충 등을 진단하는 데 필요하다.
- 혈액검사는 사상충, 열원충 등의 충체를 혈액 내에서 검출할 수 있다.
- 요검사는 질트리고모나스, 방광주혈흡충 등의 충체나 충란을 소변에서 검출할 때 이용된다.

② 기생충질환의 예방과 관리

기생충질환은 예방에 주력해야 하며 보건교육과 위생적 습관을 갖추어야 한다.

- 분변을 완전 처리하여 분변오염을 막는다.
- 봄, 가을에 정기적 구충검사를 실시한다.
- 기생충 감염자는 조기 발견하여 치료하며, 구충은 집단적으로 실시한다.
- 기생충의 감염에 관한 예방법을 교육한다.
- 손씻기 등 개인위생을 철저히 한다.
- 채소는 흐르는 물에 충분히 씻어 먹는다.
- 쇠고기와 돼지고기의 생식을 금하고 충분히 가열·조리한 것을 먹는다.
- 담수어, 게, 가재를 생으로 먹지 않는다.
- 도마, 칼 등의 조리기구는 열탕 소독하여 위생적으로 관리한다.

2) 기생충의 분류

(1) 선충류

회충

회충*Ascariasis*은 전세계적으로 분포되어 있으며 온난하고 습한 지방화 환경위생시설이 미비한 지역에서 높은 감염률을 보인다. 우리나라는 1970년대 가장 많이 감염되는 기생충이었으나 현재는 0.03% 이하로 감소하였다.

① 특징 및 전파

회충*Ascariasis lumbricodes*은 긴 원주상으로 성충의 길이는 수컷 15~31 cm, 암컷은 22~35 cm이며, 지름은 3~6 mm 정도로 소장에서 기생한다. 암컷은 하루에 10~20만 개의 알을 낳고, 충란은 분변과 함께 배출되어 흙속에서 2~5주 지난 후 감염형이

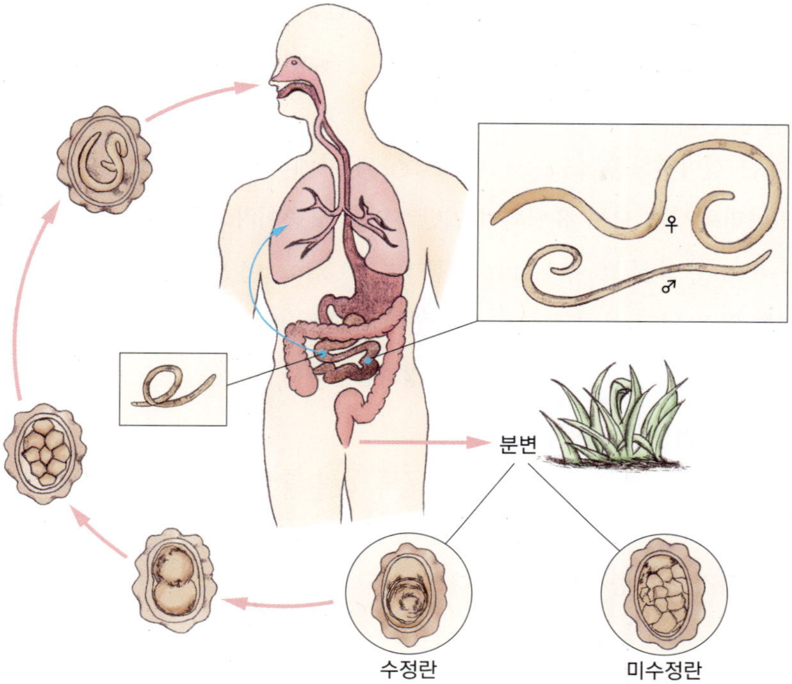

그림 4-8 회충의 감염경로

된다. 분변을 탈출하여 토양, 오염된 채소, 파리의 매개로 경구 침입으로 감염되며 위장을 통과하여 소장에 정착한다.

② 증상 및 예방

회충은 감염되어도 증상이 나타나지 않는 경우가 많으며, 심하면 복통, 권태, 피로감, 두통, 발열, 이미증 등을 일으키며 맹장이나 수담관 등에 침입하여 장폐색증, 복막염 등을 일으킨다.

예방을 위해서는 분변의 위생관리와 파리의 구제, 인분을 사용하지 않는 청정채소 보급, 채소의 세정, 용변 후·식사 전 손의 청결, 집단구충에 의한 감염 방지, 보건교육 실시 등이 필요하다.

구충

구충Hook worm disesae은 십지지장충이라고도 불리며, 예리한 이빨로 숙주의 장 점막에 붙어 흡혈을 하는 특징이 있어 회충보다 건강장해가 심하고 경구감염과 경피감염이 모두 가능하다.

① **특징 및 전파**

구충에는 십이지장충*Ancylostoma duodenalae*과 아메리카구충*Necator americanus*이 있으며, 우리나라에서는 모두 유행되며 일반적으로 구충이라고 불린다. 십이지장 성충은 수컷 7~8 mm, 암컷 10~13 mm, 지름 0.4~0.6 mm 정도이며, 암컷은 하루 1만 개의 타원형 알을 낳고 분변과 함께 탈출한다. 오염된 채소 등을 통해 경구감염되며 밭에서 일할 때 손이나 발의 피부를 통해 경피감염된다.

② **증상 및 예방**

구충의 침입 초기에는 기침, 구역질, 구토 등의 증상이 있고 성충이 되면 구충 한 마리가 하루에 0.2 mL 정도의 피를 빨아먹으므로 빈혈증과 토식증, 다식증, 이미증과 같은 소화장애의 증상을 일으킨다.

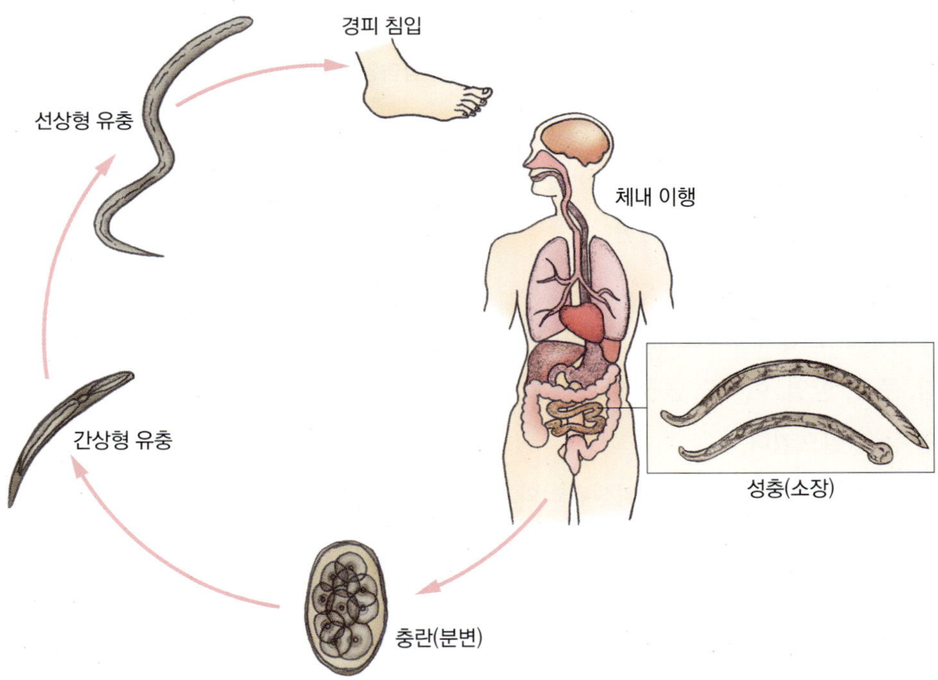

그림 4-9 구충의 감염경로

구충란은 저항력이 약해 분변 중의 생존기간이 2개월 이하이며, 70℃의 열에서는 1초 안에 죽고 직사광선에서 짧은 시간 내에 죽는다. 예방법으로는 회충과 마찬가지로 채소의 세정, 손의 청결, 집단구충을 실시하고 경피감염을 방지하기 위하여 오염된 논밭을 맨발로 돌아다니지 않는다.

요충

요충*Enterobiasis*은 세계적으로 널리 분포되어 있으며 열대지방보다는 한대지방, 농촌보다는 인구밀도가 큰 도시에서 감염률이 높다. 요충의 충란은 건조한 환경에서도 장기간 생존이 가능하므로 집단생활을 하는 사람들 사이에서 집단으로 감염되기 쉽고 가족 내 감염을 일으킨다.

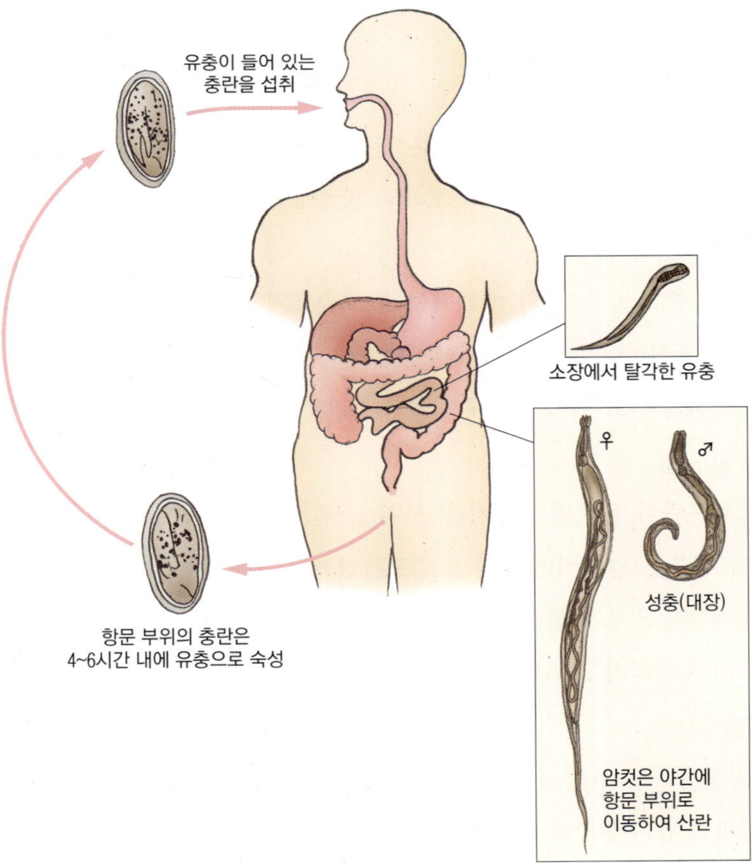

그림 4-10 요충의 감염경로

① **특징 및 전파**

요충*Enterobius vermicularis*의 성충은 방추형의 가늘고 흰 모양으로 수컷은 2~5 mm, 암컷은 8~13 mm 정도이다. 오염된 음식물이나 식기를 통해 경구감염되기도 하며, 맹장 내에 기생하며 암컷은 밤에 장에서 나와 항문 근처에 산란하므로 매우 가렵다. 긁으면 습진이 생기고 오염된 손에 의해 다시 직접 경구감염이 된다.

② **증상 및 예방**

요충의 증상은 알을 산란하기 위해 항문으로 나오기 때문에 항문 주위와 회음부에 소양증이 생겨서 가렵고 긁게 되면 습진, 피부염 등의 2차 감염, 불면증, 신경증이 생긴다. 어린이는 오줌을 싸며 여성은 백대하증 등이 일어난다. 예방법으로는 집단 구충을 하는 것이 중요하며 손, 항문 근처, 속옷을 청결히 하고 항문이 가려워도 맨손으로 긁지 않는다.

말레이사상충

말레이사상충증*Filariasis, Elephantiasis*은 상피병이라고도 하며 한국, 중국, 일본, 말레이시아, 필리핀 등 아시아 지역에 분포하고 한국에서는 제주도에서 감염률이 높다.

① **특징 및 전파**

말레이사상충*Brugia malayi*의 매개체는 토고숲모기*Aedes togoi*로 감염자로부터 피와 함께 유충을 흡혈한다. 모기속에서 유충은 2~3주 후 필라이아*filaria*형이 되어 새로운 사람을 흡혈하게 되고 이때 인체에 침입되어 림프조직에서 기생한다.

② **증상 및 예방**

성충은 림프관이 분포된 생식기관, 사지 등에 기생하며 림프관선이나 림프관에 부종, 세포의 침윤을 일으키며 심하면 림프관염, 음낭의 상피증, 유미성음낭수종 등이 발생한다. 예방법으로는 환경위생을 실시하여 모기의 서식처를 제거하여 모기를 구재하고 모기에 물리지 않도록 한다.

동양모양선충

동양모양선충*Trichostrongylus orientalis*은 우리나라와 일본에서의 감염률이 비교적 높으나 동양과 중남미에 주로 분포한다.

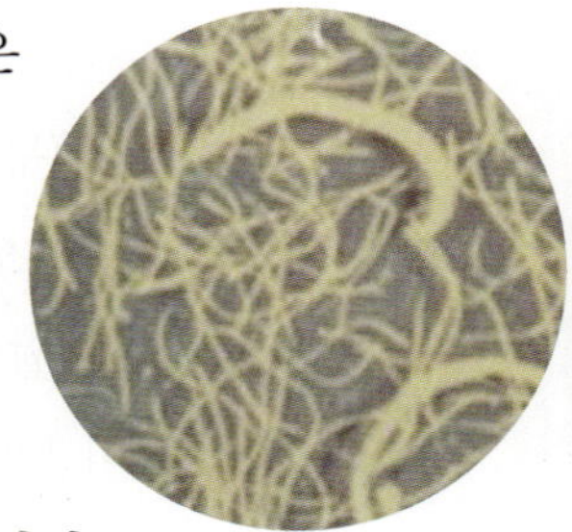

① 특징 및 전파

동양모양선충은 4~7 mm 정도의 크기로 털모양의 형태로 매우 가늘고 작은 선충이다. 분변에 섞어 배출된 선충은 부화, 탈피 후 감염유충이 되어 인체에 경구적으로 침입하여 식도, 소장에 기생한다.

② 증상 및 예방

동양모양선충은 감염되어도 자각하지 못하며 특별한 병변도 없으나 다수에 감염된 때에는 장점막 염증, 장염등의 소화기계 증상, 빈혈 등을 일으킨다. 예방법은 회충, 구충과 같이 채소의 세정, 손의 청결, 집단구충 등을 실시한다.

아니사키스

고래회충은*Anisakis* '아니사키스'라고도 하며 고래, 돌고래 등 해산 포유류의 위에 기생하는 회충이다. 우리나라와 일본에서는 바닷물고기의 생식을 즐기므로 보건위생상 문제가 되는 기생충이다.

① 특징 및 전파

고래회충는 해산포유류로부터 배출된 충란이 바닷물 속에서 부화하여 제1기 유충이 되고 제1중간숙주인 크릴새우 등의 소갑각류에 섭취된 후 제2기 유충이 된다. 이것을 제2중간숙주인 고등어, 조기, 대구, 갈치, 오징어 등이 섭취하게 되면 내장이나 근육에서 제3기 유충이 된다. 감염된 물고기를 사람이 생식하면 감염된다.

② 증상 및 예방

사람은 감염된 바닷물고기를 섭취함으로써 감염되는데 유충이 위장벽에 기생하여 종양을 형성하여 복통, 메스꺼움, 구토 등을 일으키고 위궤양, 위암 등이 발생된다. 예방법으로는 바닷물고기의 생식을 금하고 조리시 내장을 완전히 제거한다.

(2) 조충류

유구조충

유구조충Pork tape worm은 돼지고기를 생식하여 감염되는데 성충 섭취보다는 충란 섭취로 낭충증cysticerosis에 대부분 감염된다. 두부에 갈고리를 가지고 있어 갈고리촌충이라고도 한다.

① 특징 및 전파

유구조충*Taenia solium*의 길이는 2~8 m, 지름 5~6 mm, 체절은 800~1,000개이며, 두부는 구형으로 20~30개의 갈고리가 있고 4개의 흡반이 둘러싸고 있다. 충란에 오염된 풀을 중간숙주인 돼지가 먹으면 소장에 들어가 부화한 후 근육 속에서 약 2개월 후 유구낭충이 된다. 사람이 이 돼지고기를 생식하면 감염되고 소장에서 성충이 되며 인체에서 산란하여 충란은 장내에서 부화하여 장벽을 뚫고 혈류를 따라 각 장기로 이동하여 자가감염된다 그림 4-11.

② 증상 및 예방

유구조충에 감염되면 무증상인 경우도 많지만 소화불량, 설사, 두통, 불쾌감 등 소화기계 증상이 나타나며 인체의 근육, 피하조직, 뇌, 심근, 신장 등에 장충이 기생하

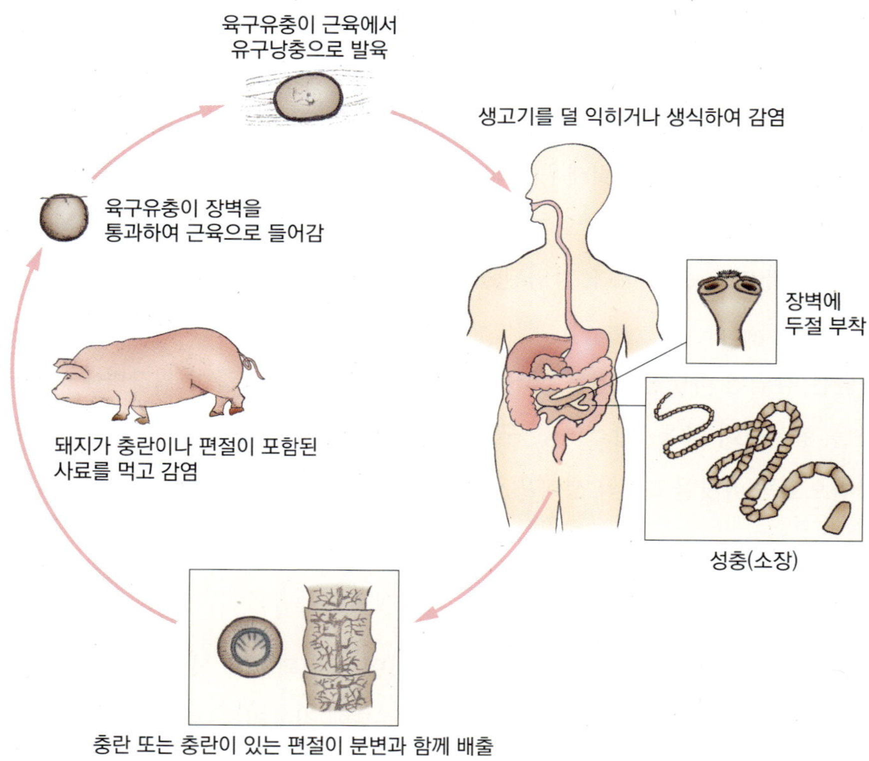

그림 4-11 유구조충의 감염경로

여 인체 낭충증을 일으킨다. 예방법으로는 돼지고기의 생식을 금하고 충분히 익혀먹으며, 감염자를 구충하는 것이다. 또한 돼지 사료를 분변으로 오염시키지 않도록 해야 한다.

무구조충

무구조충Beef tape worm, *Taenia saginata*은 세계적으로 많이 분포하고 있으며 쇠고기를 먹는 나라에서 발견된다. 우리나라에서도 흔히 볼 수 있는 조충으로 '민촌충'이라고도 한다.

① 특징 및 전파

무구조충의 길이는 10~12 m, 체절이 1,000개 이상이며, 두부에는 4개의 흡반이 있으나 두정부에 갈고리가 없는 것이 특징이다. 충란에 오염된 목초를 먹으면 소의 장에서 육구유충이 되어 장벽을 뚫고 근육 안에 들어가 무구낭충이 된다. 감염된 쇠고

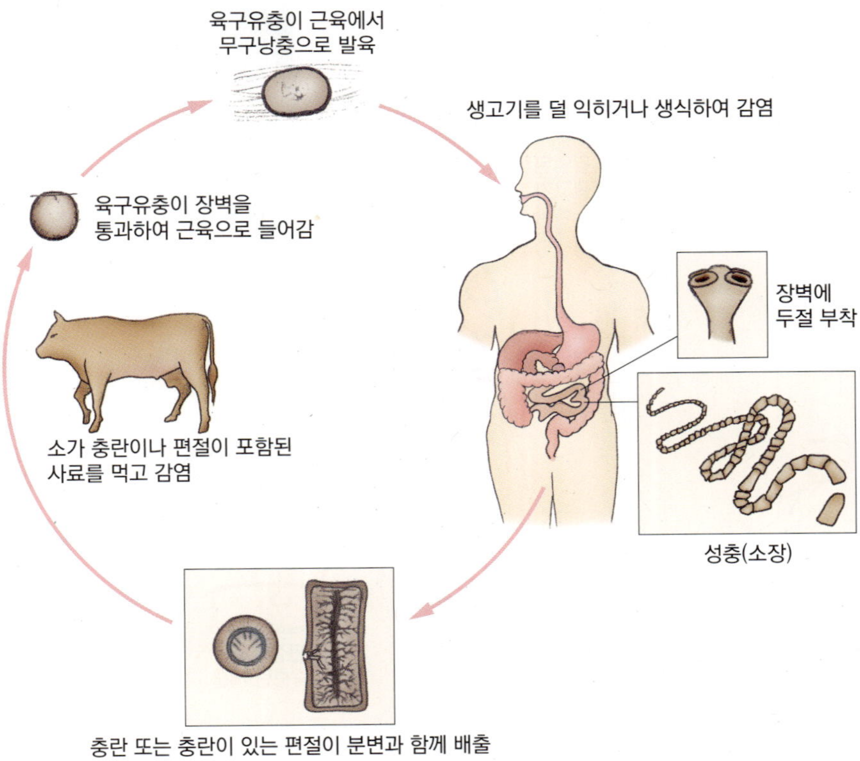

그림 4-12 무구조충의 감염경로

기를 생식하면 소장상부에서 탈낭하여 성충이 된다 그림 4-12.

② 증상 및 예방

일반적으로 감염 증상이 없지만 복통, 소화불량, 오심, 구토 등 소화기계 증상이 나타날 수 있으며, 눕거나 걷는 등 움직임이 있을 때 다수의 편절이 항문에서 배출되어 불쾌감을 준다. 예방법으로 쇠고기의 생식을 금하고 충분히 익혀먹으며, 감염자를 구충하고 소의 사료를 분변으로 오염시키지 않도록 한다.

광절열두조충

광절열두조충Fish tape worm은 '긴촌충'이라고도 하는데 인체에 기생하는 조충 중에서 가장 길어 붙여진 이름이다. 연어, 송어, 농어 등 담수어를 식용하는 일본, 유럽, 미국 등에 많으며, 우리나라에서는 농어를 통한 감염이 보고되고 있다.

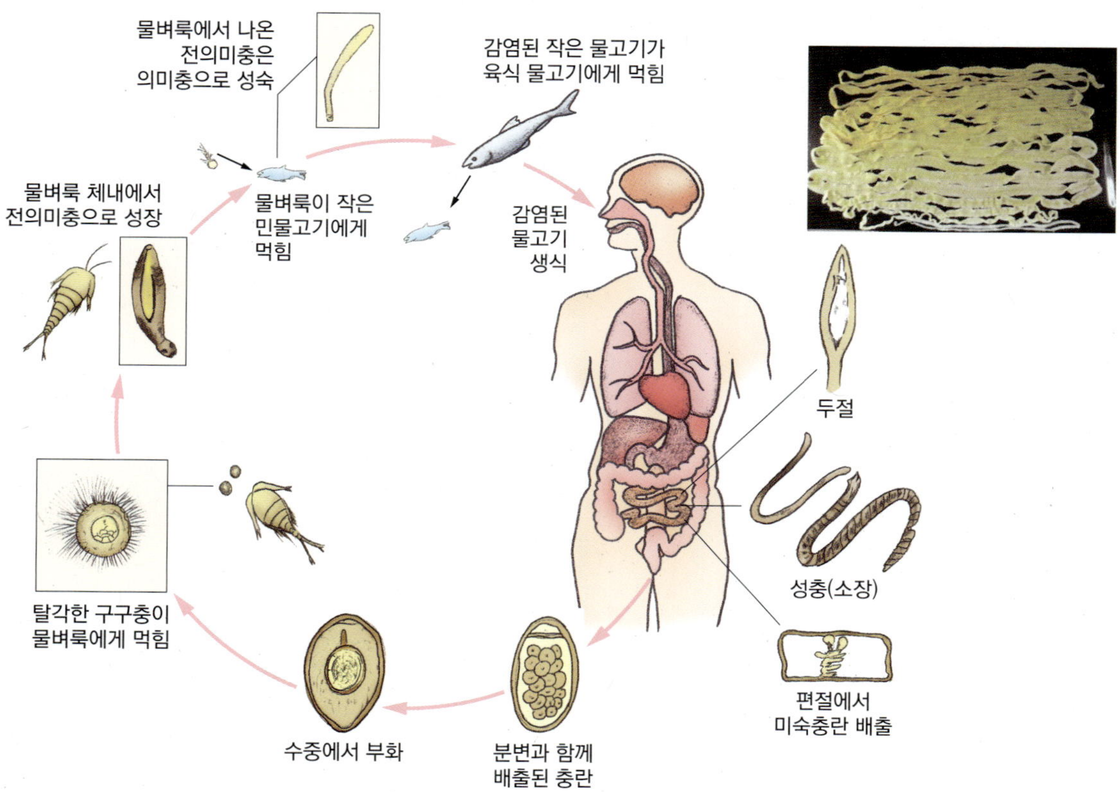

그림 4-13 광절열두조충의 감염경로

① **특징 및 전파**

광절열두조충은 성충의 길이가 3~10 m, 폭이 10~12 mm이고, 체절이 3,000~4,000개에 달하는데 체절의 폭이 길이보다 넓기 때문에 광절이라고 한다. 충란은 분변으로 배출되어 물속에서 제1중간숙주인 물벼룩이 섭취한 후 제2중간숙주인 연어, 농어, 송어 등의 담수어가 먹게 되어 근육이나 간에서 성장한다. 감염된 담수어를 사람이 섭취하면 1개월 후 장관에서 성충이 되어 소장상부에 기생한다 그림 4-13.

② **증상 및 예방**

광절열두조충은 복통, 설사 등의 소화기장해와 빈혈, 영양장애 등의 증상을 나타낸다. 장내에서 비타민과 엽산의 흡수를 방해하는데 유럽의 광절열두조충은 비타민 B_{12} 결핍성 빈혈을 초래해 악성빈혈이 발생된다. 예방법으로는 연어, 농어, 송어 등의 담수어의 생식을 피하고 열에 약하므로 50℃에서 10분 이상 가열하면 사멸한다.

알아두기

기생충의 생활사

충란egg → 유모유충Miracidium, 미라시디움 → 포자낭유충Sporocyst, 스포로시스트 → 레디유충Redia, 레디아 → 유미유충Cercaria, 세카리아 → 피낭유충Metacercaria, 메타세카리아 → 성충adult

(3) 흡충류

간흡충

간흡충*Clonorchiasis*은 '간디스토마'라고 하며 우리나라를 비롯한 동남아시아에 분포한다. 우리나라에서는 낙동강, 영산강, 섬진강 등의 강변지역에서 민물고기를 생식하는 지역 주민이 많이 감염된다.

① **특징 및 전파**

간디스토마*Clonorchis sinensis*의 성충은 가늘고 길며 길이는 10~25 mm 정도이다. 배변으로 배출된 충란은 제1중간숙주인 왜우렁이에게 섭취된 후 발육한 유미유충이 물속으로 빠져나와 제2중간숙주인 참붕어, 잉어, 피라미, 모래무지와 같은 담수어에

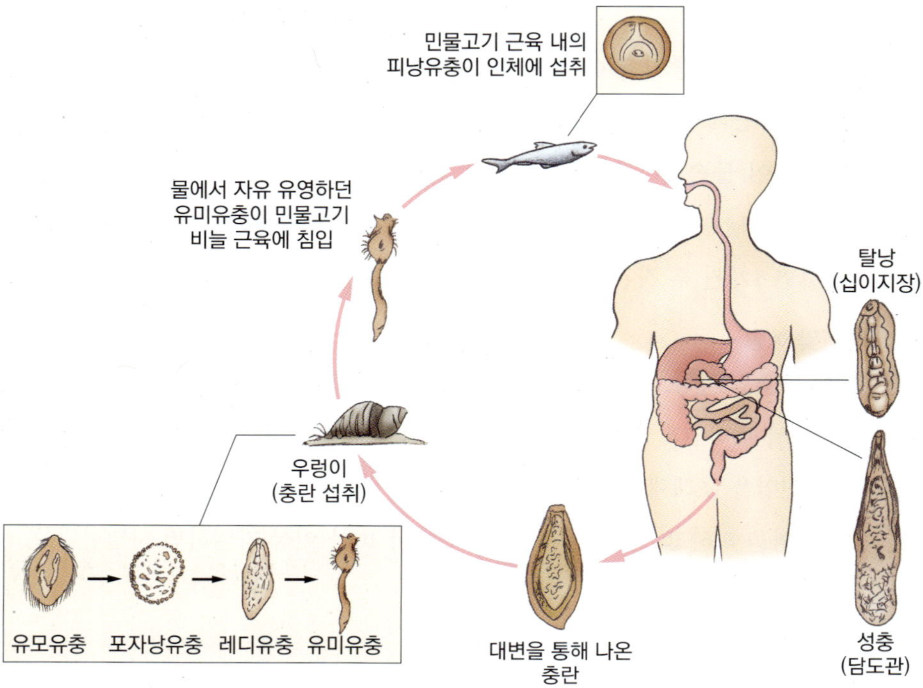

그림 4-14 간흡충의 감염경로

게 먹히면 피하조직이나 근육 내에서 피낭유충이 된다. 감염된 민물고기를 생식하거나 조리기구를 통한 경구감염이 발생하면 유충은 장내에서 탈낭 후 담관에서 기생하여 성충이 된다 그림 4-14.

② 증상 및 예방

간디스토마가 다수 기생하면 간비대, 복수, 황달, 야맹증, 간경화, 부종 등의 증상이 나타난다. 예방법으로는 담수어나 왜우렁이의 생식을 금하고 조리기구를 청결히 하며 호수나 강의 위생적인 분변 처리를 한다.

폐흡충

폐흡충*Paragonimiasis*은 '폐디스토마'라고 하며 우리나라에서는 가재를 생식하는 산간지역과 남해안, 제주도에 많이 분포한다. 홍역에 감염된 소아에게 가재 생즙을 먹이는 습관이 있는 지역에서 많이 유행하였지만 현재는 참게와 가재의 유행지가 많이 사라져 감염률은 낮아졌다.

① **특징 및 전파**

폐디스토마*Paragonimus westermani*는 편평한 나뭇잎 모양으로 7.5~15 mm 정도이고, 객담이나 대변으로 배출된 충란이 제1중간숙주인 다슬기에게 섭취된 후 다슬기 내에서 포자낭유충, 레디유충, 유미유충의 발육과정을 거쳐 수중으로 나와 제2중간숙주인 갑각류(게, 가재)의 아가미 간, 근육에 들어가 피낭유충이 된다. 게나 가재를 생식하면 감염되어 소장에서 탈낭 후 기관지 부근에서 성충이 된다 그림 4-15.

② **증상 및 예방**

폐디스토마가 폐에 기생할 때의 증상은 만성적인 경과를 보여 폐결핵 초기 같이 기침, 객담, 객혈 등의 증상을 일으키고 흉통을 느끼며 심하면 정신경련, 발작, 실어증,

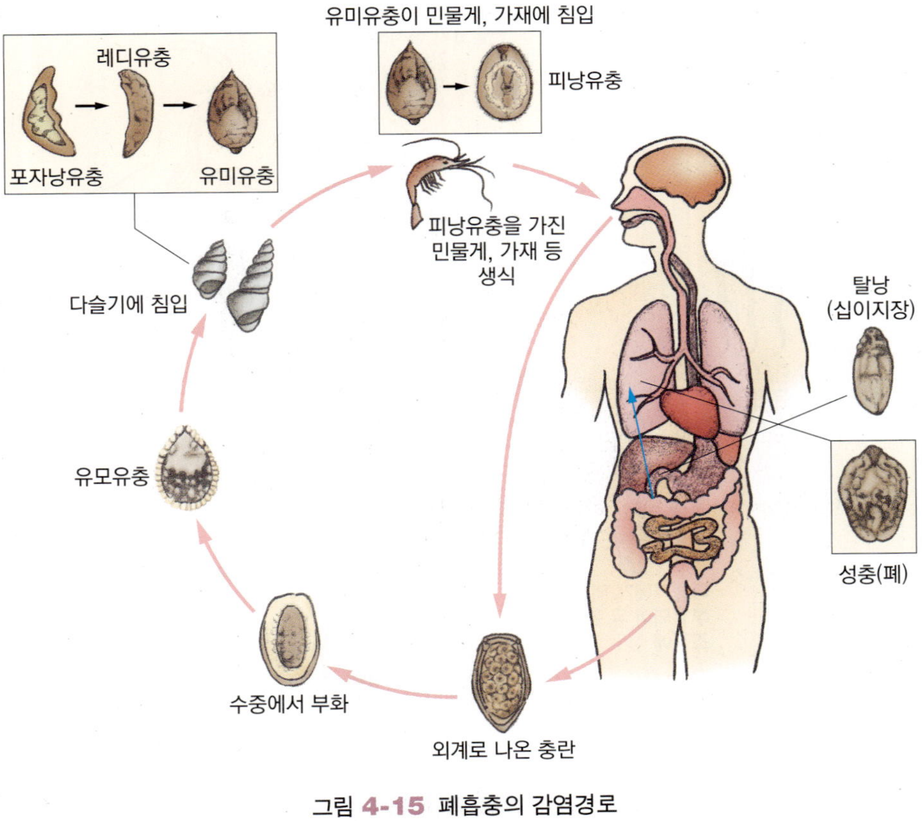

그림 4-15 폐흡충의 감염경로

시력장애를 나타낸다. 예방법으로는 게나 가재 등의 생식을 금지하고 유행지역의 생수 음용금지, 환자의 객담을 위생적으로 처리해야 하며 조리기구나 용기에 의한 2차 오염을 방지하기 위해 세척·살균한다.

요코가와흡충

요코가와흡충*Metagonimus yokogawai*은 '장흡충'이라고도 하며 일본을 비롯한 아시아 지역에 분포하고 우리나라에서도 섬진강 유역을 중심으로 비교적 감염률이 높고 여성보다는 남성의 감염률이 높다.

① 특징 및 전파

요코가와흡충의 성충은 1.0~1.5 mm의 아주 작은 장내흡충으로 장내에 산란하여 충란이 분변과 함께 배출된다. 제1중간숙주인 다슬에에서 유미유충이 되며 제2중간

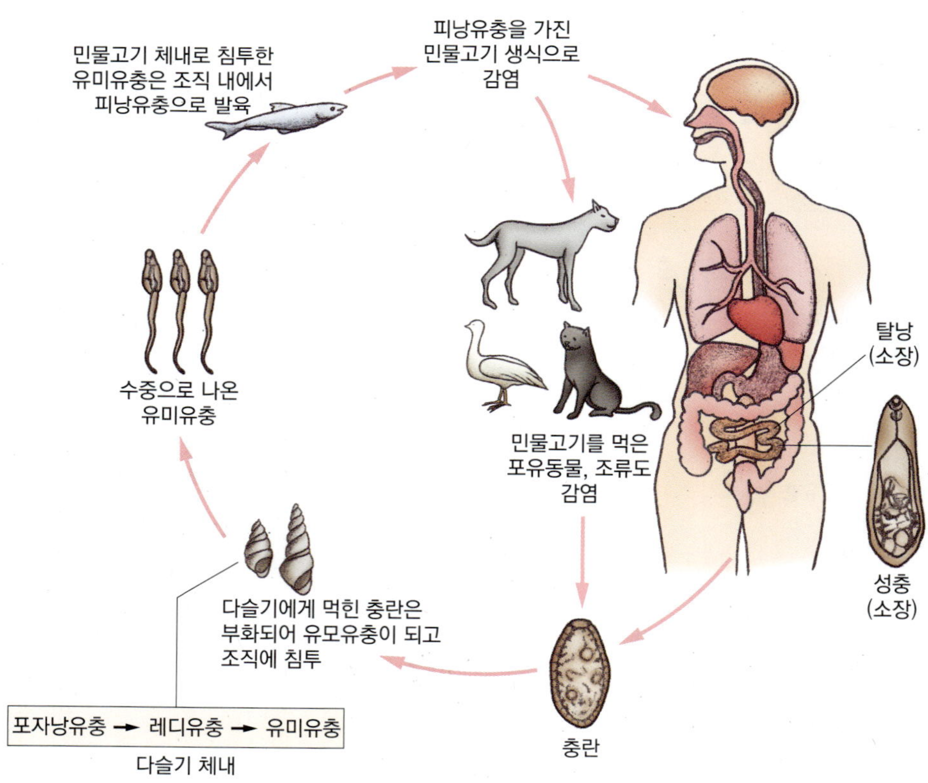

그림 4-16 요코가와흡충의 감염경로

숙주인 은어, 잉어, 붕어 등 담수어에 침입하여 피낭유충이 된다. 사람이 은어와 같은 담수어를 생식하면 감염되어 공장상부에 기생한다 그림 4-16.

② 증상 및 예방

요코가와흡충은 대부분 무증상이지만 소장 점막에 흡충이 기생하면 염증을 일으키며 복통, 설사, 식욕 이상, 두통, 신경증세, 만성장염, 빈혈 등을 일으킨다. 예방법으로는 담수어, 특히 은어의 생식을 금지하고 조리 시 손의 청결에 주의한다.

(4) 원충류

이질아메바

① 특징 및 전파

이질아메바*Entamoeba histolytica*는 세계적으로 분포되어 있으며 특히 열대와 아열대 지역에 많이 분포되어 있는 제2군 감염병이다. 분변으로 포낭형이 배출되어 음식물이나 물 등에 오염되어 경구감염되면 위장 통과 후 회장 부근에서 탈낭하여 대장점막에 침입한다.

② 증상 및 예방

증상은 점 혈변을 배설하여 심한 복통을 호소하는 급성이질이나 아급성, 만성이질, 간과 폐, 뇌의 농양 등 합병증이 발생한다. 예방법으로는 음용수를 끓여 마시거나 분변의 위생적 처리, 보충자의 조리금지, 환경위생관리를 철저히 하여야 한다.

질트리코모나스

질트리코모나스*Tricomonas*는 성기 전파를 통해 발생하며 제4의 성병이라 불린다.

① 특징 및 전파

전 세계적으로 분포하며 여성의 질, 남성의 요도에 기생한다. 주로 성행위나 욕조나 변기를 통해 감염되는데 남자는 무증상이거나 가벼운 증상이며 전파자의 역할을 하나, 여성의 경우에는 질의 발적, 점상 출혈 등이 발생한다.

② 증상 및 예방

증상은 대하증, 빈뇨, 악취, 소양감, 질 점막의 발적 등이 나타나며, 예방법으로는 불결한 성행위를 금지하여야 한다.

톡소플라스마

톡소플라스마*Toxoplasmosis*는 포자충류로 고양이에 의해 전파되는 인수공통 원충성 감염병이다.

① 특징 및 전파류

톡소플라스마*Toxoplasma gondii*는 고양이의 몸속에 기생하며 대변을 통해 배출되어 다른 동물에게 전파되는데, 사람의 경우 고양이 배설물에 오염된 손, 음식물을 통해 감염되며 완전히 익히지 않는 돼지고기, 양고기, 사슴고기 등을 섭취하여 발생한다. 특히 임산부 감염 시 수직감염 가능성이 50%에 이른다. 그러나 대부분의 동물은 임상 증상이 발현되지 않는다.

② 증상 및 예방

증상은 사람의 소화기관 주변의 세포에 증식되어 모든 장기로 퍼질 수 있으며, 감염 시 15일간 분변을 통해 충낭이 배출되므로 분변검사가 유효하다. 예방법으로는 고양이 배설물에 의한 식품오염을 방지하고 돼지고기를 충분히 익혀 먹어야 한다.

CHAPTER

5

역학과 감염병관리

1. 역학
2. 감염병관리
3. 만성질환관리

1. 역학

1) 역학의 개념

(1) 정의

역학epidemiology의 어원은 희랍어로 epi는 'upon(~에 관하여)', demos는 'people(인간)', logy는 'science(과학)'라는 뜻이다.

역학은 인구집단을 주요 대상으로 그 시대에 만연하는 건강문제, 즉 질병의 발생·분포·유행 경향을 기술하고, 그 원인을 규명한 후 해결방법을 제시하여 해당 질병에 대한 예방대책을 개발하는 학문이다.

(2) 역학의 목적

역학의 궁극적인 목적은 인구집단의 건강상태부터 사망까지 모든 유행병의 원인을 규명하여 건강증진과 질병예방을 추구하는 학문으로 인간이 최적의 건강한 상태를 유지·증진하는 데 기여한다. 구체적인 역학의 목적은 다음과 같다.

- 인구집단의 건강상태를 기술한다.
- 건강문제의 발생을 예견한다.
- 보건사업을 평가한다.
- 건강문제의 원인을 규명한다.
- 건강문제가 발생하지 않도록 통제한다.

(3) 역학의 기능과 역할

① **기술적 역학의 기능**

- 질병의 자연사 기술 : 질병의 발생, 유행, 소멸 등 자연사단계에서 발생하는 모든 현상을 관찰하고 기술한다.
- 건강수준과 질병양상 기술 : 건강수준 기술은 사망률·발생률·유병률 등 건강상태를 측정하는 보건지수로 나타내며, 질병 양상 기술은 지역사회의 정치·환경·문화·경제구조 등 다양한 측면을 관련시켜 질병양상을 결정하는 요인에 대하여 기술한다. 건강수준과 질병양상에 관한 기술은 보건사업계획을 수립하는 데 기초가 되는 역할을 한다.
- 어떤 사건에 대한 모집단 및 인구동태에 관한 기술
- 건강수준 기술에 따른 계량자(척도)에 대한 정확도와 신뢰도의 검증

② **원인규명의 역할**

원인적 연관성을 규명하는 역할은 질병 발생 시 제일 우선하는 역학적 조치이다. 질병의 원인과 전파기전을 규명하면 그에 따른 백신을 개발하고, 질병의 전파를 차단할 수 있는 장점이 있다. 질병유행 발생의 원인을 알아내어 더 이상의 만연을 막고, 만성퇴행성질환 위험요인에 대하여 연구하고 규명하는 역할이다. 원인적 연관성 확정 조건은 표 5-1 과 같다.

표 5-1 원인적 연관성 확정조건

조건	내용
요인 노출과 질병 발생의 시간적 속발성	질병 발생보다 원인적 요인에 노출이 반드시 앞서 선행되어야 함
통계적 연관성의 강도	일반적으로 비교위험도가 클수록, 연관성이 강할수록 인과적일 가능성이 큼
용량-반응관계	노출량이 많을수록 질병 위험이 증가하는 경우 인과적 관계의 증거가 됨
결과의 반복성	관계가 인과적이라면 다른 집단, 다른 연구에서도 일정한 결과를 관찰할 수 있음
기존 지식과의 일치도	이미 확인된 지식과 일치할 때 원인적 연관성일 가능성이 커짐
생물학적 개연성	어떤 병인이 어떻게 질병을 유발하는가를 설명할 수 있는 생물학적 기전, 즉 동물실험으로 증명이 되면 그 요인에 대한 원인적 연관성이 강화됨
예측을 가능케 하는 연관성의 특이성	어떤 한 요인이 특정 질병에만 연관성을 보이고, 다른 질병에는 연관성을 보이지 않는 다면 특이성(일정성)이 높아 인과관계의 가능성이 높음
노출 중단	A 요인이 질병의 원인이라면 A 요인에 대한 노출 감소 및 소멸로 질병 발생 위험을 감소시킬 수 있음

③ **임상의학에 기여**

역학은 환자의 치료에 사용되는 약물, 수술효과의 측정, 각종 생물학적 변이의 분포, 진단검사방법의 정확성을 판정해 주는 특이성과 감수성의 측정, 정상치와 비정상치를 구분하는 데 기여한다.

④ **연구전략 개발의 역할**

인간의 건강에는 영향을 전혀 미치지 않으면서도 어떤 특정 요인의 존재나 부재가 건강에 미치는 결과를 증명해 줄 수 있는 연구개발이 필요하다. 역학에 통계학 등을 적용하여 질병 발생현상에 대하여 가정을 세워 질병 발생의 실측치를 근거로 일반화된 이론모형을 개발한다.

⑤ 질병 및 유행성 질병 발생 감시 역할

질병 및 유행성 질병의 발생을 통제하려면 질병이나 이상상태의 발생 분포를 면밀히 감시해야 한다. 질병 발생 감시에 이용되는 자료는 법정 감염병 신고자료, 국·공립보건연구소 검사자료, 현지 조사 및 기타 연구자료, 병원의 의무기록, 특정 질병의 등록자료, 학교와 산업장의 건강관리 기록, 출생 및 사망증명서 등으로부터 얻을 수 있다.

한국 질병관리청(KDCA)	미국 질병관리센터(CDC)
'주간 감염병 발생 동향'을 질병관리청에서 매주 발간하여 감염병의 유행 발생을 사전에 예고하고 차단하는 데 활용하고 있음	문제가 되는 질병에 대한 발생 및 사망수를 각 주로부터 보고받아 분석하고 효율적인 모니터링을 하고 있으며, 이를 주마다 발간하여 배포하고 있음

⑥ 보건사업평가

보건사업의 계획·집행·사업의 효과를 평가하는 데 활용하는 역학을 옴란Omran이 개발하였으며, '옴란의 작전역학'이라고도 한다. 작전역학의 역할은 다음과 같이 구성된다.

- 보건사업의 필요도 측정 평가
- 새로 도입할 보건사업의 계획과 설계에 대한 평가
- 보건사업의 진행과정과 그 효율성에 대한 평가
- 실제 그 보건사업에 의해 얻은 효과에 대한 평가

2) 질병 발생의 역학 및 모형

(1) 질병의 자연사와 예방수준

① 질병의 자연사

질병의 자연사란 '질병의 시작으로부터 소멸에 이르기까지 일련의 거쳐 가는 과정'이다. 인체의 방어기전이 병인의 자극을 이겨내면 건강이 유지되고, 그렇지 못하면 질병이 발생한다. 리벨Leavell과 클라크Clark는 질병의 자연사에서 발병 이전기와 질병 발병기로 구별되는 두 가지 뚜렷한 기간을 명시하고 있다 그림 5-1.

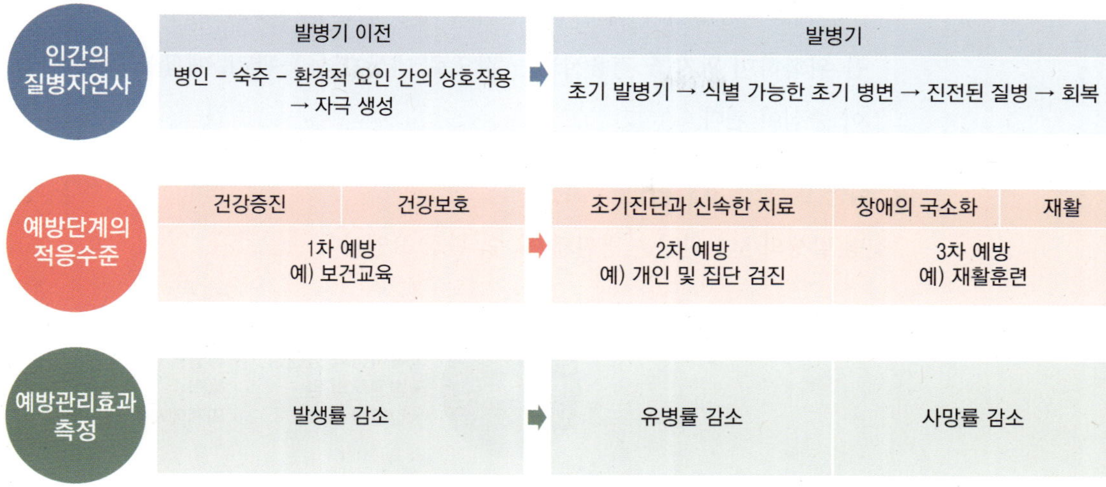

그림 5-1 Leavell & Clark 재구성

표 5-2 Leavell과 Clark의 질병 자연사에 따른 5단계 예방조치

	1차 예방		2차 예방		3차 예방
질병의 자연사	1단계: 비병원성기	2단계: 초기병원성기	3단계: 불현성감염기	4단계: 발현성질환기	5단계 : 회복기
예방대책	적극적 예방 (건강증진, 환경개선)	소극적 예방(특수예방, 예방접종)으로 숙주의 면역 강화	중증화의 예방 (조기진단, 집단검진)	조기치료로 인한 악화 방지	무능력의 예방(재활, 사회생활 복귀)

② **예방수준**

- 1차 예방 : 건강한 상태에 있는 개인이나 집단의 건강을 보호·증진하는 것과 질병을 예방하는 것으로 보건교육, 건강한 생활습관, 올바른 건강행태 형성 및 유지함으로써 질병발생을 예방할 수 있다. 만성퇴행성질환은 1차 예방에 필요한 직접 원인이 대부분 밝혀지지 않아 1차 예방이 어렵다.
- 2차 예방 : 무증상기의 개인이나 집단의 질병을 조기에 발견·치료하여 질병 진전, 전염병 확산, 합병증 및 후유증 등을 막거나 장애기간을 줄이는 것으로 선별검사, 환자 발견, 건강검진 등이 대표적인 예방법이다. 만성퇴행성질환은 2차 예방에 치중한다.

- 3차 예방 : 증상기와 회복기에 환자의 기능장애나 사망을 방지하고 질병의 고통을 완화하며 환자를 적응시키는 것으로 대상자 등록관리, 재활을 돕는 사업 등이 중심이 된다.

(2) 질병 발생의 3대 원인

질병 발생의 3대 원인은 병원체, 숙주, 환경 요인이다 그림 5-2.

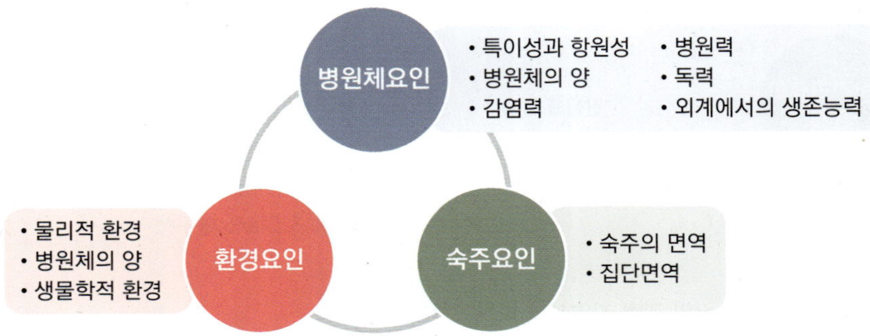

그림 5-2 질병 발생의 3대 원인

병원체 요인

모든 병원체가 인간에게 감염을 일으키는 것은 아니고, 일부 감염을 일으킨다. 병원체가 숙주에 발육·증식하여 감염시킨 후 숙주가 병적인 이상 현상을 나타내는 것을 발병이라 하며, 발병이나 감염과 관계되는 생물병원체의 특성은 다음과 같다.

① 특이성과 항원성

한 가지 미생물병원체pathogenic micro-organism는 반드시 한 가지의 질병만을 일으키며 여러 질병을 일으키지 않는다. 병원체의 특이성은 화학적 구성성분과 형태에 따라 분류하며, 이러한 분류가 항원성을 결정한다. 항원성antigenicity은 감염 시 숙주에게 면역을 생기게 하는 면역특이성specificity을 나타낸다. 예를 들면, 풍진바이러스의 감염은 풍진에 대한 면역만 될 뿐이다.

② 병원체의 양

숙주에 침입한 병원체의 종류에 따른 병원체의 양은 발병이나 감염에 영향을 크게 미친다. 예를 들어 장티푸스, 세균성이질, 콜레라 등은 소량의 병원체가 숙주에 침입해도 감염이 잘되며, 식중독의 경우에는 많은 양의 병원체가 들어와야 감염이 된다.

③ **감염력**

감염infection은 숙주에 병원체가 침입하여 적절한 기관에 자리 잡고 균의 증식을 일으키는 것이며, 감염력infectivity이란 숙주 내에 병원체가 침입하여 증식하고 면역반응을 일으키게 하는 능력으로 감염을 성공시키는 데 필요한 최저 병원체 수이다. 감염에는 현성 감염과 불현성 감염이 있는데, 감염력 측정은 두 감염을 모두 포함하여 항체 형성 여부로 감염을 판단하기 때문에 감염력을 직접 측정하는 것은 불가능하다.

$$\text{감염력} = \frac{\text{불현성 감염자 수} + \text{현성 감염자 수}}{\text{감수성자 총 수}} \times 100$$

④ **병원력**

병원력pathogenicity은 감염된 숙주 중 현성 감염을 나타내는 수준으로 병원체가 질병을 일으키는 능력이다.

현성 감염
증상이 나타나고 항체가 형성되는 감염

불현성 감염
증상이 나타나지 않고 항체만 형성되는 감염

$$\text{병원력} = \frac{\text{발병자 수(현성 감염자 수)}}{\text{감염자 수}} \times 100$$

⑤ **독력**

독력virulence은 현성 감염으로 인한 사망이나 후유증이 나타나는 정도이다. 즉 임상적으로 증상을 발현한 사람에게 매우 심각한 정도를 나타내는 미생물의 능력이다.

독력을 평가하는 지표는 치명률case-fatality ratio로 질병의 가장 심각한 결과는 사망이다.

$$\text{치명률} = \frac{\text{사망자 수}}{\text{발병자 수}} \times 100$$

⑥ **외계에서의 생존능력**

병원체가 생존하기 위해서는 숙주에 침입·전파·탈출할 수 있고, 숙주 내에 들어가 증식할 수 있어야 한다.

숙주요인

숙주요인은 출생 시에 결정된 유전적 요인과 출생 후 외부환경과의 상호작용에 의하여 결정된다.

① **숙주의 면역**

숙주는 병원체로부터 자신을 방어하기 위한 각종 방어체계가 있어 병원체가 침입한다고 하여 모두 감염되는 것은 아니다. 면역체계는 특정 병원체에 대해 자기 몸을 방어하며, 신체적인 증상을 가볍게 하거나 없앤다.

면역은 선천성 면역과 출생 후 여러 원인에 의하여 얻어지는 후천성 면역으로 구분한다.

- 후천성 면역은 숙주가 항독소나 항체를 스스로 생성하는지에 따라 능동면역과 수동면역으로 구분한다.
- 숙주가 감염을 받아 항독소나 항체를 스스로 생성하면 능동면역, 다른 숙주나 생물이 만든 항독소나 항체를 주입받으면 수동면역이라 한다. 각각의 면역이 자연 상태에서 생겼으면 자연면역, 그렇지 않으면 인공면역이다.

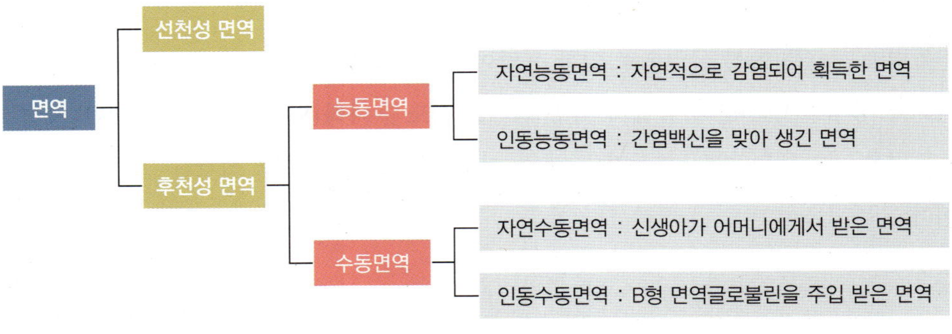

그림 5-3 선천성 면역과 후천성 면역

이외에 숙주의 성, 연령, 인종, 영양 섭취, 건강상태 등 생물학적 요인에 따라 병원체에 대한 감수성 및 저항성에 차이가 있으며, 생활행태는 병원체에 폭로되는 기회, 병원체의 전파, 전파방법 및 개인의 질병 예방과 치료에 큰 영향을 미친다.

② 집단면역

어떤 인구집단의 면역상태를 말하는 것으로 어느 특정 감염증에 대해서 집단구성원의 면역학적 반응을 측정함으로써 객관적으로 알 수 있다. 면역을 가진 인구비율이 높을 때, 감염자가 감수성자와 접촉할 기회가 감소하여 감염 재생산수가 적어지게 되므로 지역사회 인구 중 면역을 획득한 비율이 높으면 그 지역사회는 마치 그 질병에 면역된 것처럼 유행이 발생하지 않게 된다.

집단면역의 개념을 이해하기 위해서는 '기본감염 재생산 수'와 2단계 감염자 수를 알아야 한다.

- 기본감염 재생산 수Basic reproduction number, R0는 '어떤 집단의 모든 인구가 감수성이 있다고 가정할 때 단 한 명의 감염병 환자가 감염 가능기간에 직접 감염시키는 2차 감염자의 수'를 기본감염 재생산 수라 한다.
- 2단계 감염자 수(실제 감염 재생산 수, R)로 집단면역(p)의 비율만큼 환자가 덜 발생한다.

감염 재생산수에 따른 질병 유행

- R<1 : 질병의 유행이 일어나지 않고 사라진다.
- R=1 : 풍토병이 된다.
- R>1 : 질병의 유행이 일어난다.

$$\text{집단면역}(p) = \frac{\text{면역이 있는 사람 수}}{\text{총 인구 수}} \times 100$$

$$\text{기본감염 재생산 수}(R0) = \frac{\text{각 감염자가 전파시킨 2차 감염자 수}}{\text{전체 접촉자 수}} \times 100$$

$$\text{2단계 감염자 수}(R) = R0 - p \times (R0)$$

예를 들면, 홍역의 경우 R0가 12~18인데 이는 1명이 12~18명을 감염시킨다는 것을 의미하며, 이러한 감염을 막기 위하여 집단면역은 최소 92~95%가 필요하다.

환경요인

환경요인은 물리적·사회경제적·생물학적 환경으로 나눌 수 있으며, 환경이 질병 발생에 직접적 영향을 미치는 경우보다는 간접적으로 영향을 미치는 경우가 훨씬 많다.

- 물리적 환경 : 기후, 주거, 지형, 인간이 생활하는 데 관여하는 지상·지하 양 측면 등 모든 물리적 측면이 포함된다.
- 사회경제적 환경 : 자연자원, 인구밀도, 의료보장제도, 정치·문화·과학의 발달 등이다.
- 생물학적 환경 : 지상에 살고 있는 모든 생물과 그 생산물, 질병의 전파에 직·간접적으로 관계되는 매개물, 인간의 건강에 특별히 중요한 미생물 및 병원체, 인간이 생활하기 위해 필요한 영양학적 요소, 살아있는 기생충의 병원소 기전 등이 포함된다.

(3) 질병 발생의 역학 모형

인간에게 발생하는 질병은 여러 요인이 서로 복합적으로 작용하여 발생할 것이라는 질병 발생의 다인설이 받아들여지고 있다. 역학적 개념으로 연구되는 질병 발생의 다인설에는 역학적 삼각형 모형, 거미줄 모형, 수레바퀴 모형 등이 있다.

① 역학적 삼각형 모형

역학적 삼각형 모형epidemical triangle model은 가장 널리 사용되는 전통적인 모형이다. 질병이 발생하는 데 숙주, 병인, 환경 등 3가지 주요 요인이 어떠한 상호관계를 갖느냐에 따라 질병 발생에 영향을 미친다는 것으로 질병 발생의 원인이 되는 병원체를 명확히 알고 있는 감염병을 설명하는 데 적합하며, 선천성 질환이나 비감염성 질환의 발생을 설명하는 것에는 한계가 있다.

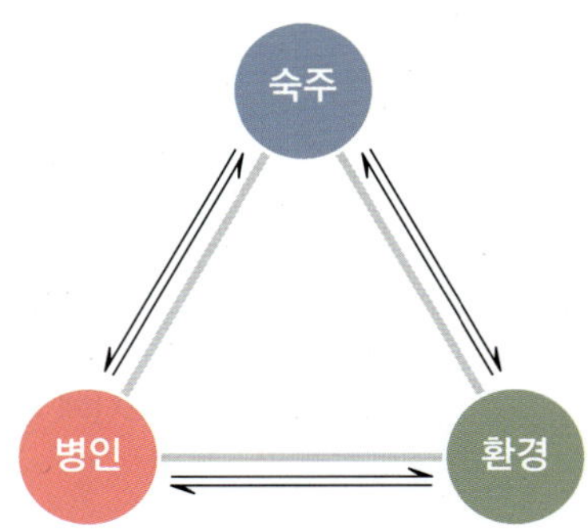

역학적 삼각형 모형

존 고든John Gordon이 역학적 삼각형 모형을 발전시켜 지렛대 이론lever theory을 개발하였으며 평형이론, 생태학적 모형이라고도 한다 그림 5-4.

② 거미줄 모형

거미줄 모형web of causation은 질병의 발생이 어느 한 가지 요인에 의해서 발생하는

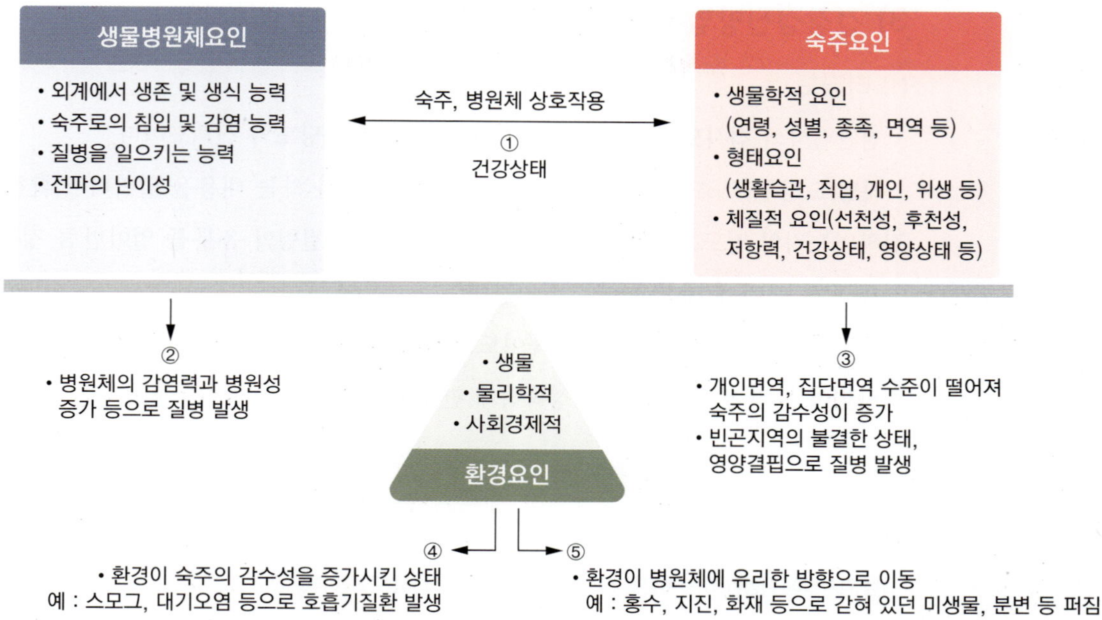

그림 5-4 질병 발생 및 질병 유행의 생태학적 모형
출처 : 김정순, 역학원론, 신광출판사, 1991

것이 아니라 거미줄처럼 복합적인 여러 요인이 서로 연관되어 얽혀 있어 질병이 발생한다는 다인설로 맥마흔Macmahon 등이 제창하였다. 복잡하게 연결되어 있는 여러 원인 요소 중 몇몇 단계에서 차단을 하면 해당 질병 발생을 예방할 수 있으며, 비감염성 질환, 즉 성인병과 같은 질환의 발생을 연구하는 데 유용하다.

③ 수레바퀴 모형

수레바퀴 모형wheel model은 역학적 분석에서 숙주·환경요인을 분리하여 기술하는 특성이 있으며, 인간을 둘러싸고 있는 환경과의 관계를 설명하는 모형이다(Mausnea, 1985). 유전적 요인을 가진 숙주(인간)를 둘러싸고 있는 생물학적 환경, 사회적 환경, 물리·화학적 환경 등이 숙주에 상호작용하여 질병이 발생한다는 설이다 그림 5-5.

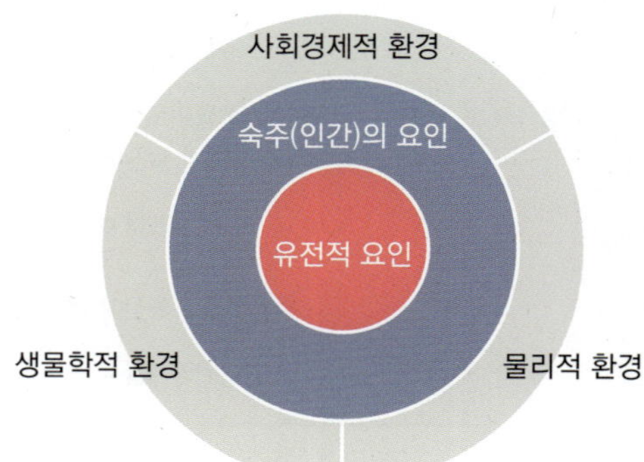

그림 5-5 질병 발생의 수레바퀴 모형

3) 건강검진방법의 타당도와 신뢰도

(1) 타당도

집단검사의 검사도구가 갖추어야 할 필수조건은 타당도와 신뢰도이다.

타당도(정확도)validity는 어떤 측정방법이 평가하고자 하는 내용을 얼마나 정확히 측정하였는지의 정도로, 검사방법이 진단하고자 하는 질병의 유무를 얼마만큼 정확하게 판정하는 가에 대한 능력을 의미한다.

검사방법의 타당도는 민감도, 특이도, 예측도로 평가하며, 민감도와 특이도는 특정 검사법이 특정 질병의 유무를 정확하게 판단해주는 능력을 말한다 표 5-3.

표 5-3 검사방법의 타당도

<table>
<tr><th>구분</th><th>내용</th><th>수식</th></tr>
<tr><td>민감도sensitivity</td><td>특정 검사법이 질병이 있는 사람을 양성으로 바르게 확인해 내는 능력이다.</td><td>$\frac{A}{A+C} \times 100(\%)$</td></tr>
<tr><td>특이도specificity</td><td>건강한 사람을 음성으로 바르게 찾아내는 능력이다.</td><td>$\frac{D}{B+D} \times 100(\%)$</td></tr>
<tr><td rowspan="2">예측도predictability</td><td>(음성예측도) 검사결과가 음성인 사람들 중에서 건강한 사람의 비율로 그 검사법의 예측능력을 의미한다.</td><td>$\frac{D}{C+D} \times 100(\%)$</td></tr>
<tr><td>(양성예측도) 검사결과가 양성인 사람들 중에서 질환이 있는 사람의 비율로 그 검사법의 예측능력을 의미한다.</td><td>$\frac{A}{A+B} \times 100(\%)$</td></tr>
<tr><td rowspan="2">※ 진단검사의 예측도</td><td colspan="2"><table>
<tr><th rowspan="2">검사 결과</th><th colspan="2">확진에 의한 질병</th><th rowspan="2">계</th></tr>
<tr><th>유(+)</th><th>무(-)</th></tr>
<tr><td>양성</td><td>A(진양성)</td><td>B(가양성)</td><td>A+B(총 검사 양성수)</td></tr>
<tr><td>음성</td><td>C(가음성)</td><td>D(진음성)</td><td>C+D(총 검사 음성수)</td></tr>
<tr><td>계</td><td>A+C(총 환자 수)</td><td>B+D(총 비환자 수)</td><td>A+B+C+D(총 수)</td></tr>
</table></td></tr>
<tr><td colspan="2">민감도와 특이도 외에 타당도를 보여주는 지표
• 위음성률 : 확진에 의한 질병에 걸린 사람 중에서 가음성인 사람 수
위음성률 = $\frac{C}{A+C} \times 100(\%)$
• 위양성률 : 확진에 의한 질병에 걸린 사람 중에 가양성인 사람수
위양성률 = $\frac{B}{B+D} \times 100(\%)$</td></tr>
</table>

(2) 신뢰도

신뢰도(반복성)reliability란 진단 시기, 진단하는 사람 등 측정조건에 따라 검사결과가 얼마나 일관되게 나타나는지에 대한 능력을 말한다. 동일 대상에 대한 반복 측정이 얼마나 일관성consistency을 가지고 일치하느냐를 검정하는 것이다. 동일 측정도구를 반복적으로 사용하여 측정치가 동일한 것을 얻을 확률을 재는 것으로 오차가 클수록 신뢰도가 낮아진다. 신뢰도는 정확도의 필수조건으로 다음의 3가지 검토가 필수적이다 표 5-4.

표 5-4 신뢰도의 필수조건

구분	내용
관측자 내 오차 intrapersonal error	동일한 측정자가 동일 대상을 여러 번 반복하여 측정하였을 때 동일한 측정치를 얻는 확률을 보는 것으로, 측정자의 기술적인 오차가 있거나 측정도구 자체의 잘못이 있을 경우 발생할 수 있음
관측자 간 오차 interpersonal error	동일 대상을 동일한 측정도구로 여러 측정자가 측정했을 때 동일한 측정치를 얻는 확률을 보는 것으로, 측정자 내 오차 또는 측정자 간의 기술적인 차이가 있을 경우, 측정도구의 문제가 있을 경우 등에서 발생할 수 있음
생물학적 변동에 따른 오차 biological error	예를 들면 혈압 측정 시 대상자의 자세, 시간 그리고 기분 등에 따라 달라질 수 있음을 고려하여 측정하여야 함

(3) 바이어스

① 선택편중

선택편중selection bias이란 연구대상을 선정하는 과정에서 특정 대상을 선택함에 따라 발생하는 바이어스이다. 이론적으로 연구대상자가 되어야 함에도 연구대상으로 선정되지 않았던 집단과 연구에 참여한 집단이 서로 달라서 발생한다 표 5-5.

② 정보편중

정보편중information bias은 연구대상자를 선정한 후 연구에 필요한 정보 수집과정에서 발생하는 측정의 오류이다 표 5-6.

③ 교란 바이어스confounding bias

교란변수란 보고자 하는 질병 결과변수와 관련되어 있으면서 그 질병의 원인변수와도 연관되어 있어 질병과 특정 원인과의 연관성을 왜곡시키는 변수를 말한다.

표 5-5 선택편중의 종류 및 특징

구분	내용
무응답 바이어스 Non-response bias	대상자 일부가 연구에 참여한 이후 중요한 조사항목에 응답을 하지 않은 경우, 연구결과를 산출하는 최종 참여집단에서 제외됨
인지 바이어스 detection bias	건강위험 요인을 가진 대상자는 자주 진단검사를 받고, 반면 그렇지 않은 대상자는 진단검사를 자주 받지 않음으로 발생함. 환자-대조군연구나 단면연구에서 관찰할 수 있음
선택적 생존 바이어스 selective survival bias	치명적인 질병과 그 요인을 연구하고자 할 때, 질병의 요인을 보고자 하는 경우에 고려해야 하며, 치명적인 질병일 경우 이미 대상자가 연구 시작시점에서 많이 사망하였을 가능성이 있어 생존하고 있는 대상자만이 연구에 포함됨으로 인해 발생함
자발적 참여자 바이어스 volunteer bias	비자발적 참여자보다 자발적 참여자는 더 건강하거나 특별한 문제가 있어 연구집단에 참여하는 대상자들임
추적관찰 탈락 바이어스 folloe-up loss bias	추적관찰 중 탈락으로 질병 발생 여부를 확인할 수 있는 대상자가 줄어들게 되고, 최종 연구 참여집단에서 선택적 선정을 유발하게 되며, 이로 인해 탈락된 집단의 특성이 추적 관찰된 집단의 특성과 다를 수 있음
버크슨 바이어스 Berkson' s bias	병원환자를 대상으로 연구할 때 주로 발생하며, 특정 병원에만 한정하여 연구대상자를 선택할 때 병원의 특성에 따라 연구대상이 될 수 있는 환자의 입원율이 다를 수 있어 발생함. 따라서 여러 등급의 병원을 포함하여 연구를 수행하여야 함

표 5-6 정보편중의 종류 및 특징

구분	내용
면담자 바이어스 interviewer bias	설문 조사자의 유도질문이나 편견으로 수집된 정보의 질이나 응답 자체의 차이를 유발하는 것임
측정 바이어스 measurement bias	잘못된 검사방법이나 타당도가 떨어지는 검사방법으로 요인 노출을 잘못 측정하는 바이어스임
기억소실 바이어스 memory decay bias	대상자의 기억력에 의존하여 과거 요인노출에 대한 정보를 수집할 때 정보의 정확성이 떨어지게 됨
회상 바이어스recall bias	특정 질병과 관련된 요인이면 회상효과로 인하여 그것을 더 잘 기억하게 됨
호손효과hawthorne effect	연구대상자 자신이 특수한 중재나 실험의 참여자임을 인식하여 행동의 변화를 유발하게 하는 요인 자체의 변화를 가져올 수 있음
확인 바이어스 ascertainment bias	추적관찰을 하면서 요인에 노출된 대상자를 철저하게 질병 발생을 조사하거나 요인에 노출된 대상이 노출되지 않은 대상에 비해 과다하게 자신의 질병에 대하여 보고하여 질병 발생이 높은 것처럼 관찰되는 경우임
시간 바이어스time bias	시간의 흐름에 따라 요인을 측정하거나 질병을 진단하고자 할 경우 진단의 기준 자체가 변화되거나 개인적 요인이 변화되어 요인-결과 간에 바이어스가 생기는 것임

4) 역학적 측정지표

(1) 분율

분율proportion은 전체 중에서 어떤 특성이 있는 소집단의 상대적 비중을 나타내는 것이다. 분율로 표시된 값은 분자와 분모의 단위가 같으며 분자는 항상 분모에 포함되고 흔히 우리가 사용하는 것은 백분율(%)이다. 값은 0에서 1사이에 위치하며 수식은 A/(A+b)의 형태이다.

유병률prevalence rate은 대상 집단에서 특정 상태를 가진 사람 수의 분율로 보통 시간 기준으로 시점유병률과 기간유병률로 구분한다 표 5-7.

표 5-7 시점유병률과 기간유병률

구분	내용	수식
시점유병률	대상 집단의 사람이 특정 시점에서 유병자일 확률로 한 시점에서 유병상태를 말하며 통상 '유병률'이라고 불림	$\frac{\text{그 시점에서의 유병자 수}}{\text{특정 시점에서의 전체 대상자 수}} \times 1000$
기간유병률	일정 기간 질병을 가지고 있는 유병자를 말하며, 대상 집단에 대하여 일정 기간 관찰이 이루어져야 하고, 관찰 시작시점과 관찰기간에 새로이 발생한 발생자가 포함됨	$\frac{\text{관찰 시작 시점에서의 유병자수} + \text{관찰기간에 새로이 발견된 환자 수}}{\text{전체 대상자 수}} \times 1000$

(2) 율

율rate은 단위시간(또는 단위압력, 단위온도 등)당 특정 현상의 변동량을 말하는 것으로 집단현상의 동적인 면을 반영한다. 단위가 있고 속도의 개념을 포함하며, 값은 0에서 무한대의 범위를 지니고 있다 표 5-8.

(3) 비

비ratio는 한 측정값을 다른 측정값으로 나눈 A/B 또는 A:B 형태를 나타내는 지수이다. A와 B는 완전히 독립적이며 분자는 분모에 포함되지 않는다. 질병 발생위험도는 상대위험도, 교차비, 기여위험도로 측정한다 표 5-9.

표 5-8 발생률과 발병률의 특징

<table>
<tr><th>구분</th><th colspan="3">내용</th></tr>
<tr><td rowspan="3">발생률</td><td colspan="3">발생률incidence rate은 질병 발생 위험성이 있는 집단 내에서 일정 기간에 발생한 새로운 질병의 사례 수를 뜻하는 것으로 해당 기간의 질병 발생위험도를 측정할 수 있음. 발생이라는 현상을 관찰하기 위해서 '대상 집단'과 '시간 경과'라는 변수가 주어져야 하며, 발생률은 평균발생률과 누적발생률로 구분함</td></tr>
<tr><td>평균발생률</td><td>발생률의 분모는 질병이 발생할 위험을 가지고 있는 전체 대상자 수임. 각 대상자의 관찰기간이 같지 않을 경우 평균발생률incidence density을 구하게 되며, 분모는 각 개인이 서로 다른 관찰기간(person-time, 인년)의 총합이 됨</td><td>$\frac{\text{일정한 지역에서 특정한 기간 내 새롭게 질병이 발생한 환자 수}}{\text{관찰대상자의 총 관찰기간}} \times 1000$</td></tr>
<tr><td>누적발생률</td><td>누적발생률cumulative incidence은 해당 관찰기간 전체 대상자를 관찰한 경우 산출하며, 일정 기간에 질병에 걸린 사람들의 분율을 나타냄. 누적발생률은 한 개인이 특정한 기간에 질병에 걸릴 확률 또는 위험도로 추정함</td><td>$\frac{\text{일정한 지역에서 특정한 기간 내 새롭게 질병이 발생한 환자 수}}{\text{동일한 기간 내 질병이 발생할 가능성을 지닌 인구 수}} \times 1000$</td></tr>
<tr><td rowspan="3">발병률</td><td colspan="3">발병률attack rate은 특정 질병 발생이 한정된 기간에 한해서만 발생 가능한 경우 발병률을 산출하며, 급성감염병이나 식중독 같이 짧은 기간에 발생 또는 유행할 때 사용함. 발병률은 율이 아니라 분율이며 주로 %로 나타냄. 일차발병률과 이차발병률이 있음</td></tr>
<tr><td colspan="2">일차 발병률</td><td>$\frac{\text{질병 발병자 수}}{\text{유행기간 중 원인요인에 접촉 또는 노출된 인구}} \times 100$</td></tr>
<tr><td>이차발병률</td><td>이차발병률secondary attack rate은 특정 질병에 감수성이 있는 사람들이 발단 환자primary case와 접촉하여 잠복기가 경과한 후 그 질병이 발생하는 율을 말함. 감염성에 대한 분포의 크기나 강도를 측정할 때, 예방 수단의 효과를 확인할 때, 감염성 여부를 평가하는 데 유용함</td><td>$\frac{\text{질병 발병자 수}}{\text{환자와 접촉한 감수성이 있는 사람의 수}} \times 1000$</td></tr>
<tr><td colspan="2">※발생률과 유병률의 관계</td><td colspan="2">유병률은 이환기간과 발생률의 두 가지 요인에 의하여 영향을 받음. 이환기간이 길거나 발생률이 높거나 이환기간이 긴 동시에 발생률이 높으면 유병률은 높아짐. 또한 이환기간이 회복 또는 사망으로 짧아지거나 발생률이 낮거나 또는 이환기간과 발생률 모두 적어질 때 유병률은 낮아짐. 이환기간이 비교적 일정한 경우 다음과 같은 관계식이 성립함
P(유병률) = I(발생률)× D(이환기간)</td></tr>
</table>

④ 조율과 표준화

- 조율crude rate : 전체 모집단 중 사건의 비율을 의미한다.
- 소집단별 비율group specific rate : 모집단을 특성이 같은 소집단으로 분류하여 각 소집단 내 사건의 비율을 계산하여 비교하는 방법을 말한다.
- 표준화율standardized rate or adjusted rate : 비교하고자 하는 집단 간의 인구학적 특성의 차이를 보정하고 같은 조건으로 만들어 비교 가능하게 하는 방법을 말한다.

표 5-9 상대위험도, 교차비, 기여위험도의 특징

<table>
<tr><th>구분</th><th>내용</th></tr>
<tr><td>상대위험도
relative risk 또는 relative ratio, RR</td><td>
특정 질병 위험요인에 노출된 사람들의 발생률과 그렇지 않은 사람들 간의 발생률을 비교하는 것을 상대위험도라고 함. 해석은 '기준 위험요인 노출상태에 비하여 특정 위험요인 노출상태에 있는 집단의 질병 발생 확률이 ~배 높다'로 하며, 상대위험도가 1.0보다 크면 해당 위험요인이 질병 발생 병인확률을 증가시키는 방향으로 작용한다는 뜻으로 코호트연구에서 흔히 사용됨

<table>
<tr><th></th><th></th><th colspan="3">건강문제</th></tr>
<tr><td rowspan="4">유해요인</td><td></td><td>유</td><td>무</td><td>계</td></tr>
<tr><td>예</td><td>a</td><td>b</td><td>a+b</td></tr>
<tr><td>아니오</td><td>c</td><td>d</td><td>c+d</td></tr>
<tr><td>계</td><td>a+c</td><td>b+d</td><td>a+b+c+d</td></tr>
</table>

$$\frac{\text{의심되는 요인에 폭로된 집단에서의 특정 질병 발생률}}{\text{의심되는 요인에 폭로되지 않은 집단에서의 특정 질병 발생률}} = \frac{a/(a+b)}{c/c+d}$$

※ 상대위험도가 1이라는 것은 유해요인에 노출된 사람 중 건강문제 발생비율이나 정상인 사람 중 건강문제 발생비율과 같다는 의미임
</td></tr>
<tr><td>교차비(대응위험도)
odds ratio, OR</td><td>
교차비는 '특정 질병이 있는 집단에서 위험요인에 폭로된 사람과 그렇지 않는 사람의 비', '특정 질병이 없는 집단에서의 위험요인에 폭로된 사람과 그렇지 않는 사람의 비'를 구하고, 이들 두 비 간의 비를 구한 것으로, 해석은 상대위험도와 같으며 환자-대조군 연구에서 요인과 질병과의 관계를 알아보고자 할 때 사용함

<table>
<tr><th></th><th></th><th colspan="3">건강문제 유무(폐암)</th></tr>
<tr><td rowspan="4">유해요인(흡연)</td><td></td><td>환자군</td><td>대조군</td><td>계</td></tr>
<tr><td>노출</td><td>a</td><td>b</td><td>a+b</td></tr>
<tr><td>비노출</td><td>c</td><td>d</td><td>c+d</td></tr>
<tr><td>계</td><td>a+c</td><td>b+d</td><td>a+b+c+d</td></tr>
</table>

$$\frac{\text{특정 질병이 있는 집단에서 위험요인에 폭로된 사람과 그렇지 않는 사람의 비}}{\text{특정 질병이 없는 집단에서의 위험요인에 폭로된 사람과 그렇지 않은 사람의 비}} = \frac{a/c}{b/d} = \frac{ad}{bc}$$

※ 교차비가 1에 가까울수록 유해요인이 건강문제의 원인이라고 말하기 어렵다는 뜻임
</td></tr>
<tr><td>기여위험도(귀속위험도)
attributable risk, AR</td><td>
관심 있는 특정 위험요인의 노출이 직접 기여한 정도 또는 분율을 기여위험도라 함

기여위험도 = 폭로군에서의 발생률 − 비폭로군에서의 발생률

$$\text{기여위험 백분율} = \frac{\text{기여위험도}}{\text{폭로군에서의 발생률}} \times 100$$
</td></tr>
</table>

5) 역학연구방법

(1) 기술역학

기술역학연구description research란 인구집단에서 질병과 관계되는 모든 현상, 즉 특정 건강문제가 언제 어디서 누구에게 발생했는가와 같은 의문들을 고려하여 건강문제 발생과 관련된 시간, 장소, 사람의 특성에 대하여 사실적으로 기술하며, '가설 설정연구'라고도 한다 표 5-10.

기술역학은 인구집단을 대상으로 건강문제 관련 특성을 확인하여 위험요인과 발생요인을 찾는 가장 기본적인 과정이다. 예를 들어, 위암 발생률을 연도별, 지역별, 연령별, 성별로 비교한다면 이것은 기술역학 영역이다.

(2) 분석역학

분석역학연구analytic epidemiology study란 연구자가 검증하고자 하는 가설, 즉 기술역학의 자료를 가지고 연구를 시작하기 때문에 '가설검정연구'라고도 한다. 분석역학연구는 크게 관찰연구와 실험연구로 나눌 수 있다.

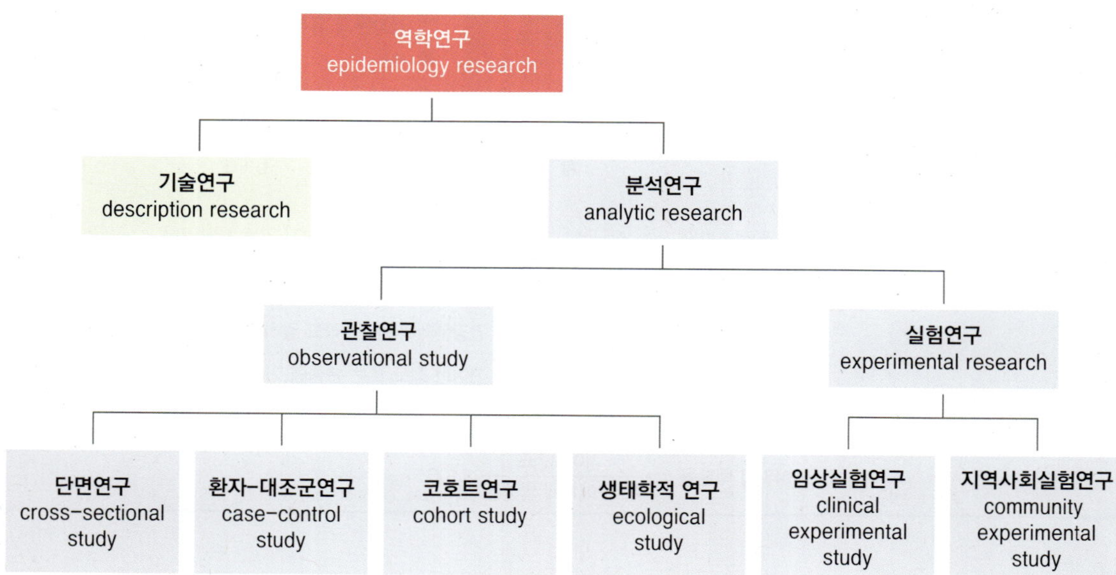

그림 5-6 역학연구의 분류표

표 5-10 기술역학의 주요 변수

구분	내용	
인구학적 변수 person	연령, 성별, 종교, 사회경제적 수준, 직업, 결혼상태, 가족관계 등을 건강문제의 분포와 관련이 있을 것으로 추정되는 특성들을 모두 포함하여 기술함	
지역적 변수 place	국가, 지역사회, 농촌, 도시 등은 건강문제 발생의 원인을 밝히는 데 중요한 단서가 됨	
	범발적(범세계적, 대유행성)pandemic	질병의 유행이 두 국가 이상의 지역에서 동시에 유행되는 질환을 말함
	유행병적epidemic	어떤 지역에서 일시적으로 평상시 기대되는 수준으로 발생함. 그 지역에 없던 질환이 외부로부터 유입될 때를 외인성 유행exotic epidemic이라 하고, 그 지역에 존재하는 질환이 토착성 이상의 수준으로 유행되는 것을 토착성 유행endemic epidemic이라고 함
	토착병적(지방적)endemic	특정 지역에 지속적으로 존재하면서 오랜 기간 발생수준이 일정한 질병임
	산발적sporadic	시간이나 지역에 따라 어떠한 경향성을 보이지 않을 때를 말함
시간적 변수 time	발생 연월일, 시간, 유행의 주기적·계절적 변화 등 건강문제가 언제 발생하였는지를 기술함	
	추세변동	장티푸스(30~40년 주기), 인플루엔자(약 30년), 디프테리아(10~24년) 등의 질병을 수 년에서 수십 년간 관찰하였을 때 증가 혹은 감소 경향을 보여주는 것임(장기변동)
	주기변동	홍역, 백일해, 유행성이하선염 등 감염성질환에서 몇 년을 주기로 집단 발병이 재현되는 양상으로 집단 면역에 의한 것으로 설명함(순화변화)
	계절변동	여름철에는 소화기계, 겨울철에는 호흡기계 전염병이 유행함
	일일변동	급성감염병 집단 발생 시 시간별, 날짜별 혹은 주 단위로 질병 발생의 양상이 변하는 등 시간의 흐름에 따라 질병 발생의 차이를 보고자 할 때 사용됨(돌연 유행)

① 관찰연구

관찰연구observational study는 건강문제의 원인을 밝히기 위한 것으로, 생태학적 연구, 단면연구, 환자-대조군연구, 코호트연구로 분류할 수 있다. 생태학적 연구는 개인보다는 집단 또는 지역사회가 연구의 대상이 되며, 단면연구, 환자-대조군연구, 코호트연구는 개인, 집단, 지역사회가 모두 연구의 대상이 된다 표 5-11.

코호트는 '동일한 경험을 갖고 있는 집단'이라는 뜻

② 실험역학연구

실험역학연구experimental research는 연구자의 유해요인이나 예방요인에 대한 의도적인 중재적용 후 대상자의 건강문제가 어떻게 변화하는지를 분석하는 연구이다.

실험역학연구는 연구대상자 모집 → 기초조사 → 무작위 배정 → 조작 등의 연구 수행과정을 거친다 표 5-12.

무작위 배정방법
- 단순맹검법single blinding : 연구 대상이 되는 피험자만 연구 내용을 모르게 함
- 이중맹검법double blinding : 피험자와 의료인력이 연구내용을 모르게 함
- 삼중맹검법triple blinding : 이중맹검법에 임상역학자나 통계학자에게까지 비밀로 함

표 5-11 관찰연구의 종류

<table>
<tr><th>구분</th><th colspan="2">내용</th></tr>
<tr><td>생태학적 연구
Ecological study</td><td colspan="2">생태학적 연구는 인구집단이나 지역사회를 대상으로 특정 건강문제 및 유해요인의 유무를 동시에 조사하는 상관관계를 연구하며, 연구결과가 유의하게 나온 경우 가설을 얻을 수 있고, 이 가설은 다음 단계인 단면연구, 환자-대조군연구, 코호트연구 등을 통해 개인에게도 같은 결과가 나오는지 검정할 수 있음</td></tr>
<tr><td rowspan="3">단면연구
Cross-sectional study</td><td colspan="2">단면연구는 흔히 조사연구라고도 하는 연구로 특정 건강문제의 유무와 건강문제의 원인으로 의심되는 유해요인을 동시에 조사하는 연구임</td></tr>
<tr><td>장점</td><td>단시간 내에 결과를 알 수 있으며 환자-대조군연구보다 편견이 적고 자료의 정확도가 높으며, 여러 질병과 원인의 관련성을 동시에 비교 가능하며 시간과 경비가 절약됨</td></tr>
<tr><td>단점</td><td>표본의 크기가 커야 하며, 급성감염병질환 조사에 효율적이지 않고, 유병률이 낮은 질병은 실행이 불가능하며, 인과관계를 밝히기 어려움</td></tr>
<tr><td rowspan="3">환자-대조군 연구
Case-control study</td><td colspan="2">환자-대조군연구는 특정 건강문제가 있는 사람(환자군)을 먼저 선정한 후 해당 건강문제가 없는 사람(대조군)을 선정, 즉 환자군과 비슷한 연령, 같은 성별인 사람으로 선정하여 확인한 후 이들이 과거 특정 유해요인에 노출 여부를 조사함으로써 유해요인이 건강문제 발생의 원인이 되었는지를 확인하는 연구이다. 환자-대조군의 관계를 교차비Odds Ratio, OR로 계산함</td></tr>
<tr><td>장점</td><td>연구시간·노력·경비가 절약되며, 조사 대상자 수가 적어도 가능하고, 단기간에 결론이 도출될 수 있으며, 희귀병, 잠복기가 긴 질병에 적합함</td></tr>
<tr><td>단점</td><td>대상자의 선정이 어렵고 대상자의 기억에 의존하여 편견이 있으며, 일반화하기 어렵고 위험도 산출이 불가능함</td></tr>
<tr><td rowspan="3">코호트연구
Cohort study</td><td colspan="2">코호트연구는 건강문제를 갖고 있지 않은 건강한 사람들을 특정 유해요인을 갖고 있는 집단과 갖고 있지 않은 집단으로 나누어 계속 추후 관리한 후 건강문제가 발생하는지의 여부를 조사하는 방법임. 전향적 코호트연구prospective cohort study는 질병에 이환되지 않은 그룹이 대상이며 질병요인과 관련 있다고 생각되는 그룹과 질병요인과 관련이 없다고 생각되는 그룹을 비교 관찰하여 질병의 발생률을 비교 분석함. 후향적 코호트연구retrospective cohort study는 과거의 원인을 바탕으로 현재의 결과를 알고자 하는 방법으로 과거의 기록에 근거를 두고 질병의 원인이라 생각하는 요소를 가진 사람과 그렇지 않은 사람 사이에 현재까지 발생한 질병의 차이를 비교분석하는 것임. 코호트연구는 비교위험도(상대위험도relative risk, RR)로 계산함</td></tr>
<tr><td>장점</td><td>질병 발생 발병률, 위험률 등이 비교적 정확히 산출되며, 대상자 선정에 따른 편견이 적고 신뢰도가 높음. 또한 인과관계를 확인할 수 있고 일반화가 가능함</td></tr>
<tr><td>단점</td><td>시간, 비용, 노력이 많이 들며, 관찰기간이 길고 대상자가 많으며, 중도 탈락자가 가능성이 많고 정확도가 문제됨</td></tr>
</table>

표 5-12 실험역학의 종류 및 특징

구분	내용
임상실험연구 clinical experimental study	건강한 사람이나 환자들을 대상으로 새로운 치료법이나 예방법의 효과를 분석하는 연구로 연구대상으로 선정된 사람이나 환자를 실험군과 대조군에 무작위로 배정하여 치료효과 비교함
지역사회실험연구 community experimental study	지역사회실험연구는 지역사회의 구성원을 대상으로 질병의 관리 및 예방을 위해 보건 및 예방사업의 효과를 밝히기 위한 연구방법임. 지역사회 실험연구는 대규모의 지역사회 구성원을 대상으로 장기간 관찰을 하는 연구이므로 인력, 시간, 비용 등의 투입이 가장 많이 듦. 그러므로 지역사회 내 특정 질병의 유병 수준이 높을 때, 여러 내용을 포함한 중재가 동시에 이루어질 때, 중재의 내용이 질병예방과 건강증진에 관한 것일 때, 보건정책사업 수행능력이 낮을 때 수행함

(3) 기타 역학

① **작전역학**knowledge, attitude and practice study, KAP

보건사업 실시 전과 후에 지역사회 구성원들의 지식, 태도, 실천에 관하여 설문지를 이용하여 비교하고 성과를 평가하는 방법으로 예방효과 측정, 실용성, 경비의 효율성 등을 평가하고자 할 때 활용할 수 있다. 작전역학의 장점으로는 원인을 제거함으로써 인과관계의 예방효과를 측정할 수 있고, 단점으로는 여러 요인과 함께 작용하여 구별하기 어렵다.

② **이론역학**theoritical epidemiology

감염병의 발생이나 유행의 법칙 및 현상을 수리적으로 분석하여 이론적으로 유행법칙이나 현상을 수식화하는 3단계 역학으로 규명하는 방법이다.

2. 감염병관리

1) 감염병의 개념

(1) 개요

감염infection은 병원체가 숙주에 침입한 후에 증식하여 숙주에 항체를 만들거나 임상 증상을 나타내는 것 등 어떤 반응을 보이는 경우를 말한다. 질병disease은 환자 또는 감염원으로부터 전파하지 않고 감염원으로서 작용하지 않는 비감염성 질병noninfectious disease과 환자 또는 감염원으로부터 새로운 환자를 만들 수 있는 감염성 질환infectious disease으로 구분된다.

(2) 감염병관리의 발전사

① **종교설**Religious

원시시대에는 질병이나 각종 재해가 악령 때문이라고 생각하였으며, 점차 종교적 사고가 변해감에 따라 질병을 죄에 대한 신이 주는 벌(신벌설)이라고 믿었다.

② **점성설**

점성설Astrology 시대에는 신벌설을 전혀 믿지 않는 것은 아니었지만, 질병의 발생은 환경의 어떤 물리적 상태와 관련이 있다고 믿었으며, 환경에 대한 관찰을 통한 여러

설이 나타났다.

③ 장기설

장기설Miasma theory 시대에는 감염병의 전파는 공기 중의 유독물질이나 나쁜 공기 때문에 발생한다고 믿었다. 오염된 공기를 정화시키는 방법 중 집단 발병 시 가옥에 불을 지르거나 연기소독법이 시행되던 것으로 환경위생을 향상시키는데 공헌하였다.

④ 접촉감염설

질병 발생에 대한 경험이 쌓이면서부터 인간이 서로 접촉하기 때문에 질병이 전파된다고 믿기 시작하였다. 아리스토텔레스는 페스트환자 가까이 있는 건강한 사람에게로 전파된다고 지적하였으며, 16세기 매독이 유럽 전역에 유행됨으로써 접촉감염설Contagious communicable theory을 뒷받침하는 근거가 되었다.

⑤ 미생물병인론

1676년 네덜란드의 레벤후크Anton van Leeuwenhoek가 현미경을 발명하여, 처음 세균을 발견하였으며 질병 발생의 원인이 미생물이라는 사실이 증명되었다. 프랑스의 파스퇴르Louis Pasteur, 1822~1895는 질병 발생은 미생물의 작용임을 증명하였으며, 로버트 코흐Robert Koch, 1843~1910는 탄저균, 결핵균, 콜레라균의 발견으로 미생물병인설Bacteriological이 확립되었다.

2) 감염병 발생과 전파

감염병이 발생하여 유행하는 데는 3가지 조건 감염원, 감염경로, 감수성이 필요하며, 병원체, 병원소, 전파 등의 감염병의 발병요소가 있다 그림 5-7.

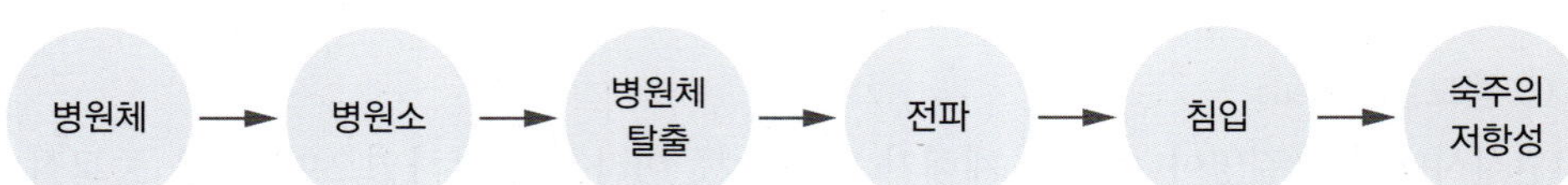

그림 5-7 감염병 발생 전파과정

(1) 병원체

① 세균

세균bacteria으로는 장티푸스, 콜레라, 결핵, 백일해, 디프테리아, 파라티푸스, 세균성이질, 한센병, 성홍열 등이 있다. 특징은 단세포로 된 미생물로 간균, 구균, 나선균으로 구분하며, 견고한 세포벽을 가지고 있고 항생제에 약하며, 조직세포 내에서 번식하고 적절한 온도, 습도, 산소 및 양분이 있으면 배양이 가능하다.

② 바이러스

바이러스virus에 의한 것으로는 홍역, 폴리오, 일본뇌염, 유행성이하선염, 에이즈, 풍진, 신증후군출혈열, B형간염, 수두, 공수병 등이 있다. 특징은 병원체 중 가장 작으며, 세균 여과막을 통과하여 '여과성 병원체'라고도 한다. 살아 있는 조직세포 내에서만 증식하고 항생제에 저항하므로 예방이 최선의 방법이다.

③ 리케차

리케차rickettsia는 발진티푸스, 쯔쯔가무시증, 발진열 등이 있다. 특징은 세균과 바이러스의 중간 크기로 세균과 흡사하며 항생제 치료에 반응하고, 바이러스와 같이 살아있는 조직 세포 내에서 증식한다.

④ 진균 또는 사상균

진균 또는 사상균fungus은 무좀, 각종 피부병 등이 있으며, 아포 형성 식물로서 버

표 5-13 병원체의 종류와 전염 형태

병원체	감염병	전염 형태
세균	결핵, 디프테리아, 한센병, 백일해, 성홍열	호흡기계
	콜레라, 세균성 이질, 장티푸스, 파라티푸스	소화기계
	매독, 임질, 한센병, 페스트, 재귀열	피부/점막
바이러스	홍역, 유행성이하선염, 두창, 수두, 에볼라출혈열, 풍진	호흡기계
	폴리오, 유행성간염	소화기계
	유행성출혈열(신충후군출혈열), 황열, B형간염, 에이즈, 일본뇌염	피부/점막
리케차	쯔쯔가무시증, 발진티푸스, 발진열, 록키산홍반열, 큐열	피부/교상
원충동물	아메바성 이질, 말라리아, 아프리카수면병 등	소화기/피부
기생충	회충, 십이지장충 등	소화기

섯, 효모, 곰팡이 등이 있다.

⑤ 원생생물

원생생물protozoa은 말라리아, 아메바성 이질 등이 있으며 단세포 동물로 대체로 중간숙주에 의해 전파되며 면역이 생기는 일이 드물다.

⑥ 기생충

기생충metozoa은 회충, 십이지장충 등이 있으며, 크기와 형태가 다양하며 육안으로 볼 수 있다.

(2) 병원소

① 인간 병원소

병원소는 인간병원소, 동물병원소, 기타 병원소로 구분한다.

인간의 병원소는 환자와 보균자carrier 2가지 병원소를 가지고 있을 수 있다. 환자의 경우에는 증상이 있기 때문에 감염성 질병 전파의 병원소로 감지가 쉽게 될 수 있으나, 보균자는 증상이 나타나지 않아 인지하지 못하고 있는 상태에서 감염성 질병 전파의 병원소로서 작용하는 경우가 많기 때문에 관리하는 데 어려움이 많다.

- 증상(현성) 감염apparent infection은 병원체에 감염되어 임상적 증상을 보이는 사람을 말하며 역학적 측면에서 질병에 이환되어 있는 것을 쉽게 인지할 수 있어 관리가 수월하다.
- 무증상(불현성) 감염inapparent infection은 병원체가 침입하여 감염되었지만 임상 증상이 나타나지 않는 것으로 감염병 관리에 매우 중요하게 다루어져야 한다.
- 보균자는 병원체를 체내에 보유하고 있으면서 임상 증상 없이 감염원으로 작용하는 감염자를 말하며, 보균자에는 건강 보균자healthy carrier, 잠복기 보균자incubatory carrier, 회복기 보균자convalescent carrier, 만성 보균자chronic carrier 등으로 구분된다. 이 중 건강보균자와 잠복기 보균자는 예측이 불가능하여 감염성 질병 관리에 큰 문제가 된다.

병원소
병원체가 생활하고 증식하며 다른 숙주에게 전파될 수 있는 상태로 저장되는 곳

건강 보균자
불현성 감염과 같은 상태로 증상이 없으면서 균을 보유함(예: B형간염)

잠복기 보균자
증상이 나타나기 전에 균을 보유함(예: 호흡기감염성 질병)

회복기 보균자
균을 오랫동안 지속적으로 보유함(예: 위장관 감염성 질병)

만성 보균자
균을 오랜 기간 지속적으로 보유함(예: 장티푸스, B형간염)

② 동물병원소

동물의 병원소는 가축과 야생동물로 분류될 수 있다. 가축은 어느 정도 감염 여부 및 관리가 가능하나 야생동물은 감염 여부 관리가 매우 어렵다. 인수공통감염병은

인수공통감염병
동물이 병원소가 되면서 사람에게도 감염을 일으키는 경우

동물의 감염 양상 파악이 질병관리에 중요하므로 야생동물의 생활사 및 병원체의 생활사 등에 대한 지식이 필수적이다.

③ 기타 병원소

토양에 의한 파상풍과 콕시디오이데스진균증coccidioidomycosis, 닭이나 새의 배설물에 있는 히스토플라즈마증histhplasmosis이 있다.

표 5-14 동물병원소와 인수공통감염병

동물병원소	인수공통감염병
소	살모넬라증, 결핵, 촌충, 브루셀라증
돼지	살모넬라증, 결핵, 일본뇌염, 촌충, 브루셀라증
말	일본뇌염
가금류	살모넬라증, 결핵, 일본뇌염
파충류	살모넬라증
개	광견병
고양이	살모넬라증, 톡소플라즈마, 서교증
원숭이	황열
쥐	콜레라, 페스트, 살모넬라증, 서교증, 발진열, 쯔쯔가무시증, 렙토스피라증

(3) 병원체 탈출과 전파

① 탈출

병원체의 탈출은 호흡기계로부터의 탈출, 소화기계로부터의 탈출, 비뇨생식기로의 탈출, 기계적 탈출, 개방성 창상 등이 있다. 병원체 탈출경로 및 특징은 표 5-15와 같다.

표 5-15 병원체 탈출경로 및 특징

구분	내용	예
호흡기계로부터 탈출	대화, 기침, 재채기를 할 때 또는 객담 배출 시 코나 입으로부터 배출	결핵, 감기, 홍역 등
소화기계로부터 탈출	주로 대변을 통해 배출	장티푸스, 콜레라 등
비뇨생식기로의 탈출	혈행성 질병이 비뇨기계를 통해 배출	성병, 임질 등
기계적 탈출	조직 내에 있던 병원체가 기계적인 방법에 의하여 체외로 배출	채혈할 때 또는 주삿바늘에 묻어서 탈출
개방성 창상open wound	피부의 개방된 상처나 종기 또는 결막을 통하여 배출	

② 전파

전파는 직접전파와 간접전파로 구분한다. 직접전파는 환자와의 접촉, 기침, 재채기 등으로 직접 감염되는 것을 말하며, 간접전파는 공기를 통한 전파, 비활성 매개체를 통한 전파, 활성 매개체를 통한 전파 등을 말한다.

표 5-16 병원체 전파 경로 및 특징

구분		내용
직접전파		환자와의 접촉, 기침, 재채기 등으로 직접 감염되는 것
간접전파	공기를 통한 전파 air-borne transmission	먼지나 비말핵droplet nuclei에 의하여 이루어짐
	비활성 매개체를 통한 전파 inanimate vehicle-borne transmission	모든 생명력이 없는 물질, 개달물(환자가 사용한 물건), 즉 수건, 옷, 책 등에 의하여 전파되는 것을 말함
	활성 매개체를 통한 전파 vector, anumate vehicle transmission	생명체가 있는 동물이 전파의 중간 역할을 하는 경우로 기계적 전파mechanical transmission와 생물학적 전파biological transmission로 구분함

비말핵
대화, 기침, 재채기 등을 통하여 튀어나온 비말droplet이 바닥에 가라앉은 뒤 수분이 증발하면 지름이 작아지면서 실내에 떠다닐 수 있게 되며 직경이 작을수록(0.6~6 μm) 폐포까지 도달할 가능성이 높아짐

표 5-17 활성 매개체에 의한 전파 및 감염성 질병

분류	의미	전파 및 감염성 질병	
기계적 전파	건강체에만 전하기	바퀴벌레, 파리 등	
생물학적 전파	생활 중에 전파	벼룩, 진드기, 모기, 이 등	
		증식형	뇌염, 황열, 페스트, 뎅기열, 재귀열
		발육형	사상충증
		증식발육형	말라리아, 수면병
		배설형	발진티푸스, 발진열
		경란형	쯔쯔가무시증, 록키산홍반열

(4) 숙주의 감수성과 면역성

① 감수성

감수성susceptibility이란 숙주에 침입한 병원체에 저항하여 감염이나 발병을 막을 수 있는 능력이 없는 상태, 즉 저항력이 없으며 취약한 상태로 개인이나 질병의 종류에 따라 감수성이 다르다.

② **면역성**

면역immunity이란 특정 감염균인 항원antigen에 대해 자기 몸을 방어하고 임상 증상을 가볍게 하거나 없애는 능력을 말하며, 선천성 면역과 후천성 면역으로 구분한다.

선천성 면역은 태어날 때부터 면역력을 지닌 것이며, 후천성 면역은 태어난 후 질병이나 백신 등을 통해 면역력을 획득하는 것이다.

후천성 면역에는 능동면역과 수동(피동)면역이 있다. 능동면역은 외부에서 침입한 항원에 의해 항체가 형성된 면역을 말하며 자연능동면역과 인공능동면역으로 구분한다. 자연능동면역은 질병이 발생한 뒤에 생기는 면역을 자연능동면역이라 하며 두창, 홍역, 수두, 유행성 이하선염, 백일해, 성홍열 등이 있다. 백신 접종 후 면역이 생기는 것을 인공능동면역이라 하며 이는 백신이나 톡소이드를 통해 면역력을 만든다. 백신을 통해 결핵, 콜레라 등이 면역을 생성하며 톡소이드는 파상풍과 디프테리아 등

인공면역artificial immunity
세균 및 바이러스의 백신을 사람에게 투여해 면역상태로 하는 것이나 톡소이드를 말 등에게 면역해서 얻은 항혈청을 사람에게 투여해서 면역상태로 하는 것

자연면역natural immunity
생체가 태어날 때부터 가지고 있는 면역기전으로 병원체 등의 이물질이 침입했을 때 발생하는 병원체에 대한 저항성, 비특이적 생체방어 반응으로 개체면역성과 동족면역성, 종족면역성으로 구분할 수 있음

알아두기

- 항원 : 병원성 미생물과 그 생성물, 음식물, 화학물질, 약, 꽃가루 등의 외부인자로 몸 안에 침입하여 항체를 만드는 것으로 이물질이라고도 하며 대표적인 것이 세균과 바이러스이다. 외부에서 몸 안으로 들어왔을 때 면역계에 인식되거나 면역계와 상호작용할 수 있는 생물체나 물질을 '항원'이라고 함
- 항체 : 항원의 자극에 의해 몸 안에서 만들어지고 그 항원과 결합하여 항원을 비활성화시키는 면역 관련 단백질, 즉 항체로 작용하는 면역글로불린immunoglobulin, Ig을 말함
- 백신 : 사균이나 생균의 항원으로 생체 내 면역체 형성을 유도하는 것
- 톡소이드 : 병원균의 독성을 없애고 그 항원성만 남긴 것

표 5-18 면역의 분류

구분			내용 및 특징	
선천성 면역			태어날 때부터 지닌 면역성	
후천성 면역	수동면역	자연수동면역	모체로부터 얻은 면역	발효와 효력 지속기간이 짧음
		인공수동면역	감마글로블린, 항독소	
	능동면역	자연능동면역	장티푸스, 백일해, 폴리오, 일본뇌염, 디프테리아, 홍역 등	발효와 효력 지속기간이 길음
		인공능동면역	예방접종	

이 면역을 생성한다.

수동면역은 다른 개체가 형성한 항체를 통해 면역력을 얻는 것으로 자연수동면역과 인공수동면역으로 나뉜다. 수동면역 중 자연수동면역은 모체로부터 얻은 면역, 즉 태반면역, 모유면역 등이고, 인공수동면역은 면역혈청, 감마글로불린, 항독소 등을 접종한 후에 형성된다.

생균백신
미생물을 살아있는 채로 제조한 백신제제

사균백신
화학약품이나 가열 등의 처리에 의해 면역원성을 보존하면서 사멸시켜 만든 백신

표 5-19 인공능동면역의 종류

구분			내용
톡소이드			디프테리아, 파상풍
백신	세균	사균백신	콜레라, 장티푸스, 파라티푸스, 백일해
		생균백신	결핵, 탄저
	바이러스	사균백신	폴리오*, 일본뇌염
		생균백신	폴리오**, 두창, 풍진, 홍역, 이하선염
	리케치아	사균백신	발진티푸스

• 폴리오* : 1955년 Salk가 개발한 주사용 폴리오 불활성화 백신(Inactivated Polio Vaccine, IPV)
• 폴리오**: 1963년 Sabin이 개발한 경구용 3가 폴리오 생백신(Trivalent Oral Poliovirus Vaccine, TOPV)

3) 감염병 예방대책

(1) 감염병의 관리원칙

감염병의 관리원칙은 감염병 생성과정, 즉 병원체, 병원소, 병원소로부터의 병원체의 탈출, 전파, 새로운 숙주에의 침입, 새로운 숙주의 감수성과 면역의 6요소 중 어느 한 요소에 대한 공격적 조치를 통하여 그 요소를 제거하는 것이다. 감염병 질병의 예방과 관리는 국가, 지역사회, 개인적 차원에서 감염되지 않도록 노력해야 한다.

국내 감염병 예방대책으로는 병원소 제거, 환경위생관리로 나눌 수 있다. 병원소 제거로 사람은 격리, 동물은 소각, 매장으로 제거한다. 환경위생관리로는 소독, 철저한 식품위생관리, 음용수관리에 의해 시행된다. 또한 홍보교육도 국내 감염병 예방대책으로 중요하다.

① 병원체와 병원소 관리

감염성 질병관리의 가장 확실한 방법은 감염병 발생의 1차 원인인 병원체 또는 병

원소를 제거하는 것이다. 동물이 병원소인 경우 살처분이 효과적이며, 사람이 병원소인 경우 환자와 보균자를 신속하게 발견하여 치료를 하거나 격리하여 일반 인구 집단 내의 병원소의 수를 줄이는 것이다.

② 전파과정 관리

전파과정 관리는 검역과 격리, 환경·식품·개인위생 관리를 하는 것이다.

- 검역과 격리 : 전파과정 관리에는 검역과 격리가 중요하다. 검역이란 오염지역에서 들어온 선박, 항공기, 물품, 입국자 등을 검사 및 차단하는 것이다. 격리란 질병의 증상을 나타내는 현성 환자를 분리하여 건강인의 감염을 예방하고 감염병의 확산을 막는 것이다. 우리나라 검역대상 감염병은 콜레라, 페스트, 황열, 사스 등이며, 검역이 필요하지 않은 감염병으로는 일본뇌염, 발진티푸스 등이 있다. 검역기간은 감염병에 대한 최장 잠복기로 정하며, 격리기간은 환자가 완치될 때까지이고, 이 기간에 면회는 절대 금지한다.
- 위생관리 : 환경위생, 식품위생, 개인위생관리를 해야 한다.

표 5-20 위생관리 종류 및 특징

구분	내용
환경위생관리	• 환자나 보균자의 배설물에 있던 병원체에 오염된 식수나 식품에 의한 감염병의 중요한 관리방법은 배설물의 위생적 처리와 안전한 식수 및 식품 공급 • 비말 혹은 비말핵을 통하여 전파되는 호흡기감염은 환자가 사용한 물건과 환자가 있던 장소를 소독 • 인수공통감염병의 경우 동물병원소의 배설물을 위생적으로 처리 및 관리
식품위생관리	• 식수와 식품매개감염병, 식중독의 예방과 관리에 가장 중요한 요소로 식품의 생산, 가공, 보관, 유통, 조리, 음식물 보관까지 단계별로 철저한 관리
개인위생관리	• 접촉으로 인한 직접전파의 예방, 감염병 매개동물과의 접촉 방지, 병원체에 오염된 곳이나 오염될 가능성이 있는 장소의 접근을 피하는 것 • 손씻기는 감염병에 걸릴 위험을 최소화시키는 행동

③ 숙주관리

숙주관리는 면역의 증강, 환자 조기발견과 조기치료가 중요하다.

- 면역의 증강 : 면역은 병원체가 새로운 숙주에 침입하더라도 숙주는 저항성이 있으면 감염은 일어나지 않는 것을 의미한다. 면역증강을 시키는 방법으로는 집단

면역수준을 향상시키기는 것으로 예방접종을 통해 감염성 질병의 전파를 막는 것과 적절한 영양과 운동 등을 통하여 일반적 건강상태를 유지하는 것이다.

- 환자 조기발견과 조기치료 : 감염성 질병에 감염된 환자나 보균자를 조기발견 및 조기치료를 시행함으로써 합병증을 예방하고, 필요한 격리를 통해 다른 사람에게 전파되는 것을 막을 수 있다.

(2) 예방접종

우리나라는 출생 후 시기별로 예방접종를 통해 감염병을 예방하고 있으며, 영유아를 대상으로 BCG(결핵), 폴리오(경구용 소아마비), DPT(디프테리아·파상풍·백일해), 홍역, 뇌염, B형간염 등이 국가에서 지정한 필수예방접종 질병이다(8장 '모자보건과 노인보건' 참조).

4) 감염병 분류와 관리

(1) 감염병 분류 및 종류

우리나라는 감염병의 예방 및 관리에 관한 법률에서 제1급 감염병, 제2급 감염병, 제3급 감염병, 제4급 감염병, 기생충감염병, WHO감시대상 감염병, 생물테러감염병, 성매개감염병, 인수공통감염병 및 의료관련감염병으로 분류하였으며, 각 감염병의 분류기준 및 종류는 **표 5-21**과 같다.

5) 법정감염병 분류

(1) 제1급 감염병

디프테리아, 동물인플루엔자, 페스트, 신종인플루엔자 등이 있다.

① **디프테리아**diphtheria

- 특징 : 코리네박테리움 디프테리아*Corynebacterium diphtheriae* 중 독소toxin 생산주가 원인균이며 그람양성간균으로 일광, 열, 화학약품에 대한 저항력이 비교적 약하다.
- 발병과 증상 : 늦은 가을이나 이른 봄에 많이 발생하며, 1~4세가 전 환자의 60%를 차지한다. 사망률은 5~32%이며 잠복기는 2~5일이다. 인후·코 등의 상피조

표 5-21 법정감염병 분류(2023. 1. 10.)

1급(16종) 전수감시, 발생 즉시 신고	2급(24종) 전수감시, 24시간 이내 신고	3급(26종) 전수감시, 24시간 이내 신고	4급(23종) 표본감시, 24시간 이내 신고
생물테러감염병 또는 치명률이 높거나 집단 발생의 우려가 커서 발생 또는 유행 즉시 신고하여야 하고, 음압격리와 같은 높은 수준의 격리가 필요한 감염병	전파가능성을 고려하여 발생 또는 유행 시 24시간 이내에 신고하여야 하고 격리가 필요	그 발생을 계속 감시할 필요가 있어 발생 또는 유행 시 24시간 이내에 신고	제1급 감염병부터 제3급 감염병까지의 감염병 외에 유행 여부를 조사하기 위하여 표본 감시 활동이 필요
• 에볼라바이러스병 • 마버그열 • 라싸열 • 크리미안콩고출혈열 • 남아메리카출혈열 • 리프트밸리열 • 두창 • 페스트 • 탄저 • 보툴리눔독소증 • 야토병 • 중증급성호흡기증후군(SARS) • 중동호흡기증후군(MERS) • 동물인플루엔자 인체감염증 • 신종인플루엔자	• 결핵 • 수두 • 홍역 • 콜레라 • 장티푸스 • 파라티푸스 • 세균성이질 • 장출혈성대장균감염증 • A형간염 • 백일해 • 유행성이하선염 • 코로나바이러스감염증-19 • 풍진(선천성) • 풍진(후천성) • 폴리오 • 수막구균감염증 • b형헤모필루스인플루엔자 • 폐렴구균 감염증 • 한센병 • 성홍열 • 반코마이신내성황색포도알균(VRSA)감염증 • 카바페넴내성장내세균속균종(CRE)감염증 • E형간염 • 원숭이두창	• 파상풍 • B형간염 • 일본뇌염 • C형간염 • 말라리아 • 레지오넬라증 • 비브리오패혈증 • 발진티푸스 • 발진열 • 쯔쯔가무시증 • 렙토스피라증 • 브루셀라증 • 공수병 • 신증후군출혈열 • 후천성면역결핍증(AIDS) • 크로이츠펠트-야콥병(CJD) 및 변종크로이츠펠트-야콥병(vCJD) • 황열 • 뎅기열 • 큐열 • 웨스트나일열 • 라임병 • 진드기매개뇌염 • 유비저 • 치쿤구니야열 • 중증열성혈소판감소증후군(SFTS) • 지카바이러스감염증	• 인플루엔자 • 매독 • 회충증 • 편충증 • 요충증 • 간흡충증 • 폐흡충증 • 장흡충증 • 수족구병 • 임질 • 클라미디아감염증 • 연성하감 • 성기단순포진 • 첨규콘딜롬 • 반코마이신내성장알균(VRE)감염증 • 메티실린내성황색포도알균(MRSA)감염증 • 다제내성녹농균(MRPA)감염증 • 다제내성아시네토박터바우마니균(MRAB) 감염증 • (장관감염증) 살모넬라균 감염증 외 19종 • 급성호흡기감염증 아데노바이러스 감염증 외 8종 • 해외유입기생충감염증 리슈만편모충증 외 10종 • 엔테로바이러스감염증 • 사람유두종바이러스감염증 • 1기 매독 • 2기 매독 • 선천성 매독

직에 국소적 염증을 일으키며, 체외독소를 분비하여 혈류를 타고 신체 각 부위로 이동한다. 심근과 신경조직에 결합하여 장해를 유발하거나 위막에 의한 기도 폐쇄로 호흡곤란을 일으킨다.

- 예방 : 조기진단이 중요하며 음식물의 오염을 방지하고 환자나 보균자의 접근을 금지해야 하고, 예방접종을 반드시 해야 하는 국가필수예방접종 감염병이다.

② 동물인플루엔자

- 특징 : 인플루엔자바이러스는 헤마글루티닌hemagglutinin, HA과 뉴라미니다아제neuraminidase, NA의 표면항원유전자와 내부유전자 6개로 나뉜다. 헤마글루티닌은 체내로 침투하는 역할을 하며, 뉴라미니다아제는 세포 내로 침투하는 역할을 한다. 이 중 사람에게는 H1·H2·H3와 N1·N2가 조류에게는 H5·H7이 주로 감염을 일으킨다.
- 발병과 증상 : 바이러스에 감염된 조류의 콧물이나 호흡기 분비물과 대변에 포함된 바이러스를 다른 조류가 섭취하여 감염 및 전파되고, 사람도 이렇게 배출된 바이러스가 코나 입을 통하여 감염되는 것으로 추정하고 있다. AI에 감염된 청둥오리 등 야생조류가 닭, 오리와 접촉하거나 야생조류의 분변을 통하여 전파하므로 AI를 완벽하게 차단하는 것이 어렵다.
- 예방 : 바이러스 자체가 열에 약해 75℃ 이상에서 5분 정도 가열하면 사멸되므로 충분히 가열조리를 한 경우에는 감염 가능성이 없다. 조류인플루엔자 발생 시에는 발생농장뿐 아니라 3 km 이내의 닭, 오리, 달걀은 전부 폐기 조치되고 3~10 km 내의 조류와 그 생산물에 대해서는 이동을 통제한다.

③ 페스트pest

- 특징 : 페스트는 페스트균*Yersinia pestis*에 의한 감염병으로 급성이며 인수공통감염병이다. 사람 간의 전파도 가능하고 기침 등을 통해 감염될 수도 있다.
- 발병과 증상 : 쥐벼룩에 의해 야생설치류에 전파되며, 감염된 쥐벼룩에 물려 발병한다. 감염된 야생동물을 취급하거나 호흡기 페스트 환자가 배출하는 기침 등을 통해 감염되기도 한다. 페스트에는 호흡기 페스트, 림프절 페스트, 인두 페스트, 패혈증 페스트, 페스트수막염 등이 있다.

- 예방 : 페스트는 쥐와 밀접하므로 구서작업을 철저히 하는 것이 가장 중요하다. 호흡기 페스트 환자를 치료하는 의료진이나 가까이에서 접촉한 사람은 예방을 위하여 테트라사이클린tetracycline, 클로람페니콜chloramphenicol을 7일간 복용해야 한다. 백신은 페스트균에 노출될 위험이 많은 실험실 연구자와 페스트 감염 위험 작업에 종사하는 사람에게 권장한다.

④ **신종인플루엔자**

- 특징 : 원인병원체 A(H1N1)로 인플루엔자 바이러스는 오르토믹소 바이러스과 Orthomyxovirus에 속하는 바이러스로 단일가닥 RNA를 유전물질로 가지며 서로 다른 8개의 RNA 분절로 구성되어 있으며, 각각의 RNA 분절로부터 여러 종류의 단백질이 만들어지며, 고체이고 딱딱하며 구멍이 없는 표면에는 72시간까지 생존하지만 감염위험을 일으킬 정도의 바이러스 양은 24시간까지만 생존한다.
- 발병 및 증상 : 감염경로는 호흡기 비말전파와 접촉전파가 주된 전파경로(계절인플루엔자바이러스와 유사)로 급성열성호흡기질환 증상이다. 진단기준은 37.8℃ 이상의 발열과 더불어 콧물 혹은 코막힘, 인후통, 기침 등의 증상 중 1개 이상의 호흡기 증상이 있는 경우이다. 건강한 사람의 경우 7일 이내 회복되는 것이 보통이다. 임상양상으로는 중증폐렴, 패혈증, 다발성장기부전, 열이 없는 경우도 있다. 확진환자 증상은 발열, 오한, 두통, 상기도 증상(기침, 인후통, 콧물, 호흡곤란), 근육통, 관절통, 피로감, 구토 혹은 설사 등이 나타난다.
- 예방 : 손에 바이러스가 묻으면 손에서는 5분 이하로 생존하며, 손을 물과 비누로 씻으면 즉시 바이러스가 파괴되며 알코올 성분의 손 세척제를 사용해도 30초 내에 바이러스가 파괴되고 치료는 항바이러스제를 투약한다.

(2) 제2급 감염병

콜레라, 장티푸스, 파라티푸스, 세균성이질, A형간염, 폴리오, 결핵 등이 있다.

① **콜레라**cholera

- 특징 : 비브리오 콜레라*Vibrio cholerae*가 원인균으로 그람음성간균, 통성혐기성이며 아포가 없고 편모에 의해 운동성이 있다. 저항력은 60℃에서 30분, 건조상태로 일광에서 60분이면 사멸된다.

- 발병과 증상 : 기온이 높은 7~9월에 많이 발생하며, 60%의 치사율을 보이며 노약자일수록 높아진다. 물과 같은 묽은 설사와 구토를 일으키며 치료하지 않으면 탈수, 근육통, 체온 저하 등이 나타난다. 잠복기는 보통 1~3일 정도이다.
- 예방 : 개인위생관리가 중요하며, 음식은 반드시 익혀 먹고 물은 끓여 먹어야 한다. 음료수 등 식품에 대한 위생관리, 청소, 인분 처리, 구서 등 환경위생이 중요하며, 유행 시에는 예방접종을 반드시 실시하고 환자에게는 안정과 함께 체액을 보급한다.

② 장티푸스typhoid fever

- 특징 : 사람만이 병원소인 살모넬라 타이피균*Salmonella typhi*에 의해 발병하는 급성 전신성 열성질환이다. 이 균은 추위에 강하고, 인체가 아닌 대변에서 60시간 내외, 우유에서 2~3일, 물에서 5~15일, 얼음에서 3개월 내외, 아이스크림에서 2년으로 생존기간이 비교적 길다.
- 발병과 증상 : 감염은 다량의 균으로 발병하며, 환자나 보균자의 분뇨에 오염된 음식이나 물 섭취 시 감염된다. 증상은 두통, 발열, 권태감, 서맥, 식욕 부진, 비장비대, 마른기침, 발진(장미 모양) 등이다. 체온 상승도 특징이다. 잠복기는 보통 1~3주간이나 균의 수에 따라 다르다.
- 예방 : 개인위생과 환경위생이 가장 중요하며, 장기 보균자는 2년간 보균검사를 실시한다. 고위험군, 즉 장티푸스 보균자와 밀접하게 접촉하는 사람, 장티푸스가 유행하는 지역으로 여행을 가거나 장티푸스균을 취급하는 실험실 요원, 불완전 급수지역 주민이나 급수시설 관리자, 집단급식소, 식품위생접객업소 종사자 등을 대상으로 예방접종을 실시한다.

③ 파라티푸스

- 특징 : 파라티푸스균*Salmonella paratyphi*에 의해 감염되며, A·B·C형이 있는데 우리나라에서 발생한 파라티푸스는 대부분 B형이다. 파라티푸스균은 추위에 강하며, 체외 생존기간은 대변은 60시간 내외, 물은 5~15일, 고여 있는 물은 6개월 이상이다.
- 발병과 증상 : 증상은 지속적인 고열, 두통, 비장증대, 발진 등으로 장티푸스와

유사하며 잠복기도 1~3주이고 여름철에 많이 발생한다. 감염경로 역시 장티푸스와 같다.

- 예방 : 상하수도 완비와 정화, 염소소독이 중요하다. 음식을 만들기 전, 배변 후에 손을 깨끗이 씻어야 하며, 우유 등은 살균하고, 음식물 청결 유지 및 보관을 철저히해야 한다. 보균자는 식품을 다루는 업무를 금하고, 환자의 간호에 종사해서도 안 된다.

④ 세균성이질

- 특징 : 세균성이질균인 시겔라*Shigella*균은 그람음성의 작은 간균이다. 60℃에서 15분간 가열하면 사멸되는 저항력이 약한 균이다. 시겔라균은 온혈동물의 장관과 변에 존재하며, 수분 흡수를 인체로 역전시키는 독소를 생산하여 물이 장과 변으로 흘러들어가 물 같은 설사를 만든다. 대부분 대변에 고름이나 혈액이 섞여 나오는 데, 이는 세균의 침입으로 인해 미세농양이 발생하기 때문이다.
- 발병과 증상 : 사람만 병원소로 알려졌으나 원숭이 집단에서도 발생된 적 있다. 환자나 보균자에 의하여 직접 또는 간접으로 대변-경구에 의하여 전파되며, 세균 수가 10~100개의 극소량으로도 감염을 일으킨다. 보통 잠복기는 1~3일이며, 감염기는 발병 후 4주 이내이다. 이유기의 영유아 등이 민감하여 심각하게 나빠질 수도 있으며, 가구 내에서 2차 발병률은 10~40% 정도로 높은 편이다. 집단 발생은 거주형태가 밀집되어 있는 곳에서 많이 볼 수 있다.

  주요 증상은 고열, 구역질, 구토, 경련성 복통, 배변 후 통증을 동반한 설사이다. 전 세계적으로 60만 명 이상이 매년 사망하며, 그중 40% 이상이 10세 미만이다.
- 예방 : 파라티푸스와 유사한 방법으로 예방한다.

⑤ A형간염

- 특징 : A형간염hepatitis A을 일으키는 바이러스는 100℃에서 5분간 가열 하면 불활성화된다.
- 발병과 증상 : A형간염은 감염자의 대변, 혈액, 타액 등과 이에 오염된 음식이나 물이 원인이다. 증상은 38℃ 이상의 발열, 두통, 식욕 부진, 오심, 구토, 전신권태감, 황달, 복통, 설사 등이 나타나지만 적절한 치료를 하면 1~2개월 안에 간기능

이 정상화된다.

- 예방 : 12~23개월의 모든 유아, A형간염에 대한 면역력이 없는 고위험군 아동·청소년이나 성인 등의 대상자에게 우선적으로 예방접종을 한다. 접종자 중 30세 미만에서는 항체검사 없이 접종하고, 30세 이상에서는 항체검사를 실시하여 항체가 없는 경우 백신을 접종하는 것을 권한다.

⑥ **폴리오**polio

- 특징 : 폴리오미엘리티스poliomyelitis 바이러스가 원인이며, 이 바이러스는 열에 쉽게 파괴되고 약품에 대한 저항성이 강하다.
- 발병과 증상 : 5~8월에 가장 많이 발병하며 5세 이하 영유아에게서 많이 발생한다. 감염자의 분변으로 바이러스가 배출되어 경구와 비말 등에 의해 감염되며, 잠복기는 7~12일이다. 초기에 감기 증상을 보이며, 발열, 두통, 구토, 복통, 요통이 있는 동안이나 열이 떨어질 때 운동신경이 마비되어 사지마비가 나타난다.
- 예방 : 국가필수예방접종의 대상이다.

⑦ **결핵**

- 특징 : 대표적 인수공통감염병인 결핵tuberculosis은 마이크로박터리움 투버클로시스 콤플렉스Mycobacterium tuberculosis complex라는 세균에 의해 발생한다. 막대기 모양의 간균이며 호기성 균이다. 결핵균의 특성은 다른 균에 비해 매우 천천히 증식하는 것으로 한 개에서 두 개로 분열하는데 18~24시간 정도 걸린다. 또한 지방성분이 많은 세포벽에 둘러싸여 있어 강한 산이나 알칼리에도 잘 견디며 건조한 상태에도 오랫동안 살 수 있으나 일광에 비교적 약하므로 직사광선에 노출되면 수분 안에 죽는다.
- 발병과 증상 : 결핵균은 대부분 사람에서 사람으로 공기를 통하여 전파되며, 결핵균에 감염된 후 발병한 결핵 환자 50%는 감염 후 1~2년 내에 발병하고, 50%는 그 후 면역력이 감소하는 때에 발병한다. 결핵균의 발병하는 부위(폐, 흉막, 척추, 신장 등)에 따라 여러 증상이 나타난다. 폐결핵일 경우에는 기침, 객혈, 무력감, 발열, 호흡곤란 증상이 있으며 소모성 질환이다. 2주 이상 기침이 계속될 때에는 반드시 결핵 여부를 의심해야 한다.

객혈
폐에서 피가 나는 것을 뜻하는 것으로 육아종 내부의 고름이 가래와 함께 섞여 나올 때 피가 묻어나올 수 있다.

- 예방 : 결핵 의심 또는 확진 환자의 조기 발견, 공기매개 예방과 치료 등의 감염관리 프로그램이 필요하다. 조기 발견을 위해서 투베르쿨린 반응을 실시하고, BCGbacille de Calmette-Guerin vaccine를 접종한다. 유제품을 통해 영·유아 감염이 많이 발생하므로 우유와 유제품을 반드시 살균 처리한다. 치료약인 항결핵제는 1차 약으로 에탐부톨Ethambutol, 아이소나이지드Isoniazid, 파라진아마이드Pyrazinamide, 리팜피신Rifampcine, 파라-아미노살리실에이드Para-aminosalicylate, 카프레오마이신Capreomycine, 가나마이신Kanamycin 등이 있다.

(3) 제3급 감염병

B형간염, 일본뇌염, 말라리아, 브루셀라증, 쯔쯔가무시증, 신증후군출혈열, 렙토스피라증, 비브리오패혈증, AIDS 등이 있다.

① B형간염hepatitis B

- 특징 : B형간염 바이러스는 열 저항성이 커 60℃에서 30분간 가열해도 생존하며, 바이러스에 오염된 주삿바늘·타액·장기이식·성적 접촉·산모와 태아의 수직감염 등으로 발병한다.
- 발병과 증상 : 증상은 전구기에 오심, 구토, 설사를 일으키며, 발열기에는 오한, 고열을 동반하고, 황달기는 2주에서 수 개월에 걸쳐 나타난다. 잠복기는 6주~6개월이며, 회복기는 2~6주로 이때 치유가 된다. 감염자 중 50% 이상은 증상이 없으며 전격성 간염, 만성간염, 간경변, 간세포암 등 합병증을 유발할 수 있다.
- 예방 : 모든 영유아와 B형간염 고위험군에게 백신 접종을 권장한다.

② 일본뇌염Japanese encephalitis

- 특징 : 아시아의 아동에게서 발생하는 대표적 뇌염으로 플라비바이러스속 *Flavivirus* 일본뇌염 바이러스에 의한 인수공통감염병이다. 작은 빨간모기가 매개곤충이다. 매년 3~5만 명이 감염되며 그중 약 30%가 사망한다.
- 발병과 증상 : 대부분은 증상이 없으며 50% 정도에서 바이러스성 수막염이나 열을 동반한 가벼운 증상이 나타나기도 한다. 전형적인 임상 양상으로는 성격 변화와 신경증상이 나타나고 이후 오한과 두통이 심해지면서 고열과 함께 경련, 의식

소실과 혼수상태로 진행된다. 회복되어도 30% 정도는 침범 부위에 따라 다양한 합병증이 생긴다.

- 예방 : 특별한 치료방법이 없으므로 예방이 최선이다.

③ **말라리아**malaria

- 특징 : 급성열성 감염병으로 플래즈모디엄속*Plasmodium* 원충이 적혈구와 간세포 내에 기생하여 발병한다. 세계 인구의 약 40%가 말라리아 유행지역에 살고 있으며, 그중 100만 명 이상이 사망에 이르는 심각한 질병으로 세계보건기구가 선정한 6대 열대병 중의 가장 중요한 감염병이다.
- 발병과 증상 : 인간에게 발생하는 말라리아는 4가지(열대열원충, 삼일열원충, 사일열원충, 난형열원충)가 있으며, 우리나라는 삼일열원충*Plasmodium vivax* 감염에 의한다. 증상은 권태감과 발열이 초기에 수일간 지속되며, 오한·발열·발한 후 해열이 반복적으로 나타난다.
  - 1단계 오한기 : 춥고 몸이 떨리는 시기로 이후에 체온이 상승한다.
  - 2단계 고열기 : 체온이 39~41℃까지 올라가고 피부가 건조해진다.
  - 3단계 발한기 : 옷이나 침구를 적실 정도로 심하게 땀을 흘리고 난 후 체온이 정상으로 내려간다. 두통이나 구역질, 설사 등을 동반할 수도 있다.
  - 잠복기 : 단기 잠복기는 7~14일, 장기 잠복기는 약 12개월이다.
- 예방 : 전 세계적으로 95% 이상을 삼일열원충과 열대열원충이 차지하고 있으며, 해외여행 증가로 열대지역을 여행하는 사람은 다음 사항에 주의해야 한다.
  - 여행할 지역이 말라리아 유행지역인지, 여행시기가 유행시기인지 확인한다.
  - 가능하면 여행을 떠나기 1개월 전에 의사의 진료를 받는다.
  - 말라리아는 예방백신이 없으므로 필요 시 적합한 말라리아 예방약을 준비한다.
  - 예방약 복용의 금기사항이나 주의사항을 확인한다.
  - 모기에 물리지 않도록 예방조치를 마련한다.

④ **브루셀라증**Brucellesis

- 특징 : 인체에 감염을 일으키는 브루셀라 4가지 중 가장 병원성이 높은 것은 브

루셀라 멜리텐시스*Brucella melitensis*로 주로 염소, 양, 낙타에서 발생한다. 브루셀라 아보르투스*Brucella abortus*는 소, 브루셀라 캐니스*Brucella canis*는 개, 브루셀라 수이스*Brucella suis*는 돼지에서 일차적으로 나타난다. 인수공통감염병인 브루셀라균은 살균되지 않는 유즙이나 가축의 상처를 통해 감염되는 것으로 저온 및 고온 살균 시에 사멸된다.

- 발병과 증상 : 증상은 발열, 오한, 근육통, 두통, 피로감, 식욕 부진, 요통, 관절통, 체중 감소, 간과 비장 비대 등이 있으며, 이러한 증상은 1~2일에 걸쳐 갑작스럽게 나타나거나 일주일에 걸쳐 서서히 진행될 수도 있다.
- 예방 : 축산업 종사자, 도축장 종사자, 부산물 처리 종사자, 인공수정사, 실험실 근무자, 수의사 등 브루셀라증 고위험군은 감염을 막기 위해 1회용 보호안경, 보호마스크, 보호장갑, 보호복을 사용한다. 작업 후 브루셀라증과 유사한 증상이 나타날 경우 의료기관에서 빠른 시간 내에 진료를 받아야 한다.

⑤ 쯔쯔가무시증

- 특징 : 리케차의 일종인 오리엔티아 쯔쯔가무시*Orientia tsutsugamushi*에 의해서 발생하는 것으로, 감염된 털진드기의 유충에 물려서 감염된다. 우리나라에서 최근 매년 6천 명 이상의 환자가 보고되고 있고, 국내 가을철 3대 발열성 매개질병 중 하나이며, 쥐나 설치류에 노출될 가능성이 높은 논과 밭이 많이 분포되어 있는 지역에서 환자가 발생하였다.
- 발병과 증상 : 감염 후 대부분 10일 정도의 잠복기를 지나 두통, 발열, 오한, 근육통, 발진 등의 증상이 나타나고 1 cm 정도 크기의 피부반점이 나타나고 수일 만에 상처가 생긴다.
- 예방 : 감염 예방을 위한 예방법을 다음과 같이 철저히 준수해야 한다.
  - 풀밭 위에 옷을 벗어 놓고 눕거나 잠을 자지 않는다.
  - 작업 중 풀숲에 앉아서 용변을 보지 않는다
  - 등산이나 작업 시 기피제 처리한 작업복과 토시를 착용하여야 하며, 긴소매, 양말, 바지 끝을 단단히 여미고 신발이나 장화를 신는다.
  - 작업 및 야외활동 후 작업복, 속옷, 양말 등을 세탁한다.

– 논밭 등에서 수확이나 야외활동 후 두통, 오한, 고열을 동반한 극심한 감기증상이 있거나 벌레 물린 흔적이 있으면, 지체없이 가까운 보건소나 병원을 찾아 진료를 받아야 한다.

⑥ 신증후군출혈열(유행성출혈열)

- 특징 : 서울바이러스Seoul virus와 한탄바이러스Hantan virus 등 감염에 의한 급성열성 질병이다. 반야바이러스Bunyaviridae와 한탄바이러스*Hantavirus*속에 속하는 바이러스로 37℃ 이상의 온도에서 감염성이 없어지며, 4℃에서 12시간, 56℃에서 30분 후면 감염성은 완전히 없어진다. 계면활성제, 유기용매 혹은 베타-프로피오락톤β-propiolactone에 의해서 불활성화되며, pH 7.6에서 감염성이 가장 높다.
- 발병과 증상 : 설치류가 병원소이고, 불현성으로 출혈열 바이러스를 보유하고 있는 설치류에 의한 것으로 전파경로는 설치류의 분뇨 중에 배설된 바이러스에 의해서 호흡기, 비말감염으로 사람에게 전파된다.
- 예방 : 들쥐·집쥐와의 접촉을 절대 금해야 한다. 위험군으로 농부, 군인 및 토목공사 종사자이며, 야외에서의 활동 시 조심하여야 한다. 가장 효과적인 예방은 예방접종을 하는 것이다.

⑦ 렙토스피라증Leptospirosis, Weil's disease

- 특징 : 렙토스피라*Leptospira species*균에 의한 인수공통감염병으로 9~11월 농촌지역에서 주로 들쥐, 소, 돼지, 개 등 감염된 동물의 소변에 오염된 물, 토양, 식품에 노출 시 상처난 피부를 통해 감염된다. 건조에 의해 급속하게 사멸되며, 물의 염소 소독에 의해 완전히 파괴된다.
- 발병과 증상 : 잠복기는 5~7일이며, 초기 증상으로 갑작스러운 발열(39~40℃), 오한, 근육통, 두통, 오심, 구토 등이 나타난다. 초기 증상 1~2일 후 뇌막증상, 발진, 포도막염을 보이고 치료시기를 놓치면 신부전 또는 중증 출혈로 사망까지 이른다.
- 예방 : 쥐가 서식하지 못하도록 철저한 구제와 들쥐 배설물 접촉을 금해야 하며, 풀밭 위에 옷을 벗어 놓거나 눕지 말고, 풀밭이나 들에서 야영이나 작업을 많이 하는 사람은 예방접종을 하여야 한다.

표 5-22 쯔쯔가무시증, 신증후군출혈열, 렙토스피라증 비교

구분	쯔쯔가무시증	신증후군출혈열	렙토스피라증
병원소	리케차의 일종인 쯔쯔가무시에 의해 감염	등줄쥐의 등에 서식하는 한탄바이러스에 감염	렙토스피라균에 의한 사람, 동물 공통 감염
감염경로	감염된 진드기 유충에 물려서 감염	한탄바이러스에 감염된 등줄쥐와 서울바이러스에 감염된 시궁쥐의 타액, 소변, 분변에서 분비된 바이러스가 공기 중 호흡기를 통해 감염	• 감염된 동물의 소변에 오염된 물, 토양, 음식물에 노출 시 상처난 피부를 통해 감염 • 감염된 동물의 소변에 직접접촉 또는 오염된 음식 섭취, 비말을 흡입하여 감염
주요 증상	가피 형성, 고열, 오한, 피부 발진, 구통, 복통, 기침 등	발열, 기침, 오한, 두통, 근육통 등	오한, 발열, 두통, 복통, 오심, 구토, 근육통 등
잠복기	8~11일	1~3주	5~7일
치명률	0~30%(적절한 치료를 하지 않은 경우)	2~7%(적절한 치료를 하지 않은 경우)	20~30%(적절한 치료를 하지 않은 경우)
치료방법	테트라사이클린, 클로람페니콜, 독시사이클린 등 복용	대증요법	독시사이클린, 페니실린 복용

⑧ **비브리오패혈증**vibrio vulnificus sepsis

- 특징 : 비브리오패혈증은 비브리오 불니피쿠스*Vibrio vulnificus* 감염에 의한 패혈증을 의미하며, 비브리오패혈증균은 바다에 살고 있는 그람음성으로 호염성이다.
- 발병과 증상 : 비브리오패혈증은 간질환, 혈색소침착증을 앓고 있는 환자에서 주로 발생한다. 여름철 남서 해안지역의 수온이 18~20℃ 이상이며 염도 25‰ 정도일 때 주로 나타난다. 치사율은 50% 이상이다. 창상감염형은 해안에서 생긴 창상으로 해수에 있던 균이 침입하여 창상 부위에 부종과 홍반이 발생하면서 진행되며 대부분의 경우 수포성 괴사가 발생한다. 잠복기는 12시간이며, 기존 질환이 없는 경우 항생제와 외과적 치료에 의해 대부분 회복된다. 패혈증은 간질환 환자가 오염된 해산물을 날로 섭취한 후에 발생하는 것으로 급작스런 발열, 오한, 전신쇠약감 등의 증상을 시작으로 구토와 설사 등을 동반하기도 한다. 잠복기는 16~24시간이며, 발병 30여 시간 전후에 환자의 사지, 특히 하지에서 발적, 부종, 반상출혈, 수포, 궤양, 괴사 등 피부병소를 보이며 치사율이 40~50%로 높다.
- 예방 : 여름철 어패류는 5℃ 이하로 저온 저장하거나 60℃ 이상으로 가열하며,

흐르는 수돗물에 깨끗이 씻은 후 섭취하도록 한다.

⑨ AIDS(후천성 면역결핍증후군)

HIV 감염인
HIV 바이러스에 감염되어 체내에 HIV를 체내에 가지고 있는 사람

AIDS 환자
기회감염증 등 AIDS 관련 증상이 있거나 HIV감염인 중 CD4(면역세포의 표면에 있는 당단백질분자) 림프구 수가 200/mm3 미만으로 감소되어 있는 사람

기회감염증
보통은 감염증을 일으키지 않는 약한 균이지만 면역결핍환자에게 감염증을 일으키는 것

- 특징 : HIVHuman Immunodeficiency Virus는 인체 내로 감염되면 면역세포를 찾아내어 그 안에서 증식하고, 면역세포를 파괴한다. 에이즈AIDS를 일으키는 원인 병원체이며, 감염인의 모든 체액, 특히 혈액, 정액, 모유, 질 분비물에 많다.
- 발병 및 증상 : 바이러스는 대부분 보균자와의 성관계나 감염된 혈액의 수혈, 감염된 산모의 임신과 출산, 오염된 주삿바늘의 공동사용 등을 통해서 전파된다. HIV에 감염되면 인체의 면역세포가 서서히 파괴되어 면역체계가 손상된다. 손상 정도가 일정 수준 넘으면 바이러스, 세균, 곰팡이, 기생충 등에 의한 감염증과 피부암 등 악성 종양으로 결국 사망에 이를 수 있다. AIDS는 HIV의 감염으로 발생하는 여러 가지 증상을 말하며, 조기 치료하면 AIDS 상태가 되지 않도록 할 수 있다.
- 예방 : 모르는 사람과의 성적 접촉은 가급적 피하고 성관계 시 피임기구(콘돔)을 사용하며, 면도기, 침, 주사기, 혈액 수혈 및 혈액제품 주사 시 주의한다.

표 5-23 급성전염병 분류

구분	감염병
소화기계	① 콜레라 ② 장티푸스 ③ 파라티푸스 ④ 세균성이질 ⑤ 장출혈성대장균감염증 ⑥ A형간염 ⑦ 폴리오 ⑧ 로타바이러스 감염증 ⑨ 노로바이러스
호흡기계	① 홍역 ② 디프테리아 ③ 백일해 ④ 수두 ⑤ 풍진 ⑥ 유행성이하선염 ⑦ 성홍열 ⑧ 인플루엔자 ⑨ b형 헤모필루스인플루엔자 ⑩ 폐렴구균 ⑪ 수족구병 ⑫ 중증급성호흡기증후군 ⑬ 중동호흡기증후군 ⑭ 신종인플루엔자 ⑮ 레지오넬라증
절지동물매개	① 페스트 ② 발진티푸스 ③ 말라리아 ④ 일본뇌염 ⑤ 쯔쯔가무시증 ⑥ 뎅기열
인수공통	① 렙토스피라증 ② 신증후군출혈열 ③ 브루셀라증 ④ 탄저병 ⑤ 광견병 ⑥ 조류인플루엔자
만성감염질환	① 결핵 ② 한센병 ③ B형간염 ④ C형간염 ⑤ 후천성면역결핍증
성 접촉매개	① 매독 ② 임질 ③ 연성하감 ④ 클라미디아감염증 ⑤ 성기단순포진 ⑥ 뾰족콘딜로마

6) 감염병의 감시

(1) 감시의 개념

감시란 감염병 발생과 관련된 자료 및 매개체에 대한 자료를 체계적이고 지속적으로 수집, 분석 및 해석하고 그 결과를 제때에 필요한 사람에게 배포하여 감염병 예방 및 관리에 사용하도록 하는 일체의 과정을 말한다(감염병의 예방 및 관리에 관한 법률).

감염병 감시의 목적은 다음과 같다.

- 대상 질병에 의해 발생되는 문제의 크기를 예측한다.
- 질병 발생 추이를 관찰한다.
- 질병의 집단 발생 및 유행을 확인한다.
- 새로운 문제를 찾아내 예방·관리활동 등에 적용한다.

(2) 감염병 감시체계

감염병 감시체계는 발생시 의무적으로 관할보건소에 신고토록하는 전수감시체계와 일정한 기준에 의해 참여하는 의료기관을 표본감시기관으로 지정하여 7일 이내 관할 보건소에 신고하도록 하는 표본감시체계로 운영하고 있다.

① 시·군·구(보건소)

보건소는 감염병 환자 및 감염병 의사환자 진단기관이며, 표본감시감염병에 해당하는 성병, 인플루엔자, 지정감염병에 대한 감시활동을 하고 있다.

② 시·도(보건위생과 및 보건환경연구원)

보고된 사건을 확인하고 추가적인 관리조치를 지원 또는 시행하고, 보고된 사건을 즉각 평가하고 긴급사건일 경우 모든 필수정보를 질병관리청에 보고한다.

③ 중앙(질병관리청)

- 질병관리청은 감염병 및 특수질환에 관한 조사, 연구, 평가업무를 관장하고 있으며, 감염병에 관한 조사연구업무는 감염병의 전파 방지, 효과적 예방, 진단, 치료법의 개발, 신종감염병 발생에 대비하는 것을 주요 업무내용으로 하고 있다.
- 감염병 발생 시 질병관리청장 또는 시·도지사는 국내의 전염병 발생을 감시하고 감염병에 관한 정보를 수집·관리하여야 한다. 이를 위해서 질병관리청장은 지역

별로 표본감시의료기관(보건의료기관·시설 또는 단체)을 지정하여 감염병 발생을 감시할 수 있다.

- 질병관리청은 표본감시의료기관을 지정하여 법정감염병 발생 현황을 1주 단위로 조사보고 하고 있다.

④ **중앙(국립검역소)**

- 병든 여행자를 신속하게 평가하고 돌볼 수 있도록 진단시설 등 적절한 의료서비스(적당한 의료진·장비·장소)를 제공한다.
- 병든 여행자를 적절한 의료시설로 이송할 수 있는 장비 및 인력에 대한 접근성 제공한다.
- 화물검사를 위한 숙련된 인력을 제공한다.
- 잠재적 위험지역 등 입국지점의 시설을 이용하는 여행자에게 안전한 환경 등을 보장해 주기 위한 조사사업을 시행한다.

알아두기

국가 전염병 위기경보 수준

수준	내용	비고
관심 (Blue)	• 해외 신종전염병 발생 • 국내 원인불명 감염병 환자 발생 • 태풍·집중호우 발생 관련 기상예보	• 국가 위기로 발전 가능성 잠재 • 유행징후 감시활동
주의 (Yellow)	• 해외 신종전염병 국내 유입 ※ 세계보건기구(WHO)의 전염병 주의보 발령 • 신종전염병이 국내 유입이나 국내에서 발생 • 대규모 침수지역에서 수인성 전염병 발생	• 국가 위기로 발전 가능성 식별 • 협조체계 가동
경계 (Orange)	• 해외 신종전염병 국내 유입 후 지역 전파 • 국내 신종전염병·재출현전염병의 타 지역으로 전파 • 대규모 수인성 전염병의 타 지역 전파	• 국가 위기로 발전 가능성 농후 • 신종전염병 확산 방지 및 대처방안을 계획·점검
심각 (Red)	• 해외 신종전염병 전국적 확산 징후 • 국내 신종전염병·재출현전염병 전국적 확산 징후 • 수인성 전염병 전국적 확산 징후	• 국가 위기로 진입 직전의 상태 • 즉각 대응태세 돌입

(3) 법정감염병 관리

① 신고

의사, 한의사는 다음 사항 중 어느 하나에 해당하는 사실이 있으면 소속의료기관의 장에게 보고하여야 하고, 다만 의료기관에 소속되지 아니한 의사, 한의사, 치과의사는 관할 보건소장에게 신고하여야 한다.

- 감염병 환자등을 진단하거나 그 사체를 검안한 경우
- 예방접종 후 이상 반응자를 진단하고나 그 사체를 검안한 경우
- 제1급, 제2급, 제3급, 제4급 감염병으로 사망한 경우

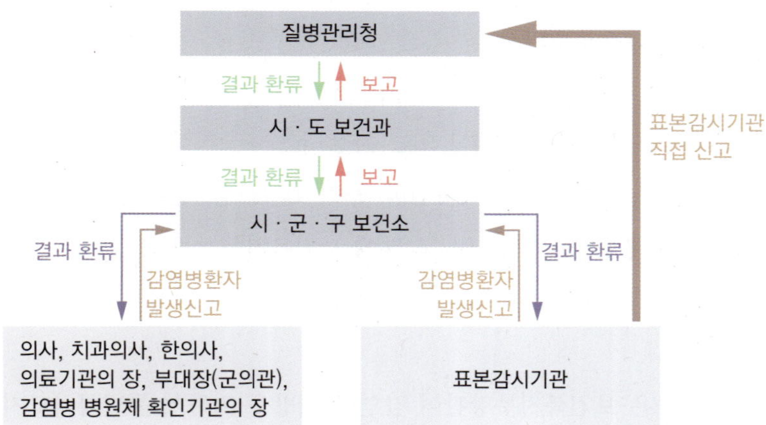

그림 5-8 감염병의 신고, 보고 흐름도
출처 : 질병관리청

② 보고

- 즉시 보고 : 제1급 감염병
- 24시간 이내 보고 : 제 2급, 제 3급 감염병
- 7일 이내(매주 1회 보고) : 표본감시 대상 감염병, 제 4급 감염병

③ 감염병 환자 등의 파악 및 관리

보건소장은 관할구역에 거주하는 감염병 환자 등에 관하여 신고를 받았을 경우 보건복지부령으로 정하는 바에 따라 기록하고 그 명부를 관리하여야 한다.

④ **역학조사**

질병관리청장, 시·도지사 또는 시장·군수·구청장은 감염병이 발생하여 유행할 우려가 있다고 인정하면 지체 없이 역학조사를 실시하여야 한다.

⑤ **감염병 환자 등의 관리**

감염병 중 특히 전파 위험이 높은 감염병으로서 보건복지부장관이 고시한 감염병에 걸린 감염병환자 등은 감염병 관리기관에서 입원 치료를 받아야 한다.

⑥ **예방조치**

시·도지사 또는 시장·군수·구청장은 감염병을 예방하기 위하여 관할지역에 대한 교통의 전부 또는 일부를 차단하고, 흥행, 집회, 제례 또는 그 밖의 여러 사람의 집합을 제한하거나 금지할 수 있다.

⑦ **예방접종**

- 정기예방접종은 특별자치도지사 또는 시장·군수·구청장은 디프테리아, 폴리오, 백일해, 파상풍, 홍역, 유행성이하선염, 풍진, B형간염, 일본뇌염, 수두, b형 헤모필루스인플루엔자, 폐렴구균 및 그 밖에 보건복지부장관이 감염병의 예방을 위하여 필요하다고 인정하여 지정하는 감염병에 대하여 관할 보건소를 통하여 실시하여야 한다.
- 임시예방접종은 보건복지부장관이 감염병 예방을 위하여 특별자치도지사 또는 시장·군수·구청장에게 예방접종을 실시할 것을 요청한 경우와 특별자치 도지사 또는 시장·군수·구청장이 감염병 예방을 위하여 예방접종이 필요하다고 인정하는 경우 관할보건소를 통하여 임시 예방접종을 하여야 한다. 이때 예방접종의 일시 및 장소, 종류, 대상자의 범위를 정하여 미리 공고하여야 한다.

3. 만성질환관리

1) 만성질환의 이해

(1) 만성질환 정의

만성질환chronic disease은 이환기간이 길고, 저절로 낫지 않으며, 완치가 어려운 질환이라고 정의하며 암, 심혈관질환, 당뇨, 천식 등 다수의 질환이 포함된다. 미국질병관리본부 국립보건통계센터National Center for Health Statistics, NCHS에 의하면 '만성적 상태'가 3개월 이상 지속되는 질환으로 정의하고 있다.

(2) 만성질환의 역학적 특성

만성질환의 특징은 원인이 대체로 다인적이며 잠재기간이 길고 질병 발생 시점이 불분명하다. 증상이 호전과 악화과정을 반복하면서 결과적으로 악화되는 방향으로 진행하며, 발병 후 완치되기 어렵고 질병의 진행경과가 장기간에 걸쳐 진행되면서 단계적으로 기능 저하나 장애가 심화되는 경우가 많다. 또한 연령이 증가하면 유병률도 증가하는 경향이 있고, 만성대사성 퇴행성질환이 대부분이며 집단 발생 형태가 아닌 개인적이고 산발적이며 여러 가지 질환이 동시에 이환된다.

(3) 만성질환 관련 위험요인의 특성

만성질환 관련 위험요인의 특성은 표 5-24와 같다.

표 5-24 만성질환 관련 위험요인

구분	내용
유전적 요인	당뇨병, 본태성고혈압, 혈우병 등이 유전적 요인과 관계가 있음
사회경제적 요인	교육 정도, 직업, 거주지, 월수입 등에 따라 질병 발생과 밀접한 관계가 있음
생활습관적 요인	식습관과 운동습관 등이 질병 발생과 관련 있음 • 과도한 지방식이나 과식 : 비만, 고혈압, 당뇨병 유발과 관련 있음 • 규칙적 운동 : 비만, 당뇨병, 심혈관질환 등의 예방에 효과 있음
기호성 요인	흡연은 폐암과 인과관계가 있으며, 만성알코올중독자의 경우 간경화를 유발한다고 알려져 있음
환경적 요인	대기오염 등이 만성적 호흡기질환에 영향을 미치는 것으로 알려져 있음
영양상태 요인	영양 부족이나 과다가 만성질환과 밀접한 관계가 있음. 예를 들면, 요오드 결핍은 점액수종과 갑성선중독증을 일으켜 심장병을 초래할 수 있음

2) 만성질환관리

우리나라 사망원인 순위 중 악성신생물, 심장질환, 뇌혈관질환, 폐렴, 고의적 자해(자살), 당뇨병, 만성하기도질환, 간질환 등 만성질환이 상위를 차지하고 있다. WHO는 전

세계적으로 질병 부담이 가장 높은 암, 심뇌혈관질환, 당뇨병, 만성호흡기질환 등 4개 질환을 주요 만성질환으로 지정하고 이를 집중 중재할 것을 권고하고 있다.

(1) 암관리

① 사업의 목적

우리나라 국민의 사망원인의 1위인 암을 조기에 발견하여 완치율을 높이고, 암에 대한 포괄적 관리로 암환자의 삶의 질을 높이며 사망을 줄이는 것을 목적으로 한다.

② 암 발생률 증가 추세

산업화에 따라 발암물질 종류가 다양해지고 폭로 기회가 많아졌으며, 평균 수명이 길어짐에 따라 암 발생하는 노인인구가 증가하였고, 진단기술의 발전으로 발견환자의 수가 증가함에 따라 암환자가 증가 추세에 있다.

③ 암검진

우리나라에서 호발하는 암 종류를 대상으로 국가 암 검진사업 수행하고 있다 표 5-25.

표 5-25 국가 암 검진사업 대상자 기준

암종	검진대상	검진주기
위암	만 40세 이상 남녀	2년 주기
대장암	만 50세 이상 남녀	1년 주기
유방암	만 40세 이상 여성	2년 주기
자궁경부암	만 20세 이상 여성	2년 주기
간암	만 40세 이상 남녀 중 간경변증, B형간염 항원 양성, C형간염 항체 양성, B형 또는 간염바이러스에 의한 만성간질환자	6개월 주기

(2) 고혈압hypertension

① 고혈압 분류

1차성 고혈압(본태성 고혈압)은 원인이 불명확한 것으로 대부분 혈압의 85~90%를 차지하며, 2차성 고혈압(속발성 고혈압)은 원인이 알려져 있는 것으로 동맥경화증, 심혈관 질환 및 신성, 내분비성 원인으로 인한 고혈압으로 분류한다 표 5-26.

표 5-26 고혈압의 기준과 분류

분류		수축기 혈압(mmHg)	확장기 혈압(mmHg)	생활습관 교정
정상혈압		<120	<80	장려
고혈압 전단계	1기	120~129	80~94	필요함
	2기	130~139	85~89	필요함
고혈압	1기	140~159	90~99	필요함
	2기	≥160	≥100	필요함

② 위험요인

- 연령과 성 : 연령이 증가할수록 혈압이 높아지고 남자가 여자보다 평균혈압이 높으나 노년기 이후 여성노인의 평균혈압이 높다.
- 유전과 고혈압 가족력
- 염분 섭취
- 칼륨 섭취 부족 : 과일이나 채소 같은 칼륨이 풍부한 식품을 적게 섭취하는 경우 고혈압 유병률이 높다.
- 비만 : 체중 증가에 따라 혈압이 상승한다.
- 음주 : 음주량에 비례하여 혈압이 상승한다.
- 운동 : 유산소 운동을 할 경우 혈압을 낮출 수 있다.
- 정신적 스트레스 : 스트레스를 많이 받을수록 혈압이 높다.

③ 예방 및 관리

- 생활습관을 개선한다.
- 고혈압관리는 1차 예방과 2차 예방으로 관리를 한다. 우선 1차 예방은 개인의 생활습관을 바꾸는 보건사업 전개로 2차 예방은 혈압을 조기 발견하고 항고혈압제 복용과 생활습관 개선을 통해 고혈압으로 인한 합병증을 방지한다.

(3) 당뇨병diabetes mellitus

많은 당뇨병 전단계 환자는 10년 이내에 제2형 당뇨병 환자로 발전하며, 당뇨병 전단계 자체로도 심장질환과 뇌졸중의 위험이 높아진다.

① 분류

당뇨병은 인슐린 의존형 당뇨병insulin dependent diabetes mellius, IDDM, 인슐린 비의존형 당뇨병non-insulin dependent diabetes mellius, NIDDM, 임신당뇨병gestational diabetes으로 분류한다 표 5-27.

표 5-27 당뇨병 분류 및 특징

구분	내용
인슐린 의존형 당뇨병	제1형 당뇨병으로 대부분 만 14세 이전에 급작스럽게 발병하며 대표적 증상인 다뇨polyurea, 다음polydypsia, 다식polyphagia 등의 증상이 나타난다. 신속한 인슐린 치료가 이루어지지 않을 경우 케톤산증으로 사망함
인슐린 비의존형 당뇨병	제2형 당뇨병으로 95%가 해당하며 대다수 40세 이후 성인에서 서서히 진행되어 발병한다. 치료는 체중 감량, 운동, 경구용 혈당강하제 사용 등
임신당뇨병	주로 임신 2기, 3기에서 나타나며 고위험군이 아닌 임산부의 경우 임신 24~28주 사이에 경구당 부하 검사(50g)를 시행함

② 진단

당뇨병 진단기준은 표 5-28 과 같다.

표 5-28 당뇨병 진단기준 및 특징

구분	내용
정상혈당	8시간 이상 음식 섭취가 없는 상태에서 공복혈장 혈당 100 mg/dL 미만
공복혈당장애	8시간 이상 음식 섭취가 없는 상태에서 공복혈장 혈당 100~125 mg/dL
당뇨병	공복혈장 혈당 126 mg/dL 이상

③ 위험요인

- 인슐린 의존형 당뇨병은 병리학적 인자와 가족력 등이다.
- 인슐린 비의존형 당뇨병은 연령, 비만도, 가족력, 인종, 운동량, 영양상태 등이다.

(4) 심혈관질환

① 정의

심혈관질환은 관상동맥질환, 고혈압성 심장질환, 선천성 심장질환, 부정맥, 판막질환, 심근증, 심낭질환, 심부전 등의 심장질환과 뇌졸중, 동맥류, 말초혈관질환 등의 혈관질환을 포함하는 질병군이다.

② 위험요인

심혈관질환의 위험요인을 밝히기 위한 가장 타당성이 높은 역학적 연구설계는 전향적 코호트연구이며 위험요인으로 고혈압, 흡연, 고콜레스테롤혈증, 비만, 당뇨병, 운동 부족, 음주, 가족력 및 개인 성격 등이며, 우리나라 심혈관질환의 주요 위험요인으로는 고혈압, 흡연, 고콜레스테롤혈증이다.

허혈성심질환
심장에 혈액을 공급하는 관상동맥이 막히거나 좁아져서 발생하는 질환

③ 예방과 관리

심혈관질환의 위험요인들은 생활습관 개선과 약물요법을 통하여 효과적으로 개선 또는 관리할 수 있으며 예방대책으로는 평소에 혈압관리, 금연, 체중관리, 당뇨병 및 고지혈증에 대한 적절한 치료 등이다.

뇌혈관질환
뇌혈관이 터지거나 막힘으로써 뇌가 국소적으로 기능을 하지 못하여 발생되는 다양한 신경학적 이상이 수반되는 질환

(5) 대사증후군

① 정의

대사증후군은 복부비만, 내당능장애, 당뇨병, 이상지질혈증, 고혈압 등의 이상소견이 단독으로 있기보다는 동반되어 복합적으로 존재하는 상태를 의미한다.

② 진단기준

ATPⅢ 기준을 적용하며 진단항목 중 3개 또는 그 이상을 나타내는 경우 대사증후군으로 정의한다. 대사증후군의 진단기준은 **표 5-29** 와 같다.

표 5-29 대사증후군 진단기준

진단항목	진단수치
허리둘레	남자 ≥90 cm, 여자 ≥85 cm
중성지방	≥150 mg/dL 또는 약물치료
고밀도지단백 콜레스테롤	남자 <40 mg/dL, 여자 <50 mg/dL 또는 약물치료
혈압(수축기/이완기)	≥130/85 mmHg 또는 약물치료
공복혈당	≥100 mg/dL 또는 약물치료

③ **위험요인**

위험요인은 허리둘레, 비만, 음주, 흡연, 간기능 이상, 저밀도콜레스테롤, 폐경, 식습관 등이다.

④ **예방과 관리**

1차 예방은 대사증후군 발생 예방을 위한 금연, 운동, 영양 등 일반적 건강증진을 하고, 2차 예방은 대사증후군을 조기발견 및 관리하여 진행을 예방하고 가능한 정상상태로 유지하는 것이다.

3) 만성질환의 예방과 관리

(1) 만성질환의 예방

만성질환은 완치가 어렵고 이환기간이 길기 때문에 예방의 중요하다.

- 1차 예방은 건강증진으로 지역사회, 가족 및 개인들의 역량을 강화하여 위험요인을 바람직한 방향으로 개선할 수 있도록 하는 과정이다. 예로 금연, 금주, 비만관리 등 보건교육 등이 있다.
- 2차 예방은 임상 증상이 발현하기 이전에 질병을 조기발견하고 그 질병에 대해 적합한 조치를 취한다. 이를 위해서는 조기발견을 위한 집단검진사업 등을 실시한다.
- 3차 예방은 만성질환으로 인한 합병증 및 후유증으로 인한 장애 발생률을 감소하거나 예방하기 위하여 효과적인 치료와 재활 및 적절한 교육을 한다.

(2) 집단검진

① **정의**

만성질환은 질병이 발생하기 전에는 1차 예방하기가 어려우므로 질병을 미리 발견하여 조기에 치료함으로써 치명적인 결과를 감소시키는 2차 예방이 효과적이다. 만성질환의 2차 예방의 대표적인 방법인 집단검진은 증상이 나타나기 이전의 조직이나 세포에서 변이를 발견하여 조기에 치료할 수 있게 하는 방법이다. 건강한 사람 중 질병이 있을 만한 사람들을 신속하고 분명하게 가려내기 위해 검사를 시행하여 조기에 질병을 알아내는 것을 선별screening이라 하고, 이에 사용되는 검사를 선별검사screening test라고 한다. 인구집단을 대상으로 할 때 시행하는 것을 집단검진mass screening이라 한다.

② 목적

- 집단검진을 통하여 유병률과 질병상태를 정확히 파악하고, 질병 발생에 관계되는 요인을 규명할 수 있으며, 질병의 규모나 발생 양상을 알 수 있는 정보를 얻을 수 있다.
- 집단검진으로 질병을 조기에 파악하면 질병의 자연사 및 발생기전을 이해하는데 도움이 된다.
- 집단검진으로 많은 질병에서 조기진단을 통하여 조기에 치료함으로써 생명연장과 질병의 치유에 도움이 된다.
- 집단검진을 실시하는 과정에서 질병 발생과 관련한 지식과 예방의 중요성을 주민들에게 인식시키고 정기적인 건강진단을 받도록 유도할 수 있다.

③ 집단검진의 조건(WHO, Wilson & Jungner)

- 선별해 내려는 상태는 중요한 건강문제이어야 한다.
- 질병이 조기에 발견되면 효과적인 치료방법이 있어야 한다.
- 질병을 정확하게 진단을 내리고 치료할 수 있는 시설이 있어야 한다.
- 질병의 자연사가 알려진 질병이어야 한다.
- 치료를 해야 할 환자로 규정하는 기준이 있어야 한다.
- 검사방법이 민감성, 특이성 및 타당하고 신뢰성이 있어야 한다.
- 검사방법은 대상자가 수용 가능해야 한다.
- 검사는 한 번으로 끝나서는 안 된다. 검사는 반복기간이 결정되어 있어야 한다.

CHAPTER

6

인구보건

1. 인구

1) 인구의 개요

(1) 인구의 정의

인구population란 라틴어 'populatio(민중)'에서 유래한 것으로 출생·사망과 전입·전출에 의해 교체가 이루어지는 사람들의 집단을 뜻하며, 인구학이란 인구에 대한 연구를 목적으로 대부분 수량적 관점에서 연구되는 인구의 구조, 규모, 변동, 일반적 특성을 다루는 학문이다.

(2) 인구조사

우리나라는 1925년에 처음으로 '인구총조사'가 실시되었고 그 후 5년마다 실시한다. 초기 인구총조사는 대부분 인구의 기본현상에 한해 실시하였으나, 점차 범위를 넓혀 1960년대에 진입하면서는 인구에 관련된 경제·사회·문화 등을 파악하였다. 2005년부터는 저출산, 고령화, 복지와 주거의 질 관련 항목이 강화되었다.

이와 같은 인구총조사 자료를 바탕으로 인구, 장래인구, 가구를 추계하고, 이 추계자료를 활용하여 노동력 수급계획, 보험료율, 국민연금 지급수준 등을 결정하며, 저출산노령화지수, 최저주거기준미달가구지수, 주택보급률 등 각종 사회지표 작성을 위한 기초자료를 제공한다. 인구조사는 동태조사, 정태조사로 구분한다.

① **인구동태**movement of population

일정 기간에 인구가 변동하는 상황을 의미하는 것으로 출생, 사망, 사산, 결혼, 이혼, 입양, 이동 등의 동태사실이 발생할 때마다 신고함으로써 얻어지는 통계이다.

인구동태 통계는 출생, 사망, 결혼, 이주 신고 등 피조사자의 법적 신고의무에 의해 파악된다. 영국의 그랜트John Graunt가 런던에 있는 한 교회에서 출생, 사망, 결혼, 세례받은 자를 기록해 둔 것을 토대로 연구한 것이 인구동태 통계의 효시이다.

② **인구정태**statics of population

인구정태는 인구의 어떤 특정한 순간의 상태를 의미하는 것으로 인구의 구성, 크기, 성격을 나타내는 통계이다. 성별, 연령별, 인구밀도, 산업별, 직업별, 직종별, 도시 및 농촌별, 결혼상태별, 인종별, 실직상태 등이 정태적 통계자료이다. 국세조사(전수조사)census를 통해 인구정태 통계가 파악되며, 현재 5년마다 실시한다. 조사방법으로는 전수조사 당시 소재에 상관없이 통상적으로 거주하는 곳에서 조사하는 상주인구조사와 전수조사 당시 개개인이 위치한 지역에서 조사하는 현재인구조사, 호적부·주민등록부 등 공적기록에 의한 산출과 기존의 통계자료를 분석으로 얻어지는 인구추계가 있다.

(3) 인구 변화

블레이커Blacker는 인구가 변천하는 과정을 5단계로 나누었다.

- 제1단계 고위정지기high stationary stage : 후진국형의 인구형태로 다산다사의 인구 정지형으로 인구 증가 잠재력을 가지고 있다.
- 제2단계 초기확장기early expanding stage : 개발도상국가형의 인구형태로 다산소사의 인구 증가형으로 인구 증가가 계속된다.
- 제3단계 후기 확장기late expanding stage : 산업발달과 핵가족화 경향이 있는 국가형으로 소산소사의 인구 성장 둔화형이다.
- 제4단계 저위정지기low stationary stage : 출생률과 사망률이 최저에 이르러 인구형태가 인구 증가 정지형이다.
- 제5단계 감퇴기diminishing stage : 출생률이 사망률보다 낮아져서 인구 감소형 인구형태이다.

2) 인구피라미드

(1) 인구파라미드의 정의

인구피라미드란 인구의 연령별, 성별 인구구조 및 크기를 그래프로 동시에 표현하는 것을 말한다. 일반적으로 X축(수평축)의 중심에서 남자를 왼쪽에, 여자를 오른쪽에 표시하고, X축은 인구의 크기를 나타내는 것이다. Y축은 연령대를 나타내는 것으로 0~14세 인구를 유소년층이라 하고 아래쪽에, 15~64세 인구를 청장년층으로 중간에, 65세 이상 인구를 노년층으로 위쪽에 표시한다.

(2) 인구피라미드의 유형

인구피라미드의 유형을 살펴보면 그림 6-1 과 같다.

① 피라미드형(인구증가형)

피라미드형pyramid type은 출생률과 사망률이 모두 높은 다산다사의 후진국형으로 0~14세 유소년층 인구가 50세 이상 인구의 2배를 넘는다. 유소년층 인구 비중이 크다.

② 종형(인구정체형)

종형bell type은 출생률과 사망률이 모두 낮은 소산소사의 선진국형으로 0~14세 유소년층 인구가 50세 이상 인구의 2배와 같다. 노년층 인구 비중이 크다.

③ 항아리형 또는 방추형(인구감소형)

항아리형pot type은 출생률이 사망률보다 낮아 인구가 감퇴하는 상태로 일부 선진국들이 여기에 속하며, 0~14세 유소년층 인구가 50세 인구의 2배를 넘지 않는다. 노동력 부족현상이 일어난다.

④ 별형(도시형)

별형star type은 유입형 또는 도시형으로 15~49세 생산연령층 인구가 전체 인구의 50%를 넘으며, 출산연령에 해당하는 청장년층의 비율이 높아 유년층의 비율이 높다.

⑤ 표주박형 또는 기타형(농촌형)

표주박형guitar type은 전출형 또는 농촌형으로 15~49세 생산연령층 인구가 전체 인구의 50% 미만이며, 청장년층의 유출에 의한 출산력 저하로 인하여 유년층의 비율이 낮다.

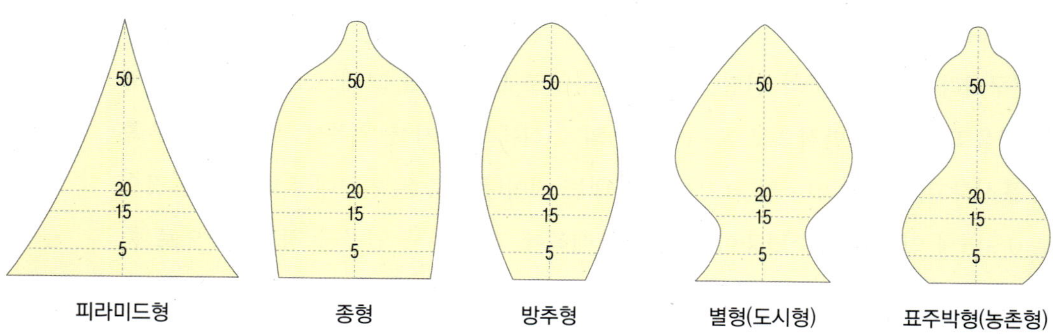

그림 6-1 인구피라미드 유형

(3) 인구피라미드의 변화

① 우리나라 인구구조의 변화

우리나라의 인구구조는 1960년대까지는 피라미드형이었으나, 1990년대에 유소년층 인구가 감소하고 청장년층과 노년층 인구가 증가하여 종형에 가까운 구조로 변하였다. 이는 생활수준의 향상과 의료기술의 발달로 사망률이 낮아졌기 때문으로 해석한다. 2000년 이후에는 여성의 사회 진출이 늘어남에 따라 출생률이 감소하고, 의료기술 발달로 사망률이 낮아지면서 인구가 정체하는 종형과 인구가 감소하는 방추형의 중간 모습을 보이고 있다 그림 6-2 .

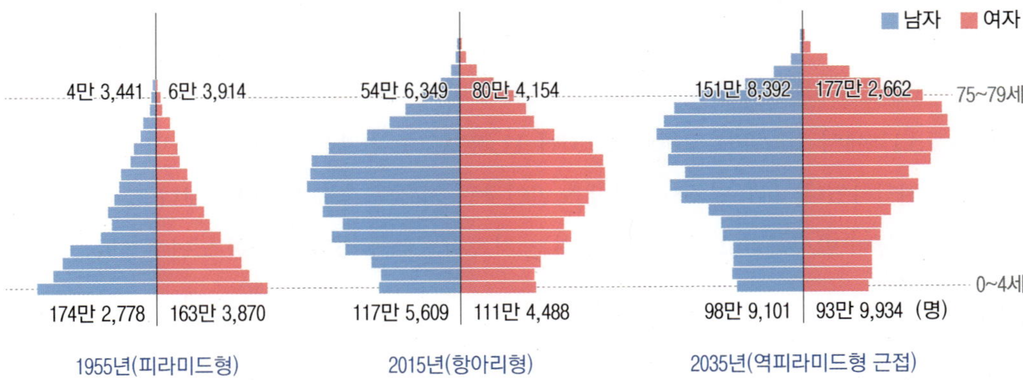

그림 6-2 달라지는 대한민국 인구구조
출처 : 통계청

② 세계 인구구조의 변화

세계의 인구구조는 1960년대 피라미드형에서 종형으로 변하였으며, 향후 2050년 이후에는 인구증가율이 낮아지는 방추형으로 바뀔 것으로 전망하고 있다.

3) 인구통계

인구통계demographic statistics는 인구에 관한 여러 통계로 인간집단의 수량적·통계적 표현이며 인간 개체가 통계단위로, 인구동태 통계와 인구 정태통계로 나눈다. 인구변동은 출생·사망·유입·유출 4가지 요인 중 한 요인에 의해 인구통계 집단의 수적 크기에 변동이 있거나, 수적 변동에 관계없이 개인이 가지고 있는 속성 변화에 따라 인구구조에 변동이 일어날 수 있다. 인구변동이란 인구의 수적 변화와 구조 변동을 총칭하는 말이다.

4) 우리나라 인구구조

우리나라의 총 인구는 2022년 기준 5145만 명이며 이 중 남자는 2564만 명(49.8%), 여자는 2580만 명(50.1%)이다. 성비는 여자 100명당 남자수로서 2022년 99.3명이다. 유소년인구(0~14세)는 2010년 7,880천 명(16.2%)에서 2020년 6,306천 명(12.2%)으로 감소하였고, 65세 이상 노인인구는 2010년 5,360천 명(11.0%)에서 2020년 8,152천 명(15.7%)으로 증가하였다. 생산가능인구(15~64세)는 2020년 37,379천 명(72.9%)이다. 특히 저출산고령화가 급진전됨에 따라 총인구 중 65세 이상 비율이 1970년 3.1%에서 2000년 7.2%로, 2010년 11.0%, 2016년 13.6%로 증가하면서 고령사회로 진입하였다. 2016년 65세 이상 노인인구는 처음으로 유소년 인구보다 많아 인구역전 현상이 발생하였고, 유소년부양비는 지속적으로 감소하는 반면 노년부양비는 증가하

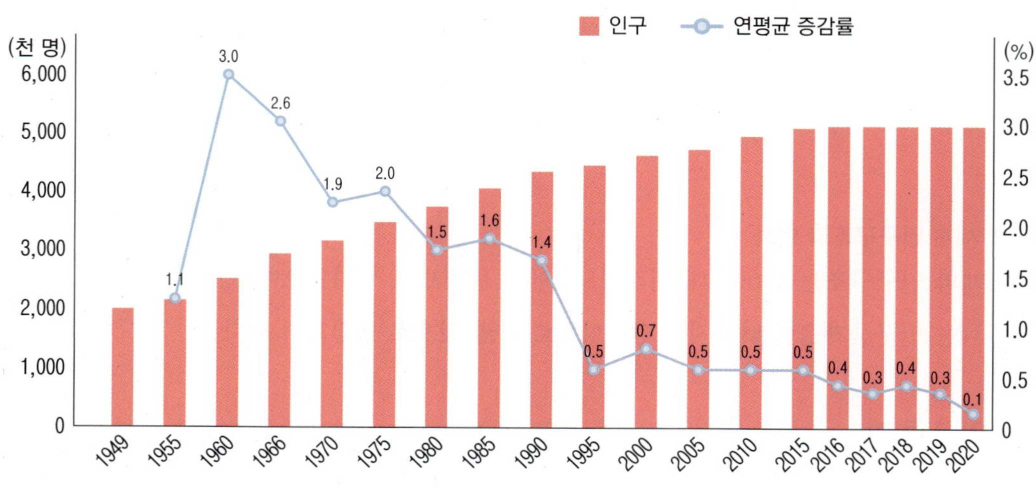

그림 6-3 연도별 총조사 인구 및 연평균 증가율(1949~2020)

출처 : 통계청

였다. 우리나라 2020년도 인구구조는 30대 미만과 60대 이상이 적은 '항아리형' 인구피라미드이다. 인구구조 수식은 표 6-1 과 같다.

표 6-1 인구구조 수식

$$총\ 부양비 = \frac{0\sim14세\ 인구 + 65세\ 이상\ 인구}{15\sim64세\ 인구} \times 100$$

$$유년부양비 = \frac{0\sim14세\ 인구}{15\sim64세\ 인구} \times 100$$

$$노년부양비 = \frac{65세\ 이상\ 인구}{15\sim64세\ 인구} \times 100$$

$$노령화지수 = \frac{65세\ 이상\ 인구}{0\sim14세\ 인구} \times 100$$

$$경제활동인구 = \frac{경제활동인구}{15\sim64세\ 인구} \times 100$$

5) 우리나라 저출산 현상

연령별 출산율 추이를 보면 20~29세 연령층에서의 출산율은 점차 감소하고 있으며, 30~39세의 출산율은 1990년까지 감소하다가 2000년에 증가하고 있다. 우리나라 합계출산율은 1970년 4.53명, 2016년 1.17명, 2021년 0.81명으로 감소하였다. 1960년대 초부터 출산억제정책으로 급감하였으며, 1983년에는 출산율이 안정적으로 유지되다가 2000년부터 초저출산 현상이 지속되고 있다. 이렇듯 출산율이 낮아진 이유로는 사회경제적 환경과 가치관의 변화에 따른 결혼 기피와 연기, 결혼연령의 상승, 출산 지연 및 기피현상 때문이다 그림 6-4 .

OECD 회원국의 2016년 기준 합계출산율을 비교해 보면 우리나라 합계출산율은 1.17명으로 일본(1.44명), 미국(1.82명)에 비해 낮은 수준이다. 우리나라는 특히 15~49세 가임 여성의 감소가 합계출산력 감소로 이어져 저출산현상에 직접적인 영향을 미치고 있다. 이와 같은 저출산현상은 노동력 부족과 노동생산성 저하문제로 이어져 잠재성장률을 하락시키며, 사회복지비용 급증 등 사회적 부담의 가중으로 삶의 질에 부정적인 영향을 미칠 수 있다.

합계출산율Total Fertility Rate, TFR
여성 1명이 가임기간(15~49세) 동안 낳을 것으로 예상되는 평균 출생아 수를 나타낸 지표

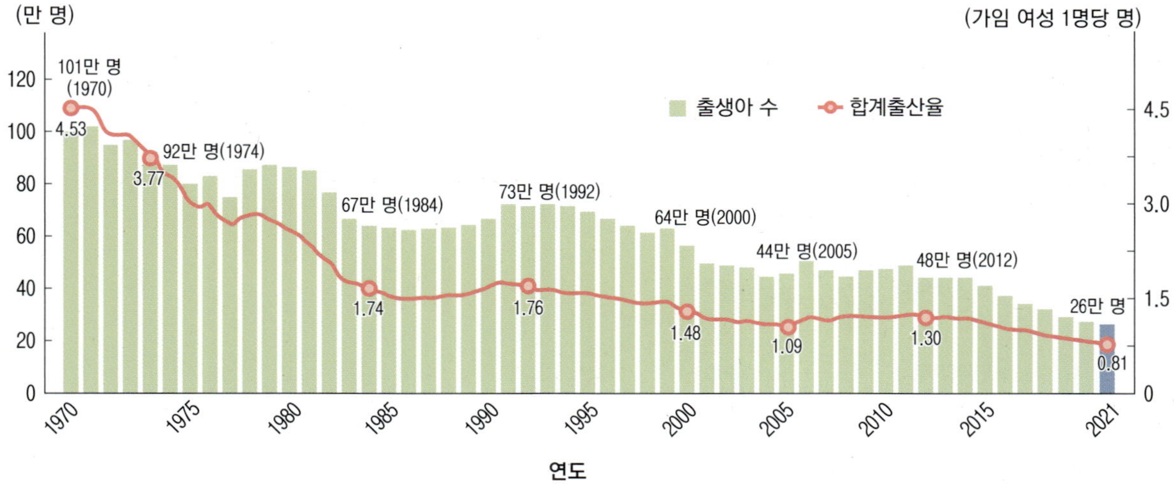

그림 6-4 출생아 수 및 합계출산율 추이(1970~2021)

출처 : 통계청

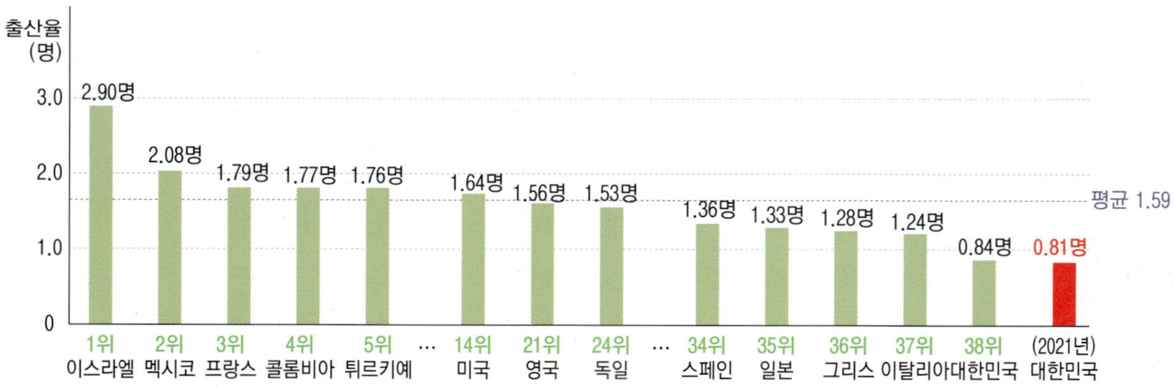

그림 6-5 국가별 합계출산율 비교(2021년 기준)

출처 : OECD Family Database

6) 고령화현상

고령화현상은 우리나라를 포함한 선진국에서는 전체 인구에서 노인인구의 비중이 계속해서 증가하고 있다. 이는 의료기술 발달과 생활수준 향상으로 기대수명이 연장되고 젊은 세대들의 가치관 변화와 양육 부담 등의 이유로 합계출산율이 낮아지는 현상이 지속되기 때문이다.

우리나라는 2017년도에 고령사회로 진입했고, 2026년에는 초고령사회에 진입할 것으로 추계된다.

고령화는 실버산업의 발달이라는 긍정적 변화도 있지만 생산 가능 인구의 감소에 따른 노동력의 부족과 생산성 하락 및 경제 성장 둔화 등의 문제를 가져오며, 노후생활 비용과 노인 진료비가 차지하는 비중이 급증하여 사회적 부담 비용이 증가하고 있다.

2017년 우리나라의 기대수명은 남자 79.7세, 여자 85.7세로 OECD 회원국의 기대수명보다 남자는 1.7년, 여자는 2.4년 높다. OECD 회원국 중 남자의 기대수명이 가장 높은 국가는 스위스(81.7년)로 한국보다 2년 높고, 여자는 일본(87.1년)으로 한국보다 1.7년 높았으며, 남녀 간 기대수명 차이(6.1년)는 OECD 평균(5.2년)보다 높다. 기대수명의 증가는 생활수준, 생활양식, 교육수준이 향상되고 의료서비스의 접근성 또한 확대되어 사망률에 영향을 주었기 때문이다.

고령화 사회
전체 인구 중 65세 이상 노인인구 7% 이상

고령사회
전체 인구 중 65세 이상 노인인구 14% 이상

초고령사회
전체 인구 중 65세 이상 노인인구 20% 이상

기대수명
0세의 출생아가 앞으로 생존할 것으로 기대되는 평균 생존연수(0세의 기대여명)

기대여명
특정 연령까지 생존하였을 경우 앞으로 더 살 수 있는 평균기간
= 평균수명
= 기대수명
= 출생 시 기대여명

건강수명
유병기간 제외 기대수명

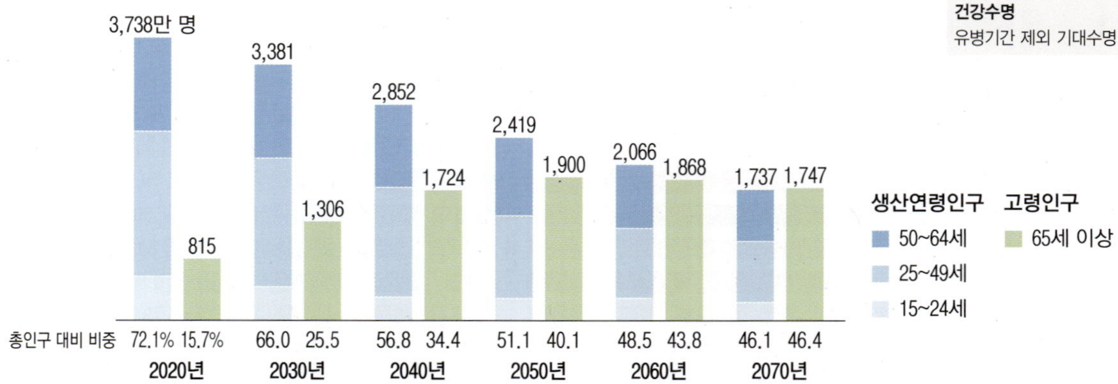

그림 6-6 연령계층별 생산 가능 인구 구성비
출처 : 통계청, 2021

7) 우리나라 경상의료비

경상의료비Current Health Expenditure, CHE는 보건의료서비스와 재화의 소비를 위한 국민 전체의 1년간의 지출 총액을 의미한다. 경상의료비의 규모는 1970년 0.1조 원이었고, 1980년 1.4조 원이였으며, 2018년 142.7조 원으로 크게 증가하였다. 2018년 우리

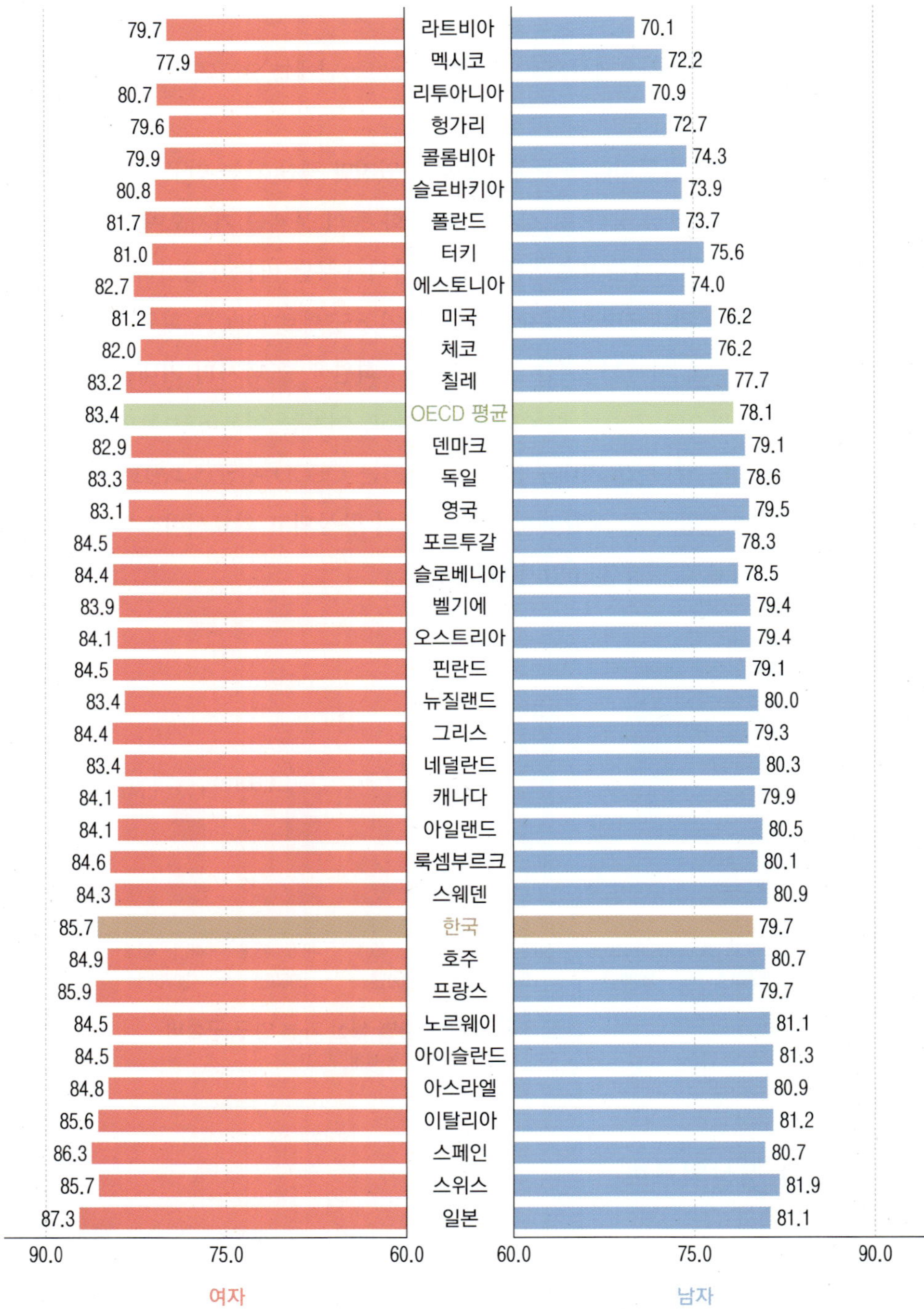

그림 6-7 OECD 기대수명(2018)

출처 : OECD Health Statistics 2020

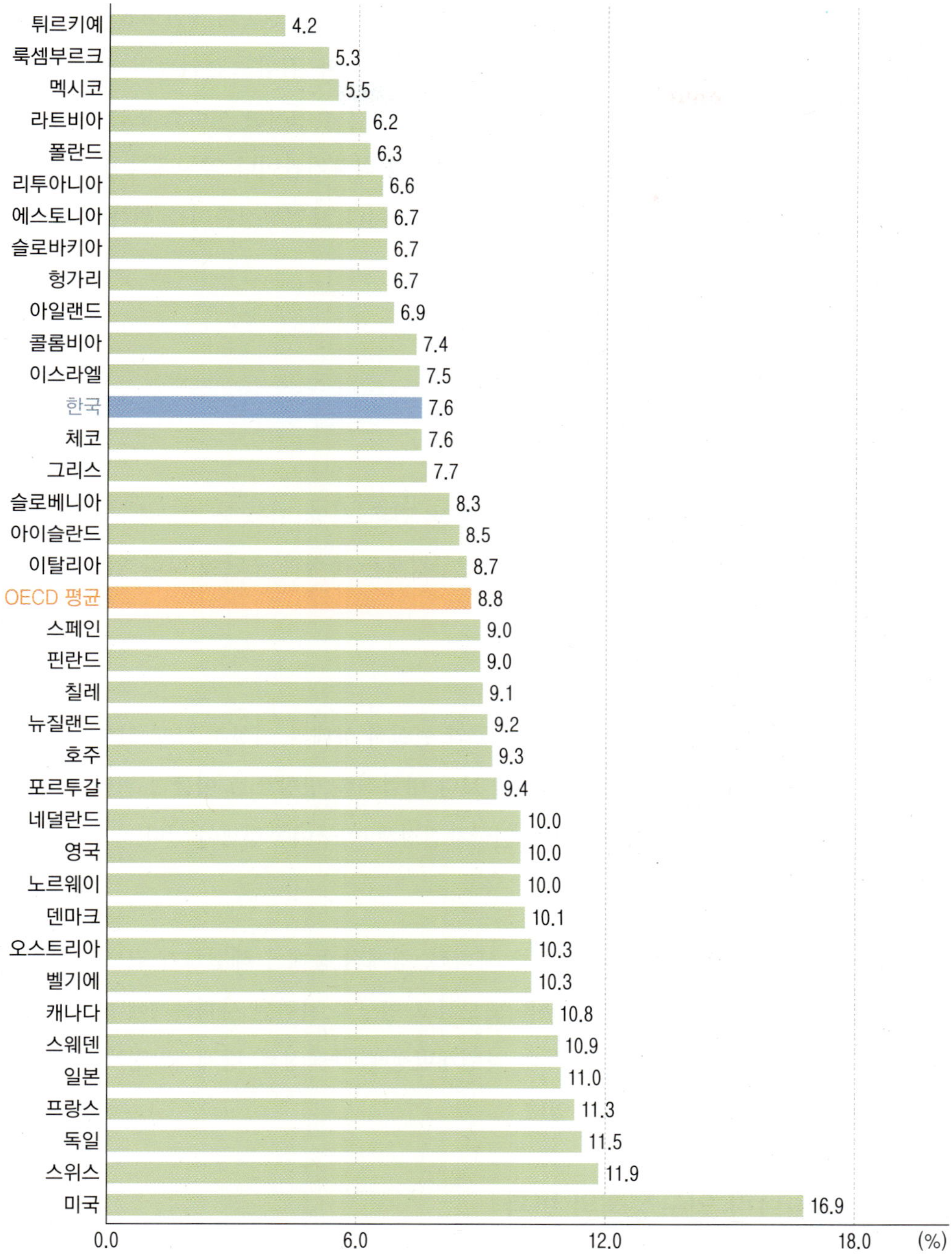

그림 6-8 OECD 국가의 1인당 경상의료비 및 GDP 대비 경상의료비(2018)

출처 : OECD Health Statistics 2020

나라 경상의료비 지출규모는 GDP 대비 7.6%로 OECD 회원국의 평균 8.8%보다 낮다.

경상의료비는 개인의료비personal health expenditure와 집합보건의료비collective health expenditure로 구성된다. 개인의료비는 개인에게 직접 주어지는 서비스 또는 재화에 대한 지출을 의미하는 것으로 흔히 병·의원 등의 의료기관이나 약국에서 발생된 지출이다. 집합보건의료비는 예방 및 공중보건사업이나 보건행정관리를 위한 지출로 공중을 대상으로 발생된 지출이다.

2. 인구정책

1) 인구정책의 개념

인구정책이란 국가 차원에서 국민의 출산, 결혼, 사망, 이동 등 인구에 관한 여러 문제를 해결하기 위한 정책을 의미한다. 인구정책은 목적과 수단에 따라 인구조정정책과 인구대응정책으로 나뉜다.

(1) 인구조정정책

인구조정정책은 출생, 사망, 인구이동의 현실적 상태와 이상적 상태 사이에 격차가 있을 때 국가가 개입하여 인구상태가 보다 바람직한 방향으로 이끌기 위한 적극적인 방법이며, 정책으로 출산조절정책, 인구자질정책, 인구이동정책이 있다.

(2) 인구대응정책

인구대응정책은 인구변동에 따른 사회적, 경제적 문제를 해결하기 위해 국가가 추구하는 것으로 인구의 질적향상을 도모하고 인구와 관련된 사회문제에 대처하기 위한 정책이다. 정책으로는 식량정책, 자원개발정책, 주택정책, 경제개발정책, 고용정책, 사회복지정책, 교육정책 등이 있다.

2) 우리나라 인구정책의 변화

1990년대 초 급격한 출산율 감소 이유로 정부의 강력한 가족계획사업, 교육수준 향상·국민소득 상승·보건의료수준 발달 등의 사회경제 발전, 영아사망률 감소, 자녀 선호 등에 대한 가치관의 변화가 복합적으로 작용한 결과이다. 특히 출산율 수준은 국가의 인구정책에 큰 영향을 받는다. 우리나라의 출산과 관련한 인구정책을 보면 출산억제기, 인구자질향상기, 출산장려기로 나눈다.

(1) 출산억제정책(1961~1995)

우리나라는 1960년대 초 한국전쟁으로 인해 경제적 빈곤상태이었고, 전쟁 후의 출산 붐, 해외동포의 귀환 등으로 인해 인구가 급격히 증가하였다. 이에 1961년 모자보건 증진과 국민생활 향상을 도모하고자 가족계획사업을 전면적으로 실시하게 되었다. 1995년까지의 인구억제 목표를 1985년에 조기 달성하였다. 그러나 1990년대 양육비와 교육비 상승으로 인한 부담 증가, 고용 불안정과 노동시장의 유연성 부족으로 인한 구직 곤란, 출산 후 노동시장 재진입 곤란에 따른 결혼 기피와 만혼 일반화, 일과 가정의 양립 곤란, 보육시설의 부족 등의 이유로 출산율이 계속 감소되었다.

(2) 인구자질향상정책(1996~2003)

1990년대 초까지 출산율이 인구대체 수준보다 낮은 수준으로 저출산이 유지되었다.

이에 정부는 인구 증가 억제정책을 폐지하고 인구의 자질 향상과 복지 증진에 중점을 두는 정책으로 방향을 전환하였으며, 정책 내용으로는 지속가능한 사회경제 발전을 위한 저출산 유지, 인공임신 중절 방지, 유병률과 사망력 개선, 출생 성비 균형, 남녀평등과 여권 신장, 청소년의 성문제 예방, 에이즈와 성병 예방, 가족보건과 복지 증진, 노인복지 증진, 인구분포의 균형 등을 포함시켰다.

(3) 출산장려정책(2004~현재)

2002년 국민연금발전위원회가 저출산으로 인한 연금 고갈과 합계출산율 1.17명이라는 내용을 발표하면서 저출산대책에 대한 필요성이 제기되어 적정 수준의 출산율을 유지하기 위한 방안이 모색되었다. 2005년 「저출산·고령사회기본법」이 제정되어 전반적인 종합대책을 공표하였으며, 이 법에 따라 5년마다 범정부적 저출산·고령사회 기본계획을 수립하였다 그림 6-9.

- 제1차 새로마지플랜2010(2006~2010) : 출산과 양육에 유리한 환경조성과 고령

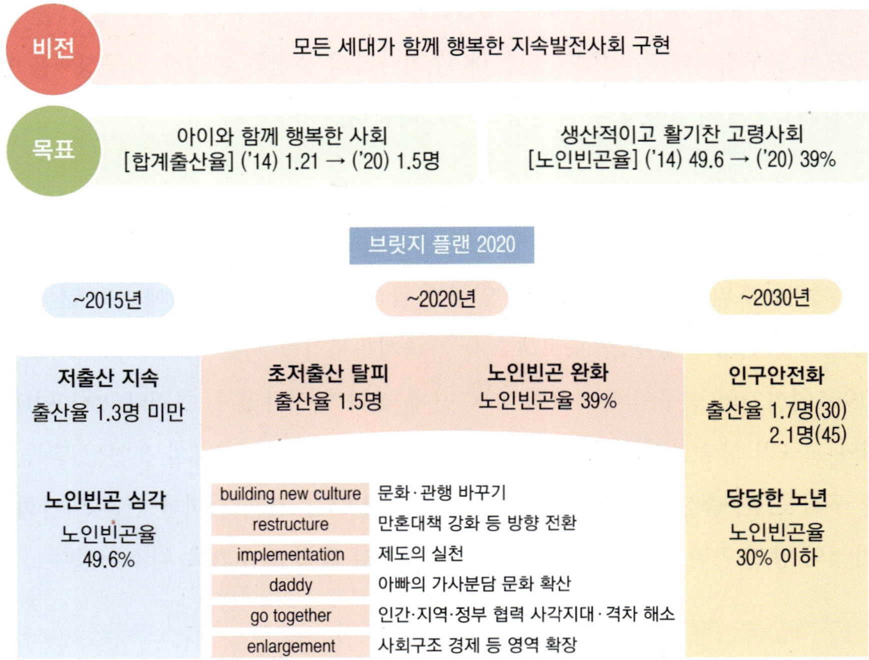

그림 6-9 제3차 저출산고령사회 기본계획

사회 대응기반 구축

- 제2차 새로마지플랜2015(2011~2015) : 출산·양육에 유리한 환경 조성과 고령자의 삶의 질 향상 기반 구축, 성장동력 확보 및 분야별 제도 개선
- 제3차 브릿지플랜2020(2016~2020) : 아이와 함께 행복한 사회, 생산적이고 활기찬 고령사회

CHAPTER

7

학교보건과 보건교육

1. 학교보건
2. 보건교육
3. 보건영양

1. 학교보건

1) 학교보건의 이해

(1) 학교보건의 정의

학교보건school health은 지역사회의 중심이며 학생과 교직원의 질병을 예방하고 건강을 유지·증진할 뿐 아니라, 학교교육의 효율성과 학교생활의 안녕을 기하도록 하는 모든 보건활동을 말한다.

(2) 학교보건의 목적

「학교보건법」에 의하면 학교의 보건관리에 필요한 사항을 규정하여 학생과 교직원의 건강을 보호하고 증진함을 목적으로 한다. 즉, 학교보건 대상자가 건강하고 안전하게 생활할 수 있도록 건강을 보호하고 증진함으로써 신체적·정신적·사회적으로 개인의 최고 수준의 기능을 발휘하도록 하는 데 있다.

(3) 학교보건의 대상 및 범위

학교보건의 대상은 학교인구(학생과 교직원)를 포함한 가족, 학부모 및 학교가 속해 있는 지역사회 주민이다. 학교보건의 범위는 활동내용에 따라 학교보건서비스, 학교보건교육, 학교생활환경 조성, 학교급식관리, 학교와 지역사회와의 연계로 구분할 수 있다.

- 학교보건서비스는 학생건강검사, 건강평가 및 상담, 감염병관리, 응급환자관리, 학교급식 등 필요에 따라 일차의료서비스 및 의뢰가 제공된다.
- 학교보건교육으로는 학생의 신체발달 및 체력 증진, 음주·흡연, 약물 오남용 예방, 성교육, 정신건강증진, 심폐소생술 등 응급처치에 관한 교육활동으로 학교보건사업 중에서 가장 중요한 부분이다.
- 학교생활환경 조성으로는 물리적·사회심리적·문화적 환경 등 교내외의 건전한 학교환경 위생관리가 있다.
- 학교급식관리로는 학생의 발육과 건강에 필요한 영양관리, 급식위생 및 안전 관리를 해야 한다.

- 학교와 지역사회 연계로 학교는 지역사회의 중심으로 지역사회와 긴밀한 관계를 맺으면서 지역자원을 활용하는 것이 필요하다.

(4) 학교보건의 중요성

학교보건의 중요성을 살펴보면 다음과 같다.

- 우리나라 학교인구는 전체 인구의 약 25%를 차지할 정도로 학교인구 대상자가 많기 때문에 국민의 건강수준을 향상시키기 위해 중요하다.
- 학생인구는 학습효과가 높은 시기이므로 이 시기의 건강 유지·증진은 평생 건강 행동습관에 미치는 영향력이 크다.
- 학교는 지역사회의 중심적 기관이 되며, 학생을 통한 가족 및 지역사회에 대한 간접적 보건교육 실현이 가능하다.
- 학교인구는 집단생활을 하기 때문에 감염병 발생이 쉽고, 전파 파급력에 미치는 영향력이 크다.

2) 학교보건 인력 및 업무

(1) 학교보건인력

학교보건인력으로는 학교보건관리를 총괄하고 있는 학교장, 학교보건교육과 학생들의 건강관리를 담당하는 보건교사가 있고, 학생과 교직원의 건강관리를 지원하는 학교의(의사, 치과의사, 한의사)와 학교약사를 둘 수 있다(학교보건법). 그 외에 담임교사, 체육교사와 학교급식을 전담하는 영양교사가 있다. 일반직 보건인력은 지방 교육행정기관인 교육청에 보건직으로 보건행정을 담당하고 있으며, 일부 교육청이나 급식학교 또는 기숙사 등에 식품위생직이 배치되어 있다.

(2) 보건인력 배치

우리나라 「학교보건법」 시행령에 의하면 학교에 학교의사(치과의사 및 한의사를 포함한다), 학교약사와 보건교사를 둔다고 규정되어 있다 표 7-1.

표 7-1 보건인력의 배치

구분		인력 배치
초등학교	18학급 이상	학교의사, 학교약사 각 1명 및 보건교사 1명을 둠
	18학급 미만	학교의사 또는 학교약사 중 1명을 두고, 보건교사 1명을 둘 수 있음
중·고등학교	9학급 이상	학교의사 1명, 학교약사 1명 및 보건교사 1명을 둠
	9학급 미만	학교의사 또는 학교약사 중 1명과 보건교사 1명을 둠
대학(3개 이상의 단과대학을 두는 대학에서는 단과대학), 사범대학, 교육대학, 전문대학		학교의사 1명 및 학교약사 1명을 둠
고등기술학교, 공민학교, 고등공민학교, 특수학교, 유치원 및 각종 학교		(1)~(3)에 규정된 해당 학교에 준하여 학교의사, 학교약사 및 보건교사를 둠

(3) 학교장의 권한과 의무

우리나라 「학교보건법」 및 시행령에 규정되어 있는 학교장의 권한과 의무는 등교중지, 건강검사, 학생의 보건관리, 예방접종 완료 여부의 검사, 치료 및 예방조치, 학생의 안전관리 및 교직원 보건관리, 질병의 예방, 응급처치, 정화구역 관리, 환경위생과 식품위생을 적절히 유지·관리하여야 한다. 구체적인 내용은 표 7-2와 같다.

(4) 보건교사의 직무

우리나라 「학교보건법」에 의한 보건교사의 직무에 대하여 살펴보면 다음과 같다.

- 학교보건계획의 수립
- 학교 환경위생의 유지·관리 및 개선에 관한 사항
- 학생과 교직원에 대한 건강진단의 준비와 실시에 관한 협조
- 각종 질병의 예방처치 및 보건지도
- 학생과 교직원의 건강관찰과 학교의사의 건강상담, 건강평가 등의 실시에 관한 협조
- 신체가 허약한 학생에 대한 보건지도
- 보건지도를 위한 학생가정 방문
- 교사의 보건교육 협조와 필요 시의 보건교육
- 보건실의 시설·설비 및 약품 등의 관리
- 보건교육자료의 수집·관리

- 학생건강기록부의 관리
- 다음의 의료행위(간호사 면허를 가진 사람만 해당함)

> • 외상 등 흔히 볼 수 있는 환자의 치료
> • 응급을 요하는 자에 대한 응급처치
> • 부상과 질병의 악화를 방지하기 위한 처치
> • 건강진단결과 발견된 질병자의 요양지도 및 관리
> • 위의 의료행위에 따르는 의약품 투여

- 그 밖에 학교의 보건관리

표 7-2 「학교보건법」에 의한 학교장의 권한과 의무

분류	내용
등교 중지	건강검사의 결과나 의사의 진단결과 감염병에 감염되었거나, 감염된 것으로 의심되거나, 감염될 우려가 있는 학생 및 교직원에 대하여 대통령령으로 정하는 바에 따라 등교를 중지시킬 수 있음
건강검사	학생과 교직원에 대하여 건강검사를 하여야 함. 다만, 교직원에 대한 건강검사는 「국민건강보험법」에 따른 건강검진으로 갈음할 수 있음.
학생의 보건관리	학생의 신체발달 및 체력증진, 질병의 치료와 예방, 음주·흡연과 약물 오·남용의 예방, 성교육, 정신건강증진 등을 위하여 보건교육을 실시하고 필요한 조치를 하여야 함
예방접종 완료 여부의 검사	초등학교와 중학교의 장은 학생이 새로 입학한 날로부터 90일 이내에 시장·군수 또는 구청장에게 「감염병 예방 및 관리에 관한 법률」에 따른 예방접종 증명서를 발급받아 같은 법에 따른 예방접종을 모두 받았는지를 검사한 후 이를 교육정보시스템에 기록하여야 하며, 검사결과 예방접종을 모두 받지 못한 입학생에게는 필요한 예방접종을 받도록 지도하여야 하고, 필요하면 관할 보건소장에게 예방접종 지원 등의 협조를 요청할 수 있음
치료 및 예방조치	건강검사 결과 질병에 감염되었거나 감염될 우려가 있는 학생에 대하여 질병의 치료 및 예방에 필요한 조치를 하여야 함
학생의 안전관리 및 교직원 보건관리	학생의 안전사고를 예방하기 위하여 학교의 시설·장비의 점검 및 개선, 학생에 대한 안전교육, 그 밖에 필요한 조치를 하여야 함. 건강검사 결과 필요하거나 건강검사를 갈음하는 건강검진의 결과 필요하면 교직원에 대하여 질병의 치료와 근무여건 개선 등 필요한 조치를 하여야 함
질병의 예방	감독청의 장은 감염병 예방과 학교의 보건에 필요하면 해당 학교의 휴업을 명할 수 있으며, 학교의 장은 필요할 때에 휴업할 수 있음
응급처치 등	사전에 학부모의 동의와 전문의약품을 처방한 의사의 자문을 받아 보건교사 또는 순회 보건교사로 하여금 제1형 당뇨로 인한 저혈당 쇼크 또는 아나필락시스 쇼크로 인하여 생명이 위급한 학생에게 투약행위 등 응급처치를 제공하게 할 수 있음. 질병이나 장애로 인하여 특별히 관리·보호가 필요한 학생을 위하여 보조인력을 둘 수 있음
교육환경보호 구역관리	설정된 교육환경 보호구역은 보호구역이 설정된 해당 학교의 장이 관리함. 다만, 학교 설립 예정지의 경우에는 학교가 개교하기 전까지는 교육환경 보호구역을 설정한 자가 관리함
환경위생과 식품위생	교사 안에서의 환기·채광·조명·온·습도 조절, 상하수도·화장실 설치 및 관리, 오염공기·석면·폐기물·소음·휘발성 유기화합물·세균·먼지 등의 예방 및 처리 등 환경위생과 식기, 식품·먹는 물의 관리 등 식품위생을 적절히 유지·관리하여야 함

3) 학교의 환경위생관리

(1) 학교의 환경위생 및 식품위생

학교의 환경위생 및 식품에 관해 「학교보건법」에는 "학교의 장은 교육부령으로 정하는 바에 따라 학교시설 안에서의 환기·채광·조명·온도·습도의 조절과 유해중금속 등 유해물질의 예방 및 관리, 상하수도·화장실의 설치 및 관리, 오염공기·석면·폐기물·소음·휘발성 유기화합물·세균·먼지 등의 예방 및 처리 등 환경위생과 식기·식품·먹는 물의 관리 등 식품위생을 적절히 유지·관리하여야 한다."라고 명시되어 있다. 학교의 장은 환경위생 및 식품위생을 적절히 유지·관리하기 위하여 교육부령으로 정하는 바에 따라 점검하고, 그 결과를 기록·보존 및 보고하여야 한다.

(2) 학교 환경위생기준

학교 환경위생기준은 「학교보건법」 시행규칙에 따라 명시되어 있는데, 학교의 장이 유지·관리하여야 하는 학교시설 안에서의 환경위생에 관한 기준은 표 7-3 과 같다.

(3) 교육환경 보호구역의 설정

교육환경위생관리는 학교환경이 학교보건 대상자에게 미치는 영향이 크기 때문에 학교의 보건위생 및 학습환경을 보호하기 위한 중요한 교육적 활동이라 할 수 있다. 「교육환경보호에 관한 법률」에 의한 교육환경보호구역 설정 및 금지시설은 다음과 같다 표 7-4 표 7-5 그림 7-1 .

(4) 보호구역의 관리

「교육환경보호에 관한 법률」 시행령에 의한 보호구역의 관리는 다음과 같다.

- 학교의 장은 해당 학교의 보호구역 내 교육환경에 대한 현황 조사 및 보호구역 내 금지 행위의 방지 등을 위한 계도 등을 한다(다만, 학교가 개교하기 전까지의 관리는 보호구역을 설정한 자가 한다).
- 학교 간에 보호구역이 서로 중복되는 경우 그 중복된 보호구역에 대한 관리는 해당하는 학교의 장이 한다.
  - 상·하급 학교 간에 보호구역이 서로 중복되는 경우에는 하급학교(다만, 하급학교가 유치원인 경우에는 그 상급학교로 한다.)

표 7-3 학교 환경위생 기준

구분	환경 기준
실내온도	• 실내온도 : 18~28℃, 난방온도 : 18~20℃ • 냉방온도 : 26~28℃
습도	• 비교습도 : 30~80%
공기오염	• 이산화탄소는 실내공기 오염의 척도로 사용됨 • 이산화탄소의 공기 중 농도는 교실 내의 환기 여부를 결정하는 중요한 요소임 • 이산화탄소 1,000 ppm 이하, 분진 0.15 mg/m^3 이하
환기	• 환기의 조절기준으로 환기용 창 등은 수시로 개방하거나 기계환기 설비를 수시로 가동하여 1인당 환기량은 시간당 21.6 m^3 이상이 되도록 하며, 환기설비는 충분한 외부 공기를 유입하고 내부 공기를 배출할 수 있는 용량으로 설치하여 실내공기의 순환이 골고루 이루어지도록 함
채광	• 채광(자연조명)은 직사광선을 포함하지 않는 천공광에 의한 옥외 수평 조도와 실내조도와의 비를 평균 5% 이상으로 하되 최소 2% 미만이 되지 아니 하도록 함 • 최대조도와 최소조도의 비율이 10:1을 넘지 않도록 하며, 교실 바깥의 반사물로부터 눈부심이 발생하지 않도록 해야 함
조명	• 교실의 조명도는 책상면을 기준으로 300 Lux 이상이어야 함 • 체육장에는 체육교육에 지장이 없는 조명설비를 하여야 하며, 교실이나 흑판의 최대조도와 최소조도의 비율이 3:1을 넘지 않도록 함
소음	• 소음은 일반적으로 불쾌감을 주고 작업 및 근무 능률의 저하를 초래하며, 교사 내의 소음은 55 dB(A) 이하로 하도록 함
학교 우물물	• 오염원으로부터 최소 20 m 이상 거리
화장실	• 4~9월 주 3회 이상, 10월~다음해 3월, 주 1회 이상 소독 실시

표 7-4 교육환경보호구역의 설정기준

구분	보호구역	기준
학교	절대보호구역	학교 출입문으로부터 직선거리 50미터까지 지역
	상대보호구역	학교 경계선으로부터 직선거리 200미터까지 지역 중 절대보호구역을 제외한 지역
학교설립 예정지	절대보호구역	학교 출입문으로부터 직선거리 50미터까지 지역
	상대보호구역	학교 경계선으로부터 직선거리 200미터까지 지역 중 절대보호구역을 제외한 지역

표 7-5 교육환경보호구역 내 금지시설

구분	업종
교육환경 보호구역 내(절대/상대) 일체 설치가 불가한 업종	환경기준 초과 공해업소(대기·악취·수질·소음·진동), 도축업시설, 화장·봉안시설, 제한상영관, 폐기물·분뇨 등 처리시설, 가축분뇨 배출·처리·공공처리시설, 가축 사체·오염물건·수입금지 물건의 소각·매몰지, 가축시장, 대화방, 신·변종업소, 성기구 제공·취급업소 등
유치원 및 대학(교) 보호구역에서 제외되는 업종	게임제공업(오락실), 인터넷컴퓨터게임시설제공업(PC방), 만화가게, 노래연습장,담배자동판매기, 비디오물감상실업, 복합영상물제공업, 게임물시설(미니, 크레인류 게임기(대학만 제외))
유치원, 초등학교 및 대학(교) 보호구역에서 제외되는 업종	당구장, 무도학원, 무도장

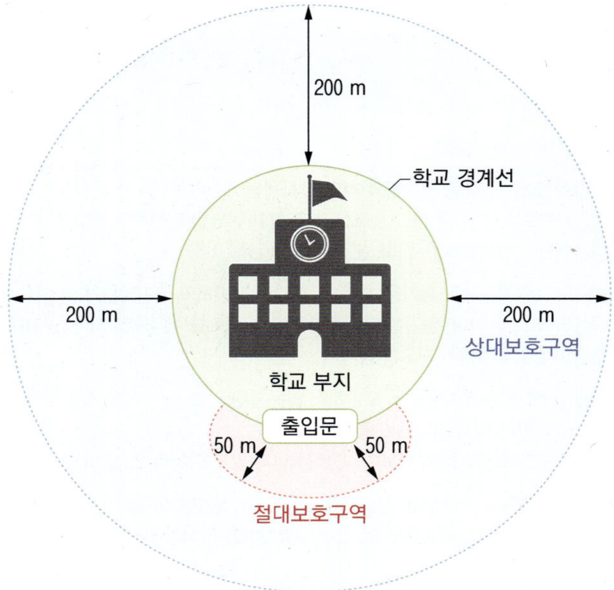

그림 7-1 교육환경 보호구역

– 같은 급의 학교 간에 보호구역이 서로 중복될 경우에는 학생 수가 많은 학교

- 학교 간에 절대보호구역과 상대보호구역이 서로 중복되는 경우 그 중복된 보호구역에 대한 관리는 절대보호구역이 설정된 학교의 장이 한다.

4) 학교급식

(1) 학교급식의 개념

학교급식이란 학교급식의 질을 향상시키고 학생의 건전한 심신의 발달과 국민 식생활 개선에 기여함을 목적으로 학교 또는 학급의 학생을 대상으로 학교의 장이 실시하는 급식을 말한다(학교급식법).

(2) 학교급식의 목적

학교급식은 성장기 학생들의 바람직한 식습관을 확립하고, 학생들의 영양상태 개선, 체위 향상과 건강 증진을 도모하고자 하는데 목적을 가지고 있기 때문에 보건 교육활동 중에서도 중요한 의미를 지닌다.

2) 모자보건사업

(1) 모자보건사업 정의

모자보건사업이란 모성과 영유아에게 전문적인 보건의료서비스 및 그와 관련된 정보를 제공하고, 모성의 생식건강 관리와 임신·출산·양육 지원을 통하여 이들이 신체적·정신적·사회적으로 건강을 유지하게 하는 사업이다.

(2) 모자보건사업의 목적

모자보건사업은 모든 모성이 건강을 유지하고 건강한 자녀를 잉태하고 정상적으로 출산할 수 있도록 보장하는 것으로 다음과 같은 목적이 있다.

- 모성건강 유지
- 임신과 분만에 수반하는 모든 합병증의 발생 위험 줄임
- 차기 임신에 대한 준비
- 영아사망률과 신생아 사망률 줄임
- 불임증 예방과 치료

(3) 모자보건사업의 내용

국가와 지방자치단체는 다음과 같은 모자보건사업을 관장하기 위하여 보건소에 모자보건기구를 설치하도록 하고 있다.

- 임산부의 산전·산후관리 및 분만관리와 응급처치에 관한 사항
- 영유아의 건강관리와 예방접종 등에 관한 사항
- 모성의 생식건강관리와 건강증진 프로그램 개발 등에 관한 사항
- 부인과 질병 및 그에 관련되는 질병의 예방에 관한 사항
- 심신장애아의 발생 예방과 건강관리에 관한 사항
- 성교육·성상담 및 보건에 관한 지도·교육·연구·홍보 및 통계관리 등에 관한 사항

(4) 모자보건지표

- 사망지표 : 모자보건의 수준은 여러 가지 지표로 비교할 수 있는데, 모자보건사업의 지표로 사용되는 통계자료로는 신생아 및 영아사망률, 모성사망률, 주산기

사망률, α-index 등이 있다(10장 '보건통계' 참조).

- 재생산지표 : 생산율은 한 여자가 일생 동안 낳는 아기 중에서 여자 아이를 몇 명 정도 낳는가를 표시하는 비율로서 합계출산율과 총재산율로 파악할 수 있는 지표이다(10장 '보건통계' 참조).

3) 모성보건관리

모성보건관리는 혼전관리, 임산부 산전관리, 고위험 임산부관리, 산후관리 등을 철저히하여 건강하고 안전하게 자녀를 출산하고, 분만 후 합병증 없이 회복하도록 도와야 한다.

(1) 혼전관리

혼전관리는 결혼 전 혼인과 가정생활을 보호하기 위하여 건강을 확인하고 유전성 질환이나 전염성 질환에 대한 진단을 받도록 하는 것이다. 결혼 전 건강진단 내용으로 흉부 X-선 촬영, 혈액검사(기본혈액검사, 혈색소 측정, 혈액형검사, 간염항원검사), 유전질환, 성병검사, 심전도, 소변검사(당뇨, 단백뇨), 신체 계측, 성기 진단과 정액검사, 월경력과 기초체온 측정, 시력·색맹·기타 안과질환 등이 있다.

(2) 산전관리

산전관리는 임신 중 모성을 대상으로 임부와 태아의 건강상태를 주기적으로 진단하여 모성과 영유아 사망률을 감소시키기 위한 가장 효과적인 사업이라 할 수 있다. 또한 산전관리는 임산부와 태아의 건강상태를 지속적으로 관리하여 위험요인을 조기에 발견 및 적절한 조치와 보건교육을 통해 임산부가 건강관리를 스스로 할 수 있도록 하여 건강한 자녀를 안전하게 분만하는 데 있다.

① 산전관리 내용

- 임산부 신고 등록 관리(모자보건수첩 발급, 교육과 정보 제공, 개인별 건강관리 기록)
- 임부와 태아의 건강상태를 주기적으로 진단하여 위험요인을 조기에 발견
- 고위험 임산부 특별관리
- 출산진료비 지원, 임산부 철분제 및 엽산제 지원

- 보건교육을 통해 임부 스스로 건강관리를 잘할 수 있도록 하여 안전한 분만 도모
- 지속적인 산전관리를 통해 사산율, 주산기사망률, 미숙아 출산, 기형아 출산 등을 관리

② **산전관리 횟수**

임신기간 중 산전관리 횟수는 다음과 같다 표 8-1.

표 8-1 산전관리 횟수

임신기간	산전관리 권장 횟수	「모자보건법」에 의한 산전관리
임신 7개월까지	월 1회	2개월마다 1회
임신 8~9개월	2주에 1회	1개월마다 1회
임신 10개월	주 1회	2주마다 1회

알아두기

모성보호정책(모성건강 지원환경조성)

임산부의 날 행사 실시

모자보건법에서 '임산부의 날' 행사를 통해 전국민이 임신과 출산의 중요성을 재인식하고 모성 및 출산친화적 사회분위기를 조성하여 저출산 극복에 기여하기 위해 임신기간(10개월), 풍요와 수확의 달(10월)을 의미하는 10월 10일을 임산부의 날로 제정하였다.

임산부 배려 엠블럼

임산부 배려 엠블럼은 "임산부 먼저"라는 문자와 임산부 배려를 뜻하는 '배려의 손과 원'을 결합하여 강한 주목성을 나타냄으로써 아이와 엄마의 사랑, 가족과 사회의 사랑을 나타내기 위해 분홍을 주조색으로 사용하여 제작·보급하여 초기 임산부들이 공공장소에서 배려 받을 수 있는 사회 분위기를 조성·확산하고 있다.

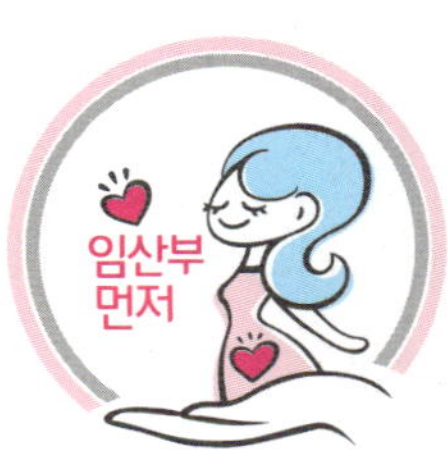
임산부
먼저

임산부 배려 앰블럼

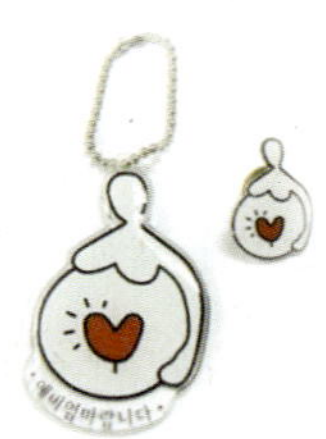

임산부 뱃지

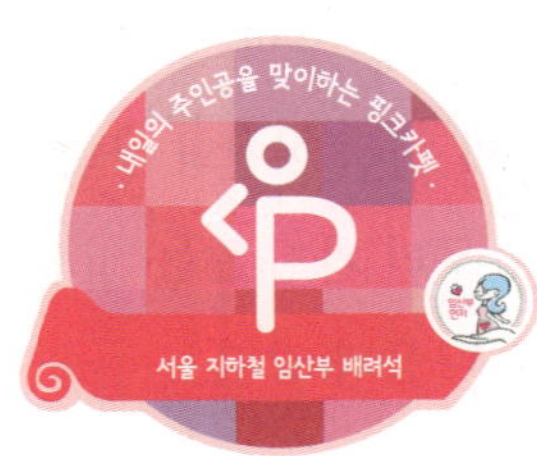
내일의 주인공을 맞이하는 핑크카펫
서울 지하철 임산부 배려석

임산부 배려석

출처 : 보건복지부 출산정책과

(3) 고위험 임산부관리

고위험 임산부관리는 산전관리에서 위험요인이 있는 임산부에게 건강관리를 집중적으로 제공하여 합병증을 미연에 방지하고 모성 및 태아의 건강을 보호·유지하기 위하여 특별히 관리한다.

「모자보건법」 규정에 따라 국가와 지방자치단체는 고위험 임산부와 미숙아 등의 건강을 보호·증진하기 위하여 필요한 의료를 적절하게 제공할 수 있는 고위험 임산부와 신생아 집중치료시설 및 장비 등을 지원하고 있다.

알아두기

고위험 임신 대상자

- 20세 미만 및 35세 이상의 임부
- 조산·사산·거대아를 출산한 경력이 있는 임신부
- 유전질환 등 가족력이 있는 임신부
- 고혈압, 당뇨병, 갑상선질환, 심장병, 신장병, 자가면역질환 등 질환자
- 저체중이거나 비만한 임신부
- 산전검사 이상 소견이 있는 임신부

(4) 산후관리

산후관리는 분만 후 6~8주까지 산욕기간에 여러 가지 임신과 분만으로 생리적 변화가 일어나며 산욕열, 자궁내막의 염증, 산도의 창상감염 등 산욕기 질환에 이환될 확률이 높기 때문에 적절한 관리가 필요하다.

① 산욕기

산욕기란 보통 분만 후 6주까지를 의미하며, 임신으로 인해 야기되었던 모든 신체적인 변화가 임신 이전의 상태로 돌아가는 시기이다. 그러므로 지나치게 휴식을 취하는 것보다 무리 가지 않는 일상적인 생활이 도움이 된다. 산욕기 중 의사와 상담해야 할 내용은 다음과 같다.

- 고열이 날 때

- 회음 절개 부위의 통증이 심해지는 경우
- 과다한 선홍색 출혈, 혈액 덩어리가 나오는 경우
- 아랫배에 심한 통증이 있는 경우
- 유방이 딱딱하고 울혈이 심한 경우
- 소변을 볼 때 통증이 심한 경우

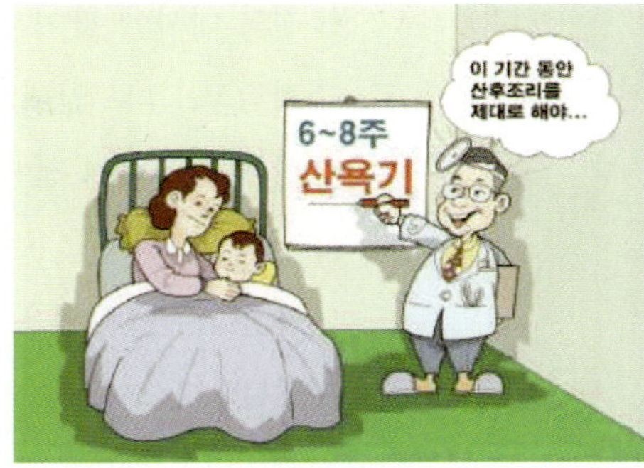
6~8주
산욕기
이 기간 동안
산후조리를
제대로 해야...
출처 : 보건복지부, 인구보건복지협회

② 모유 수유

유아에게 엄마 젖을 먹이는 가장 이상적인 시기는 출생 직후이다. 출산 후 첫 수일간 나오는 초유는 색깔이 진하고 단백과 무기질이 많고, 탄수화물과 지방은 적으며, 면역성분이 많기 때문에 초유를 먹이는 것은 중요하다. 모유 수유의 장점은 다음과 같다.

- 젖분비호르몬이 분비되어 배란이 억제되므로 자연 피임효과가 있음
- 각종 면역물질과 항체를 포함하고 있어 감염질환의 발생을 현저히 감소시킴
- 아기가 젖을 빨 때 반사적으로 옥시토신이 분비되어 자궁을 수축시키고 산후 출혈을 줄임
- 칼슘대사를 촉진시켜 골다공증 발생이 줄어들고, 유방암 및 난소암의 발생빈도가 감소함
- 아기의 감염질환을 줄여 상대적으로 의료비를 감소시킴

4) 신생아 및 영유아 보건관리

영유아 보건관리는 영유아 질병을 조기에 발견·치료하고 건강을 유지·증진함으로써 신체적 발육 및 정서적 성장발달이 정상적으로 이루어지도록 하는 것이다.

신생아기는 선천성대사이상 유무 확인검사, 영양관리(모유, 인공영양)가 중요하며, 영유아기는 예방접종과 감염병 예방, 영양 및 이유관리가 필요하다.

(1) 선천성대사이상 선별검사

선천성대사이상 선별검사란 모든 신생아를 대상으로 주요 대사이상질환을 선별하는 검사를 말한다. 선천성대사이상질환 또는 유전성대사이상질환은 태어날 때부터

물질의 대사에 관여하는 효소나 조효소 등이 결핍되어 대사되어야 할 물질이 신체에 축적되고, 그로 인해 다양한 기능장애가 나타나는 질환이다. 이러한 대사이상질환은 증상이 나타나기 전에 진단하면 병의 진행을 막거나 늦출 수 있다.

① 검사주기

선별검사용 채혈은 수유상태가 좋은 정상아는 생후 3~7일 사이에, 수유상태가 좋지 않은 미숙아 또는 저체중 출생아는 5~7일에 채혈하고 수유상태가 좋아지면(생후 2주경) 다시 채혈한다.

② 검사방법

선별검사용 채혈은 정해진 침으로 신생아의 손가락이나 발뒤꿈치 등을 찔러 선별검사 전용용지에 피를 묻힌다. 종이의 정해진 구역을 완전히 피가 묻게 하여야 하고 실온에서 말린다 그림 8-1.

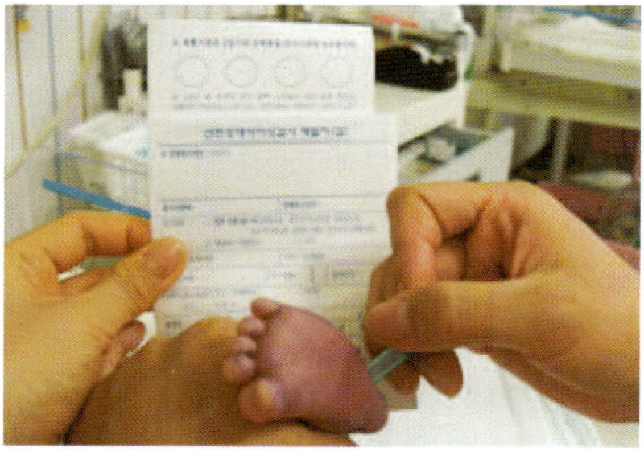

그림 8-1 선천성대사이상 선별검사

출처 : 서울아산병원(신생아과 - 검사안내)

(2) 건강진단

정기적인 건강진단은 질병을 사전에 예방하고, 질병을 조기 치료하여 영유아의 건강을 유지·증진할 수 있다. 신생아와 영유아 및 미숙아 등의 정기건강진단 기준은 표 8-2 표 8-3 과 같고, 영유아 신체 검진은 표 8-4 와 같다.

표 8-2 신생아와 영유아 정기 건강진단

<table>
<tr><th colspan="2">건강진단 권장 횟수</th><th colspan="2">「모자보건법」상 정기건강진단 실시 횟수</th></tr>
<tr><td>1개월 이내</td><td>2주에 1회</td><td>신생아</td><td>수시</td></tr>
<tr><td>생후 1~6개월</td><td>월 1회</td><td rowspan="2">출생 후 1년 이내</td><td rowspan="2">1개월마다 1회</td></tr>
<tr><td>7~12개월</td><td>2개월에 1회</td></tr>
<tr><td>13~30개월</td><td>3개월에 1회</td><td rowspan="2">출생 후 1년 초과~5년 이내</td><td rowspan="2">6개월마다 1회</td></tr>
<tr><td>31개월~</td><td>6개월에 1회</td></tr>
</table>

표 8-3 미숙아 정기건강진단 횟수

<table>
<tr><th colspan="2">건강진단 권장횟수</th></tr>
<tr><td>1차: 분만의료기관 퇴원 후 7일 이내</td><td>1회</td></tr>
<tr><td>1차 건강진단 시 이상이 있는 경우</td><td>최소 1주에 2회</td></tr>
<tr><td>건강에 이상이 없는 경우</td><td>영·유아 기준에 따름</td></tr>
</table>

표 8-4 영유아 신체검진

영아	키, 몸무게, 가슴둘레, 머리둘레, 팔둘레
유아	키, 몸무게, 가슴둘레, 팔둘레, 시력, 청력, 운동기능, 언어, 수면, 대·소변 가리기, 영·유아 심리검사

(3) 영유아 예방접종

예방접종은 전염성질환을 예방하기 위하여 병원성을 제거하거나 약하게 하여 인체에 주사 또는 접종하는 것으로, 해당 질환에 이환되지 않도록 하고 감염에 대하여 유리한 쪽으로 반응을 만들어 내는 역할을 함으로써 질병에 걸리지 않도록 해 준다.

영유아 예방접종 일정표는 그림 8-2 와 같고, 영유아에 대한 예방접종 전·후 주의사항은 표 8-5 와 같다.

예방접종 시 나타나는 부작용으로는 발열, 발적, 가려움증 등 대부분 가볍게 경과하지만 때로는 심각한 부작용을 초래할 수도 있다. 따라서 예방접종의 금기 대상자는 다음과 같다.

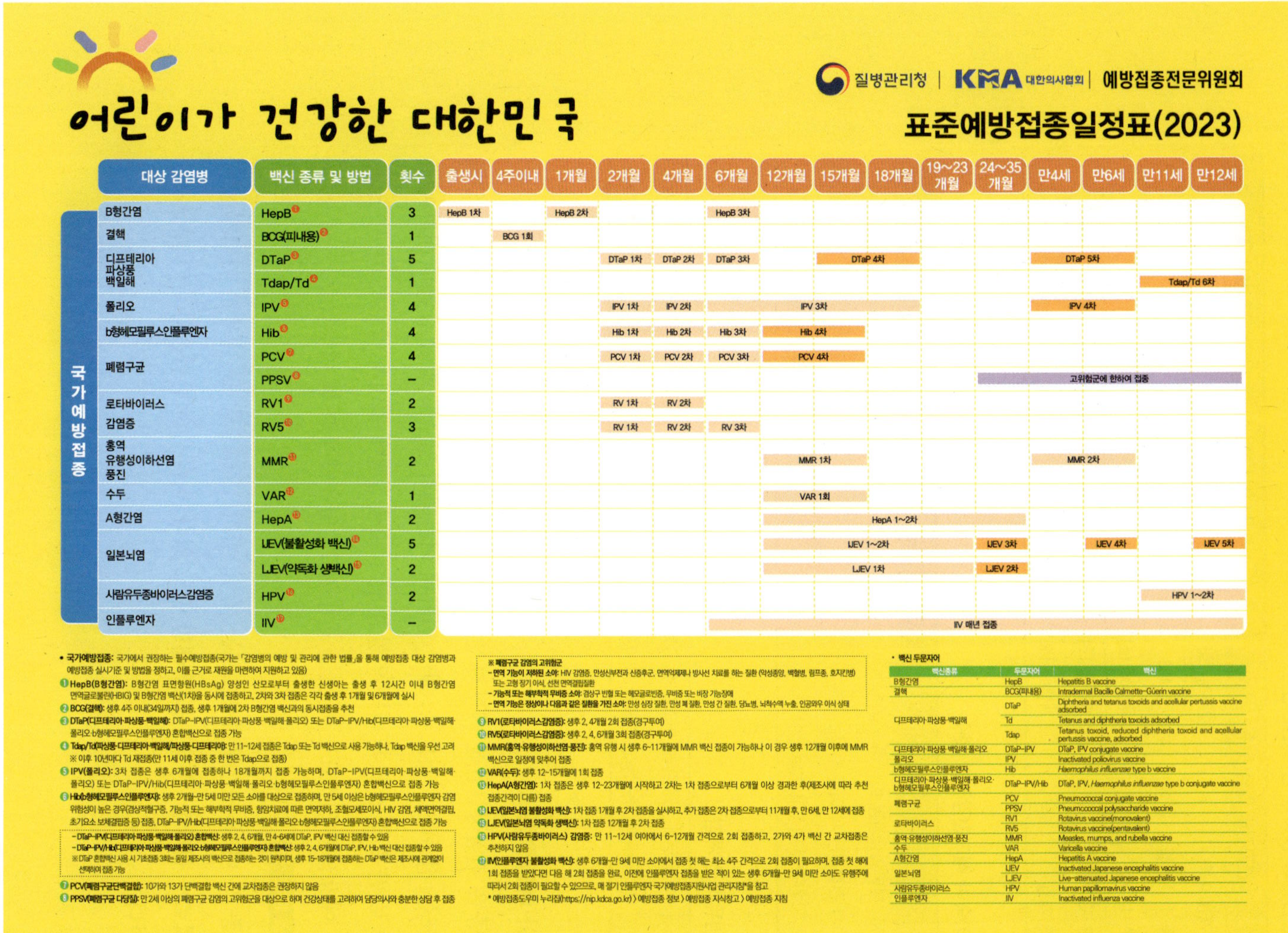

	대상 감염병	백신 종류 및 방법	횟수	출생시	4주이내	1개월	2개월	4개월	6개월	12개월	15개월	18개월	19~23개월	24~35개월	만4세	만6세	만11세	만12세
국가예방접종	B형간염	HepB	3	HepB 1차		HepB 2차			HepB 3차									
	결핵	BCG(피내용)	1		BCG 1회													
	디프테리아 파상풍 백일해	DTaP	5				DTaP 1차	DTaP 2차	DTaP 3차		DTaP 4차 (15~18개월)				DTaP 5차 (만4~6세)			
		Tdap/Td	1														Tdap/Td 6차 (만11~12세)	
	폴리오	IPV	4				IPV 1차	IPV 2차	IPV 3차 (6~18개월)						IPV 4차 (만4~6세)			
	b형헤모필루스인플루엔자	Hib	4				Hib 1차	Hib 2차	Hib 3차	Hib 4차 (12~15개월)								
	폐렴구균	PCV	4				PCV 1차	PCV 2차	PCV 3차	PCV 4차 (12~15개월)								
		PPSV	–											고위험군에 한하여 접종 (24개월~만12세)				
	로타바이러스 감염증	RV1	2				RV 1차	RV 2차										
		RV5	3				RV 1차	RV 2차	RV 3차									
	홍역 유행성이하선염 풍진	MMR	2							MMR 1차 (12~15개월)					MMR 2차 (만4~6세)			
	수두	VAR	1							VAR 1회 (12~15개월)								
	A형간염	HepA	2							HepA 1~2차 (12~35개월)								
	일본뇌염	IJEV(불활성화 백신)	5							IJEV 1~2차 (12~23개월)				IJEV 3차		IJEV 4차		IJEV 5차
		LJEV(약독화 생백신)	2							LJEV 1차 (12~23개월)				LJEV 2차				
	사람유두종바이러스감염증	HPV	2														HPV 1~2차 (만11~12세)	
	인플루엔자	IIV	–						IIV 매년 접종 (6개월~만12세)									

그림 8-2 영유아 예방접종 일정표

출처 : 질병관리청, 예방접종정보 검색사이트

- 열이 있는 자
- 최근 앓은 적이 있거나 현재 질환을 앓고 있는 자
- 현재 설사를 하고 있는 자
- 습진 등 피부병이 있는 자
- 약이나 달걀을 먹고 피부에 두드러기가 나거나 설사를 한 적이 있는 자
- 이전에 백신 접종 시 심한 알레르기 반응(아나필락시스 등)을 보인 경우
- 기타 접종자가 부적당하다고 인정되는 자

표 8-5 영유아 예방접종 전·후 주의사항

구분	주의사항
접종 전	• 아이의 건강상태를 가장 잘 알고 있는 사람이 데리고 방문 • 집에서 아이의 체온을 측정하고 열이 없는 것을 확인하고 방문 • 모자보건수첩 또는 아기수첩을 지참하고 방문 • 접종 전날 목욕을 시키고, 깨끗한 옷을 입혀서 데리고 옴 • 가능하면 예방접종을 하지 않을 아이는 데리고 방문하지 않음
접종 후	• 접종 후 20~30분간 접종기관에 머물러 아이의 상태를 관찰함 • 귀가 후 적어도 3시간 이상 주의 깊게 관찰함 • 접종 당일과 다음날은 과격한 운동을 하지 않음 • 접종 당일은 목욕을 하지 않는 것이 좋음 • 접종 부위는 청결하게 함 • 접종 후 최소 3일간은 특별한 관심을 가지고 관찰하며 고열, 경련이 있을 때에는 곧 의사 진찰을 받도록 함 • 접종 부위에 발적, 통증, 부종이 생기면 찬 물수건을 대줌 • 아이는 반드시 바로 눕혀 재움

출처 : 질병관리청 예방접종도우미

5) 가족계획

(1) 정의

가족계획은 가족의 행복을 위해 부부 등이 자녀를 출산할 계획을 세우는 일이다. 가족계획사업은 가족의 건강과 가정복지의 증진을 위하여 수태조절에 관한 전문적인 의료봉사·계몽 또는 교육을 하는 사업이다.

(2) 피임의 이상적인 조건

- 효과성 : 피임의 효과가 있어야 한다.
- 안정성 : 사용하는 동안 부작용이 없고 실패하더라도 태아에게 해가 없어야 한다.

- 복원성 : 피임의 영향이 일시적이어야 한다.
- 수용성 : 모든 사람이 사용할 수 있어야 하며 성감에 해를 주지 않아야 한다.
- 경제성 : 비용이 합리적이어야 한다.
- 간편성 : 사용방법이 쉬워야 한다.

(3) 피임방법

피임방법은 일시적 피임법과 영구적 피임법이 있다. 일시적 피임방법에는 경구피임약, 콘돔, 페미돔, 자궁내 장치, 다이아프램, 주기이용법, 기초체온법, 자궁경관점액관찰법이 있고, 영구적 피임법에는 정관수술, 난관수술법이 있다 표 8-6.

표 8-6 피임방법

종류		정의 및 기전	장점	단점
일시적 피임법	경구 피임약	• 에스트로겐과 프로게스테론의 양을 일정 수준으로 유지하여 배란 방해 • 매일 일정한 시간에 복용	• 정확히 사용할 경우 피임효과가 높음 • 성교 시 특별한 조작이 필요하지 않음 • 여성의 의지로 조절 가능	• 약물 복용을 잊은 경우 효과를 기대하기 어려움 • 생식기질환이 있는 경우 악화시킬 수 있음
	콘돔	• 성교 시 음경이 발기했을 때 음경을 덮어씌우는 보호막	• 의사의 처방이나 진단이 필요 없음 • 경제적이고 간편함 • 부작용이 적음 • 성병의 전염 예방	• 남성의 협조가 필요함 • 성감의 장애가 있을 수 있음 • 콘돔이 찢어지는 경우 효과 떨어짐
	페미돔	• 여성의 질 안에 넣는 콘돔과 같은 보호막	• 여성의 의지로 가능 • 성교 전 미리 삽입으로 사전검사나 진단이 필요 없음 • 성병으로부터 보호	• 콘돔보다 비쌈 • 여성의 성적 만족감 저하 • 치골 뒤 고정되는 내환으로 인한 불편함
	자궁 내 장치	• 수정된 난자의 착상 방지 • 월경 시작부터 10일 이내, 분만한 경우 6주 후, 제왕절개술 후 8~10주 후 삽입	• 여성의 의지로 가능 • 한 번 삽입 시 효과가 오래 지속됨 • 성관계 전후로 조작이 필요 없음	• 삽입 시 반드시 전문가의 진단 필요 • 삽입 초기 자연 배출이나 위치 이동으로 효과 감소 가능성
	다이아프램	• 자궁경부를 덮도록 삽입하여 정자의 자궁 내 이동 억제	• 여성의 의지로 가능 • 부작용과 성행위에 장애 없음 • 구입하면 2~4년 정도 사용	• 사전 연습 필요 • 전문가의 진단에 따라 꼭 맞는 크기 사용 • 성교 전에 제자리에 있는지 확인하고 24시간 이내 제거
	주기이용법	• 월경주기를 이용하여 가임기간을 피함	• 기구나 약물을 사용할 필요 없음 • 경제적, 부작용 없음	• 불규칙적인 월경주기를 가진 경우 피임효과 떨어짐

(계속)

종류		정의 및 기전	장점	단점
일시적 피임법	기초체온법	• 아침에 잠 깬 후 안정상태에서 기초체온 측정 • 고온기 72시간 이내 임신 가능함	• 기구나 약물을 사용할 필요 없음 • 경제적, 부작용 없음	• 체온 변화에 영향을 미치는 요인으로 정확한 체온 측정이 안 되는 경우 피임효과 떨어짐
	자궁경관점액 관찰법	• 자궁경관점액 양상으로 가임기간 피함 • 투명하고 미끄러우며 끊어지지 않는 양상(피크) 3일째 되는 날까지 임신 가능	• 기구나 약물을 사용할 필요 없음 • 경제적, 부작용 없음	• 질병, 약물로 인한 질 분비물의 변화를 정확히 구분하기 쉽지 않음
영구적 피임법	정관수술	• 정관을 결찰하고 절단하는 방법	• 한 번 시술로 피임효과가 크고 소요시간이 짧음 • 수술 후 24~48시간이면 정상활동 재개 가능	• 정자가 배출되지 않음(연속적으로 2회 정액검사를 시행하여 정자가 발견되지 않음을 확인할 때까지)을 확인할 때까지 다른 피임방법 사용
	난관수술	• 난관을 폐쇄하여 정자가 난관을 통과하지 못하도록 함	• 수술 다음날부터 활동이 가능 • 수술 직후 피임효과 있음	• 합병증이 많음 • 감염률이 높음 • 복원 가능성 낮고 자궁외 임신 가능성 있음

(4) 피임의 원리

- 수정란 자궁 착상 억제 : 성교 후 피임, 자궁 내 장치IUD
- 질 내에 정자 침입 방지 : 콘돔과 페미돔
- 배란 조정 및 억제 : 먹는 피임약
- 수정 방지 : 질외사정, 페서리pessary, 세척법
- 월경의 생리적 원리 조정 : 월경주기법

(5) 인공임신중절수술

인공임신중절수술은 본인과 배우자(사실상의 혼인관계에 있는 사람을 포함)의 동의를 받아야 한다. 인공임신중절수술의 허용한계는 다음과 같다(모자보건법).

① 본인이나 배우자가 우생학적 또는 유전학적 정신장애나 신체질환이 있는 경우

② 본인이나 배우자가 대통령령으로 정하는 전염성 질환이 있는 경우

③ 강간 또는 준강간에 의하여 임신된 경우

④ 법률상 혼인할 수 없는 혈족 또는 인척 간에 임신된 경우

⑤ 임신의 지속이 보건의학적 이유로 모체의 건강을 심각하게 해치고 있거나 해칠

우려가 있는 경우

⑥ 배우자의 사망·실종·행방불명, 그 밖에 부득이한 사유로 동의를 받을 수 없으면 본인의 동의만으로 그 수술을 할 수 있다.

⑦ 본인이나 배우자가 심신장애로 의사표시를 할 수 없을 때에는 그 친권자나 후견인의 동의로, 친권자나 후견인이 없을 때에는 부양의무자의 동의로 갈음할 수 있다.

⑧ 인공임신중절수술은 임신 24주 이내인 사람만 할 수 있다.

⑨ 인공임신중절수술을 할 수 있는 우생학적 또는 유전학적 정신장애나 신체질환은 연골무형성증, 낭성섬유증 및 그 밖의 유전성질환으로서 그 질환이 태아에 미치는 위험성이 높은 질환으로 한다.

⑩ 인공임신중절수술을 할 수 있는 전염성질환은 풍진, 톡소플라즈마증 및 그 밖에 의학적으로 태아에 미치는 위험성이 높은 전염성질환으로 한다.

2. 노인보건

1) 노인보건의 이해

(1) 노인보건의 정의

노인보건은 노인의 신체적·정신적·사회심리적·영적 건강뿐만 아니라 질병을 치료 예방 및 건강증진, 장기요양서비스 등을 모든 노인에게 제공하는 것이다.

(2) 노인보건사업의 대상

노인보건사업은 노인의료와 의료 이외의 노인보건사업으로 크게 구분되는데 의료 이외의 사업을 협의의 노인보건사업으로 부르는 경우도 있다. 질병의 예방, 치료, 기능훈련에 이르는 각종 보건사업을 종합적으로 행하는 것을 말하며, 「노인복지법」에서 노인복지사업의 대상을 65세 이상 인구로 규정하고 있다.

(3) 노인보건사업의 목적

국민 노후의 건강 유지와 적절한 의료의 확보를 도모하기 위해 질병 예방, 치료, 기능훈련 등의 보건사업을 종합적으로 실시하고, 국민보건 향상 및 노인복지의 증진을 도모하는 것을 목적으로 한다.

(4) 노인문제

우리나라의 65세 이상 노인인구는 1960년대 이후에 일어난 급속한 경제성장에 따른 국민생활수준의 향상과 보건의료분야의 발달로 인한 평균수명의 상승으로 급속한 증가 추세를 보이기 시작하여 노인문제가 여러 가지 면에서 어려움에 처해 있다.

노인문제는 노인의 경제적 빈곤, 질병, 무위, 고독 등 '노인의 4고苦'를 포함하여 다음과 같다.

- 노화로 인한 활동 저하 및 질병의 증가
- 역할 상실과 소외감
- 의료비의 증가
- 소득 감소로 인한 빈곤 문제
- 가족 부양 기능의 약화
- 노인부양비의 증가와 지역 간 차이 심화

2) 노인장기요양보험법

(1) 목적

「노인장기요양보험법」은 고령이나 노인성 질병 등의 사유로 일상생활을 혼자서 수행하기 어려운 노인 등에게 제공하는 신체활동 또는 가사활동 지원 등의 장기요양급여에 관한 사항을 규정하여 노후의 건강증진 및 생활안정을 도모하고 그 가족의 부담을 덜어줌으로써 국민의 삶의 질을 향상하도록 함을 목적으로 한다.

(2) 용어 정의

「노인장기요양보험법」에서 사용하는 용어의 정의는 다음과 같다.

- "노인 등"이란 65세 이상의 노인 또는 65세 미만의 자로서 치매·혈관성질환 등 노인성 질병을 가진 자를 말한다.
- "장기요양급여"란 6개월 이상 동안 혼자서 일상생활을 수행하기 어렵다고 인정되는 자에게 신체활동·가사활동의 지원 또는 간병 등의 서비스나 이에 갈음하여 지급하는 현금 등을 말한다.
- "장기요양사업"이란 장기요양보험료, 국가 및 지방자치단체의 부담금 등을 재원

으로 하여 노인 등에게 장기요양급여를 제공하는 사업을 말한다.

- “장기요양기관”이란 제31조에 따른 지정을 받은 기관으로서 장기요양급여를 제공하는 기관을 말한다.
- “장기요양요원”이란 장기요양기관에 소속되어 노인등의 신체활동 또는 가사활동 지원 등의 업무를 수행하는 자를 말한다.

(3) 장기요양급여 제공의 기본원칙

「노인보건법」에 의한 장기요양급여의 원칙은 다음과 같다.

- 장기요양급여는 노인 등의 심신 상태·생활환경과 노인 등 및 그 가족의 욕구·선택을 종합적으로 고려하여 필요한 범위 안에서 이를 적정하게 제공하여야 한다.
- 장기요양급여는 노인 등이 가족과 함께 생활하면서 가정에서 장기요양을 받는 재가급여를 우선적으로 제공하여야 한다.
- 장기요양급여는 노인 등의 심신상태나 건강 등이 악화되지 아니하도록 의료서비스와 연계하여 이를 제공하여야 한다.

(4) 장기요양 인정의 신청

장기요양 인정을 신청할 수 있는 자는 노인 등으로서 다음의 어느 하나에 해당하는 자격을 갖추어야 한다.

- 노인장기요양보험 가입자 또는 그 피부양자
- 「의료급여법」 수급권자

(5) 등급 판정 및 장기요양급여의 종류

등급 판정은 공단지사 장기요양등급판정위원회에서 하며, 등급판정위원회는 신청인이 신청자격요건을 충족하고 6개월 이상 동안 혼자서 일상 생활을 수행하기 어렵다고 인정하는 경우 심신상태 및 장기요양이 필요한 정도 등 대통령령으로 정하는 등급판정기준에 따라 수급자로 판정한다 표 8-7.

노인장기요양보험법에 있어서 장기요양급여의 종류는 재가급여, 시설급여, 현금급여로 분류된다 표 8-8.

표 8-7 등급 판정기준

등급	판정기준
장기요양 1등급	• 심신의 기능상태 장애로 일상생활에서 전적으로 다른 사람의 도움이 필요한 자 • 장기요양 인정점수가 95점 이상인 자
장기요양 2등급	• 심신의 기능상태 장애로 일상생활에서 상당 부분 다른 사람의 도움이 필요한 자 • 장기요양 인정점수가 75점 이상 95점 미만인 자
장기요양 3등급	• 심신의 기능상태 장애로 일상생활에서 부분적으로 다른 사람의 도움이 필요한 자 • 장기요양 인정점수가 60점 이상 75점 미만인 자
장기요양 4등급	• 심신의 기능상태 장애로 일상생활에서 일정부분 다른 사람의 도움이 필요한 자 • 장기요양 인정점수가 51점 이상 60점 미만인 자
장기요양 5등급	(치매특별등급) 치매환자로서 장기요양 인정점수가 45점 이상 51점 미만인 자

표 8-8 장기요양급여의 종류

구분	급여 종류	내용
재가급여	방문요양	장기요양요원이 수급자의 가정 등을 방문하여 신체활동 및 가사활동 등을 지원하는 장기요양급여
	방문목욕	장기요양요원이 목욕설비를 갖춘 장비를 이용하여 수급자의 가정 등을 방문하여 목욕을 제공하는 장기요양급여
	방문간호	장기요양요원인 간호사 등이 의사, 한의사 또는 치과의사의 지시서(이하 "방문간호지시서"라 한다)에 따라 수급자의 가정 등을 방문하여 간호, 진료의 보조, 요양에 관한 상담 또는 구강위생 등을 제공하는 장기요양급여
	주·야간보호	수급자를 하루 중 일정 시간 장기요양기관에 보호하여 신체활동 지원 및 심신기능의 유지·향상을 위한 교육·훈련 등을 제공하는 장기요양급여
	단기보호	수급자를 보건복지부령으로 정하는 범위 안에서 일정 기간 장기요양기관에 보호하여 신체활동 지원 및 심신기능의 유지·향상을 위한 교육·훈련 등을 제공하는 장기요양급여
	기타재가급여	수급자의 일상생활·신체활동 지원 및 인지기능의 유지·향상에 필요한 용구를 제공하거나 가정을 방문하여 재활에 관한 지원 등을 제공하는 장기요양급여로서 대통령령으로 정하는 것
시설급여		장기요양기관이 운영하는 노인의료복지시설(노인전문병원제외) 등에 장기간 동안 입소하여 신체활동 지원 및 심신기능의 유지·향상을 위한 교육·훈련 등을 제공하는 장기요양급여
특별현금급여	가족요양비	공단은 다음의 어느 하나에 해당하는 수급자가 가족 등으로부터 방문요양에 상당한 장기요양급여를 받은 때 대통령령으로 정하는 기준에 따라 당해 수급자에게 가족요양비를 지급할 수 있음 • 도서·벽지 등 장기요양기관이 현저히 부족한 지역으로서 보건복지부장관이 정하여 고시하는 지역에 거주하는 자 • 천재지변이나 그 밖에 이와 유사한 사유로 인하여 장기요양기관이 제공하는 장기요양급여를 이용하기가 어렵다고 보건복지부장관이 인정하는 자 • 신체·정신 또는 성격 등 대통령령으로 정하는 사유로 인하여 가족 등으로부터 장기요양을 받아야 하는 자
	특례요양비	공단은 수급자가 장기요양기관이 아닌 노인요양시설 등의 기관 또는 시설에서 재가급여 또는 시설급여에 상당한 장기요양급여를 받은 경우 대통령령으로 정하는 기준에 따라 당해 장기요양급여비용의 일부를 당해 수급자에게 특례요양비로 지급할 수 있음
	요양병원 간병비	• 공단은 수급자가 「의료법」에 따른 요양병원에 입원한 때 대통령령으로 정하는 기준에 따라 장기요양에 사용되는 비용의 일부를 요양병원간병비로 지급할 수 있음 • 요양병원간병비의 지급절차와 그 밖에 필요한 사항은 보건복지부령으로 함

3) 노인보건복지시설

노인복지시설은 「노인복지법」에 의한 65세 이상의 노인이 심신적·사회적·경제적 등의 이유로 가족과 생활하기가 어려울 때, 그들을 수용하기 위하여 국가·지방자치단체 또는 민간단체가 경영하는 시설을 말하며, 노인복지시설의 종류는 다음과 같다 표 8-9.

표 8-9 노인복지시설의 종류

복지시설	종류	내용
노인주거복지시설	양로시설	노인을 입소시켜 급식과 그 밖에 일상생활에 필요한 편의를 제공함을 목적으로 하는 시설
	노인공동생활가정	노인들에게 가정과 같은 주거여건과 급식, 그 밖에 일상생활에 필요한 편의를 제공함을 목적으로 하는 시설
	노인복지주택	노인에게 주거시설을 임대하여 주거의 편의·생활지도·상담 및 안전관리 등 일상생활에 필요한 편의를 제공함을 목적으로 하는 시설
노인의료복지시설	노인요양시설	치매·중풍 등 노인성질환 등으로 심신에 상당한 장애가 발생하여 도움을 필요로 하는 노인을 입소시켜 급식·요양과 그 밖에 일상생활에 필요한 편의를 제공함을 목적으로 하는 시설
	노인요양공동생활가정	치매·중풍 등 노인성질환 등으로 심신에 상당한 장애가 발생하여 도움을 필요로 하는 노인에게 가정과 같은 주거여건과 급식·요양, 그 밖에 일상생활에 필요한 편의 제공을 목적으로 하는 시설
노인여가복지시설	노인복지관	노인의 교양·취미생활 및 사회참여활동 등에 대한 각종 정보와 서비스를 제공하고, 건강증진 및 질병예방과 소득보장·재가복지, 그 밖에 노인의 복지증진에 필요한 서비스를 제공함을 목적으로 하는 시설
	경로당	지역노인들이 자율적으로 친목도모·취미활동·공동작업장 운영 및 각종 정보교환과 기타 여가활동을 할 수 있도록 하는 장소를 제공함을 목적으로 하는 시설
	노인교실	노인들에 대하여 사회활동 참여욕구를 충족시키기 위하여 건전한 취미생활, 노인건강 유지, 소득보장, 기타 일상생활과 관련한 학습프로그램을 제공함을 목적으로 하는 시설
재가노인복지시설	방문요양서비스	가정에서 일상생활을 영위하고 있는 노인(이하 "재가노인"이라 한다)으로서 신체적·정신적 장애로 어려움을 겪고 있는 노인에게 필요한 각종 편의를 제공하여 지역사회 안에서 건전하고 안정된 노후를 영위하도록 하는 서비스
	주·야간보호서비스	부득이한 사유로 가족의 보호를 받을 수 없는 심신이 허약한 노인과 장애노인을 주간 또는 야간 동안 보호시설에 입소시켜 필요한 각종 편의를 제공하여 이들의 생활안정과 심신기능의 유지·향상을 도모하고, 그 가족의 신체적·정신적 부담을 덜어주기 위한 서비스
	단기보호서비스	부득이한 사유로 가족의 보호를 받을 수 없어 일시적으로 보호가 필요한 심신이 허약한 노인과 장애노인을 보호시설에 단기간 입소시켜 보호함으로써 노인 및 노인가정의 복지증진을 도모하기 위한 서비스
	방문목욕서비스	목욕장비를 갖추고 재가노인을 방문하여 목욕을 제공하는 서비스
	그 밖의 서비스	그 밖에 재가노인에게 제공하는 서비스로서 보건복지령이 정하는 서비스
노인보호전문기관	중앙노인보호전문기관, 지방노인보호전문기관	

CHAPTER

9

산업보건과 정신보건

1. 산업보건
2. 직업성 질환
3. 정신보건

1. 산업보건

1) 산업보건의 개념

(1) 산업보건의 정의 및 목적

산업보건은 모든 직업의 근로자들이 신체적, 정신적, 사회적으로 최상의 안녕상태를 유지·증진하기 위하여 작업조건으로 인한 질병을 예방하고, 건강에 유해한 작업조건으로부터 근로자들을 보호하며, 그들을 정서적으로나 생리적으로 알맞은 작업조건에서 일하도록 배치하는 것이다.

국제노동기구ILO와 세계보건기구WHO에서는 산업보건을 "모든 산업장의 직업인들이 육체적·정신적·사회적 안녕이 최고도로 증진 유지되도록 하는데 있다."고 정의하고 있다.

국제노동기구(ILO)의 산업보건사업의 기능

- 직장에서의 건강 유해요인에 의한 위험의 확인과 평가
- 작업환경과 작업장의 위생시설, 식당 및 주거환경에 있어 근로자의 건강에 영향을 줄 수 있는 요인들의 감시
- 작업의 설계와 조직, 작업장의 설계, 작업에 사용되는 기계와 장비들의 선택, 유지 및 검사에 대한 조언
- 작업수행 향상을 위한 프로그램 개발과 새로운 건강 유해성 시험 및 평가
- 직업보건, 직업안전, 산업위생과 인간공학, 개인 및 공동 보호장비에 대한 조언
- 일과 관련된 근로자 건강상태의 점검
- 직업인의 자신의 업무에 적합한 일을 수행하도록 추진
- 직업재활방안의 강구
- 직업보건, 산업위생 및 인간공학 분야의 정보, 훈련 및 교육 제공의 협력
- 응급조치와 응급치료 제공
- 산업재해와 직업성 질환의 분석에 참여

산업보건의 목적은 첫째, 노동과 노동조건으로 발생할 수 있는 건강장애로부터 근로자를 보호하고, 둘째, 작업에 있어서 근로자들의 정신적·육체적 적응, 특히 채용 시 작업배치에 기여하며, 셋째, 근로자의 정신적·육체적 안녕의 상태를 최대한으로 유지 및 증진시키는 데 있다.

(2) 산업보건의 분야 및 역사

기원전 4세기경 히포크라테스Hippocrates는 광산 근로자의 납중독을 최초의 직업병으로 기록하였으며, 이탈리아의 의사 라마치니Ramazini는 《일하는 사람들의 질병

(1713)》을 발간하여 직업과 직업병의 관계를 명확히하여 직업병에 대한 과학적인 체계를 확립하고 산업보건의 시조가 되었다. 근로자 보호를 위한 최초의 공장법과 보건 및 도덕에 관한 법이 1833년 영국에서 제정되었으며, 1919년에 국제노동기구ILO가 발족되었다. 산업보건의 역사는 표 9-1 과 표 9-2 와 같다.

표 9-1 국제 산업보건의 역사

구분	국가(연도)	내용
히포크라테스Hippocrates	그리스(BC 460~377)	의학의 시조, 최초의 직업병 납중독
아그리콜라G. Agricola	이탈리아(1556)	광부에 발생하는 질병인 규폐증 연구
라마치니B. Ramazini	이탈리아(1633~1714)	산업보건의 시조로 직업병인 질병 연구
포트Percival Pott	영국(1755)	최초의 직업성 암(음낭암) 발견, 산업보건 최초의 공장 의사
비스마르크Bismarck	독일(1883)	노동자질병보호법, 사회보장제도 시초, 공장재해보험법(1884)
해밀턴A. Hamilton	미국(1869~1970)	미국 최초의 산업보건학자
로리가Loriga	프랑스(1911)	진동 공구에 의한 레이노병 연구

표 9-2 우리나라 산업보건의 역사

연도	내용
1953년	「근로기준법」 제정
1963년	「산업재해보상보험법」 제정
1972년	특수건강진단 제도 실시
1981년	「산업안전보건법」 제정
1984년	「진폐의 예방과 진폐근로자의 보호 등에 관한 법률」 제정

(3) 산업안전보건법

① 목적

「산업안전보건법」은 산업안전·보건에 관한 기준을 확립하고 그 책임의 소재를 명확하게 하여 산업재해를 예방하고 쾌적한 작업환경을 조성함으로써 근로자의 안전과 보건을 유지·증진함을 목적으로 한다.

「산업보건안전법」에서 정부의 책무

- 산업안전·보건정책의 수립, 집행, 조정 및 통제
- 사업장에 대한 재해 예방 지원 및 지도
- 유해하거나 위험한 기계·기구·설비 및 방호장치·보호구 등의 안전성 평가 및 개선
- 유해하거나 위험한 기계·기구·설비 및 물질 등에 대한 안전·보건상의 조치기준 작성 및 지도·감독
- 사업의 자율적인 안전·보건 경영체제 확립을 위한 지원
- 안전·보건의식을 북돋우기 위한 홍보·교육 및 무재해운동 등 안전문화 추진
- 안전·보건을 위한 기술의 연구·개발 및 시설의 설치·운영
- 산업재해에 관한 조사 및 통계의 유지·관리
- 안전·보건 관련 단체 등에 대한 지원 및 지도·감독
- 그 밖에 근로자의 안전 및 건강의 보호·증진

「산업보건안전법」에서 사업주 등의 의무

- 사업주는 다음의 사항을 이행함으로써 근로자의 안전과 건강을 유지·증진시키는 한편, 국가의 산업재해 예방시책에 따라야 한다.
  - 이 법과 이 법에 따른 명령으로 정하는 산업재해 예방을 위한 기준을 지킬 것
  - 근로자의 신체적 피로와 정신적 스트레스 등을 줄일 수 있는 쾌적한 작업환경을 조성하고 근로조건을 개선할 것
  - 해당 사업장의 안전·보건에 관한 정보를 근로자에게 제공할 것
- 다음의 어느 하나에 해당하는 자는 설계·제조·수입 또는 건설을 할 때 이 법과 이 법에 따른 명령으로 정하는 기준을 지켜야 하고, 그 물건을 사용함으로 인하여 발생하는 산업재해를 방지하기 위하여 필요한 조치를 하여야 한다.
  - 기계·기구와 그 밖의 설비를 설계·제조 또는 수입하는 자
  - 원재료 등을 제조·수입하는 자
  - 건설물을 설계·건설하는 자

② 보건관리자의 자격과 의무

사업주는 사업장에 보건관리자를 두어 보건에 관한 기술적인 사항에 관하여 사업주 또는 관리책임자를 보좌하고 관리감독자에게 조건·지도하는 업무를 수행하게 하여야 한다.

보건관리자의 자격

- 「의료법」에 따른 의사
- 「의료법」에 따른 간호사
- 법 제52조의2 제2항에 따른 산업보건지도사
- 「국가기술자격법」에 따른 산업위생관리기사 또는 환경관리기사(대기 분야만 해당한다) 이상의 자격을 취득한 사람
- 「국가기술자격법」에 따른 산업위생관리산업기사 또는 환경관리산업기사(대기 분야만 해당한다)의 자격을 취득한 사람
- 「고등교육법」에 따른 전문대학 또는 이와 같은 수준 이상의 학교에서 산업보건 또는 산업위생 관련 학과를 졸업한 사람

- 「고등교육법」에 따른 전문대학 또는 이와 같은 수준 이상의 학교에서 보건위생 관련 학과를 졸업한 사람으로서 산업보건위생에 관한 학과목을 12학점 이상 수료한 사람

보건관리자의 업무

- 산업안전보건위원회에서 심의·의결한 업무와 안전보건관리규정 및 취업규칙에서 정한 업무
- 안전인증대상 기계·기구 등과 자율안전확인대상 기계·기구 등 보건과 관련된 보호구 구입 시 적격품 선정에 관한 보좌 및 조언·지도
- 물질안전보건자료의 게시 또는 비치에 관한 보좌 및 조언·지도
- 위험성평가에 관한 보좌 및 조언·지도
- 산업보건의의 직무(보건관리자가 의사인 경우)
  - 건강진단 결과의 검토 및 그 결과에 따른 작업 배치, 작업 전환 또는 근로시간의 단축 등 근로자의 건강보호 조치
  - 근로자의 건강장해의 원인 조사와 재발 방지를 위한 의학적 조치
  - 그 밖에 근로자의 건강 유지 및 증진을 위하여 필요한 의학적 조치에 관하여 고용노동부장관이 정하는 사항
- 해당 사업장 보건교육계획의 수립 및 보건교육 실시에 관한 보좌 및 조언·지도
- 해당 사업장의 근로자를 보호하기 위한 다음의 조치에 해당하는 의료행위(보건관리자가 의사, 간호사인 경우)
  - 외상 등 흔히 볼 수 있는 환자의 치료
  - 응급처치가 필요한 사람에 대한 처치
  - 부상·질병의 악화를 방지하기 위한 처치
  - 건강진단 결과 발견된 질병자의 요양 지도 및 관리
  - 위 내용의 의료행위에 따르는 의약품 투여
- 작업장 내에서 사용되는 전체 환기장치 및 국소 배기장치 등에 관한 설비의 점검과 작업방법의 공학적 개선에 관한 보좌 및 조언·지도
- 사업장 순회점검·지도 및 조치의 건의
- 산업재해 발생의 원인 조사·분석 및 재방 방지를 위한 기술적 보좌 및 조언·지도
- 업무수행 내용의 기록·유지
- 그 밖에 작업관리 및 작업환경관리에 관한 사항

2) 건강과 근로작업

(1) 여성 및 연소 근로자의 보호

① 여성 근로자의 보호

여성은 임심, 분만, 수유, 월경에서 오는 생리적 부담이 노동에 영향을 주고 있고, 현실적으로 가사, 육아의 분담도 제도적으로 정착되어 있지 않은 실정이다. 따라서 여성 근로자들에게는 다음과 같은 근로조건을 갖추어야 한다.

- 주작업의 근로강도 RMR 2.0 이하
- 중량물 취급작업에 있어서 중량 제한

- 서서 하는 작업의 경우 시간조건과 휴식시간 조정
- 공업독물(납, 벤젠, 비소, 수은) 취급작업 시 유산·조산의 우려가 있으므로 고려
- 고·저온 작업에서는 작업조건과 냉·난방 고려
- 생리휴가, 산전·산후휴가 등 고려

② 연소 근로자의 보호

연소 근로자Child labour에게 있어 중노동은 성장 발육을 저해하고, 추리력, 통찰력, 신경작용, 운동 조절능력 등을 떨어뜨리며, 직업병 및 공업중독의 위험성이 크고, 인격발달장애를 가져오기 쉽기 때문에 근로 규제를 하고 있다.

- 15세 미만자는 근로자로 채용하지 못함
- 18세 미만자는 도덕상 또는 보건상 유해하거나 위험한 사업에 채용하지 못함
- 15~18세까지는 보호연령으로 규정하여 1일 근로 시간 7시간, 주당 근로 시간 40시간을 초과하지 못하도록 규정

(2) 건강진단

① 건강진단의 목적과 의의

건강진단은 국민 전체의 건강유지를 위하여 행정적으로 특정한 대상자에게 의무적으로 시행하는 것으로, 근로보건관리규정에는 위생상 유해한 직장의 경우 연 2회 이상, 그 밖의 직장에서는 연 1회 이상으로 규정하고 있다.

건강진단의 의의

- 근로자의 건강상태를 지속적으로 관찰할 수 있다.
- 근로자의 건강에 영향을 미치는 요인의 발견이 가능하다.
- 작업으로 인한 건강 유해요인을 발견할 수 있다.
- 건강이상과 질병의 조기발견에 따른 사후 조치가 가능하다.
- 근로자의 적성에 따른 직종 배치 후 작업 적응 여부를 판정할 수 있다.
- 위생교육과 건강교육의 연대성을 강화할 수 있다.
- 사업장의 위생관리 업무의 적정성을 평가할 수 있다.

② 건강진단의 종류

건강진단의 종류에는 채용 시 건강진단, 정기건강진단, 배치 전 건강진단, 수시건강진단, 임시건강진단, 건강관리수첩 건강진단, 사후관리 조치 등이 있다 표 9-3.

표 9-3 건강진단의 종류

건강진단		내용
채용 시 건강진단		일반 근로자가 채용시점에서 이환되고 있는 질병이나 건강 상태를 밝힘으로써 취업으로 인하여 자신이 건강에 해가 되거나 타인에게 영향을 미칠수 있는 질병의 유무를 알아내기 위하여 실시
정기 건강진단	일반 건강진단	•「국민건강보건법」에 의한 직장가입자의 경우 건강보험 재정으로 실시하는 건강진단 • 사무직의 경우 2년에 1회, 사무직 이외 기타 근로자의 경우 1년에 1회 정기적으로 실시 • 근로자의 질병을 조기에 찾아내어 적절한 사후 관리와 치료를 신속히 받도록 하여 근로자의 건강을 유지 및 보호하기 위해 실시
	특수 건강진단	• 특수건강진단 유해요인을 취급하는 업무에 종사하는 근로자에 대하여 직업병의 조기 발견을 위해 실시하는 정기 건강진단으로 특수건강진단기관에서 실시 • 직업성 질환을 조기에 발견함으로써 질병의 악화와 재발을 방지하며, 더 나아가 얻어진 자료를 통해 직업병 발생을 예방함으로써 근로자의 건강 보호와 유지에 기여하고 노동력을 보호하는데 목적이 있음 • 화학물질 제조 및 취급자는 6개월에 1회, 기타 근로자는 1년에 1회 시행
배치 전 건강진단		• 근로자가 신규 채용 또는 작업부서 전환으로 특수건강진단 대상 업무에 종사할 근로자에 대하여 사업주가 실시하는 건강진단으로 특수건강진단기관에서 실시 • 근로자의 적성 배치와 기초건강자료를 축적하기 위한 목적이 있음
수시건강진단		• 특수건강진단 실시 시기 외에 건강장해를 의심하게 하는 증상을 보이거나 의학적 소견이 있는 근로자에 대하여 사업주가 특수건강진단기관에서 실시하는 건강진단 • 특수건강진단 대상 업무로 인하여 해당 유해인자에 의한 직업성 천식, 직업성 피부질환 등을 의심하게 하는 증상을 보이거나 의학적 소견이 있는 근로자에 대하여 실시
임시건강진단		동일 부서에 근무하는 근로자 또는 동일한 유해인자에 노출되는 근로자에게 유사한 질병의 자각 및 타각 증상이 발생한 경우, 직업병 유소견자가 발생하거나 다수 발생할 우려가 있는 경우 유해인자에 의한 중독의 여부, 질병의 이환 여부 또는 질병의 발생 원인 등을 확인하기 위하여 사업주가 실시
건강관리수첩 건강진단		발암물질에 일정 기간 노출된 근로자에 대해 현재 업무에 종사하고 있을 뿐 아니라 퇴직한 후에도 매년 1회씩 본인 부담 없이 산재예방기금으로 직업성 암을 조기 발견하기 위해 실시하는 건강진단
사후관리 조치		• 건강진단, 일반·특수·임시건강진단 등의 실시 결과 근로자의 건강을 보호하기 위해 필요하다고 인정될 때의 조치 • 취업장소 변경, 작업 전환, 보호구 지급 및 착용 지도, 근로시간 단축(또는 연장 근무 제한), 근로 제한 및 금지(치료 완결 후 의사지시로 복귀), 건강상담 • 추적검사(C1 또는 D1 해당자 의사 판단하에 실시)

③ 실시절차에 따른 건강진단 분류

건강진단은 실시절차에 따라 1차 건강진단과 2차 건강진단으로 분류할 수 있다.

1차 건강진단은 집단의 건강 수준을 파악하여 집단 건강관리의 자료로 사용하며, 직업병이 의심되는 자를 찾아내어 2차 정밀검사를 받도록 하기 위하여 실시한다. 검사 항목에는 체력검사(신장, 색신, 혈액형, 체중), 체능검사(시력, 청력, 혈압), 요검사(요단백, 요당), 혈액검사(간기능검사 : 30세 이상, 빈혈), 흉부 X-선검사, 진찰 소견 등이 있다.

2차 건강진단은 직업병 의심자에 대한 정밀검사를 실시하여 직업병 여부에 대한 최종 판정을 하기위하여 실시한다. 항목으로는 폐결핵 및 기타 흉부질환, 순환기계질환(혈압 측정, 정밀안전검사, 심전도검사, 총콜레스테롤검사), 간질환(총단백검사, 혈청알부민검사, 총빌리루빈치검사), 신장질환(요검사, 요질소검사, 크레아티닌검사), 빈혈증(혈색소, 백혈구 수, 적혈수 소 검사), 당뇨질환(혈당, 요당), 피부검사 등이 있다.

④ 건강진단 후 의사의 판정

건강진단 후 의사의 판정은 **표 9-4** 에 제시되어 있으며 건강관리 구분에 따른 내용과 사후관리가 명시되어 있다.

표 9-4 건강관리 구분

구분		내용	사후관리
A		건강관리상 사후관리가 필요 없는 근로자(건강한 근로자)	사후관리 필요 없음
C	C1	직업성 질병으로 진전될 우려가 있어 추적검사 등 관찰이 필요한 근로자(직업병 요관찰자)	의사의 소견에 따른 의학적 조치
	C2	일반 질병으로 진전될 우려가 있어 추적관찰이 필요한 근로자(일반질병 요관찰자)	의사의 소견에 따른 의학적 조치
D1		직업성 질병의 소견을 보여 사후관리가 필요한 근로자(직업병 유소견자)	의사의 소견에 따른 요양신청, 작업 전환, 취업장소의 변경 및 근무 중 치료
D2		일반 질병의 소견을 보여 사후관리가 필요한 근로자(일반질병 유소견자)	의사의 소견에 따른 근로시간 단축, 작업전환, 휴직, 근무 중 치료, 그 밖의 의학적 조치
R		건강진단 1차 검사결과 건강수준의 평가가 곤란하거나 질병이 의심되는 근로자(제2차 건강진단 대상자)	제2차 건강진단 대상자(제2차 건강진단 실시, 통보일부터 10일 이내에 실시)
U		2차 건강진단 대상임을 통보하고 10일을 경과하여 해당검사가 이루어지지 않아 건강관리 구분을 판정할 수 없는 근로자	해당 근로자의 퇴직, 기한 내 미실시 등 2차 건강진단의 해당 검사가 이루어지지 않은 사유를 시행규칙 제105조 제3항에 따른 건강진단결과표의 사후관리소견서 검진소견란에 기재하여야 함

(3) 근로시간과 강도

우리나라「근로기준법」기준의 근로시간은 1일 8시간, 1주 40시간이며, ILO 기준도 동일하다. 오래 지속된 작업은 피로를 느끼게 하고 지나치면 근로자의 작업능률 감소와 건강을 위협하는 결과까지도 초래한다. 따라서 근로자의 근로 강도나 양을 조사하여 근로자의 건강관리, 작업능률을 향상시켜야 한다. 에너지 대사율에 따른 작업강도는 표 9-5 와 같다.

표 9-5 에너지 대사율에 따른 작업강도

노동 강도	RMR	비고
경노동	0~1	의자에 앉아서 손으로 하는 작업
중등노동	1~2	지적 작업, 6시간 이상 쉬지 않고 하는 작업
강노동	2~4	전형적인 지속작업
중노동	4~7	휴식의 필요가 있는 작업, 노동시간 단축
격노동	7~	-

에너지 대사율relative metalolic rate은 육체적 작업강도의 지표로 다음처럼 산정된다.

$$\text{에너지 대사율(RMR)} = \frac{\text{작업 시 소비에너지} - \text{그와 같은 시간에 안정 시 소비에너지}}{\text{기초대사량}} = \frac{\text{근로대사량}}{\text{기초대사량}}$$

(4) 산업피로

① 산업피로의 정의

산업피로는 산업활동으로 인해 발생한 피로가 휴식이나 수면 등으로 회복되지 않고 축적되는 것을 말한다. 산업피로는 정신적·육체적 노동부하에 반응하는 생체의 태도이며, 피로 자체는 질병이 아니라 가역적인 생체 변화로서 건강의 장애에 대한 일종의 경고반응이라고도 할 수 있다.

② 산업피로의 요인

산업피로의 발생요인에는 작업조건의 불량에 기인하는 작업적 요인과 근로자의 신체적 요인과 심리적 갈등으로 발생하는 심리적 요인이 있다 표 9-6 .

표 9-6 산업피로의 요인

산업피로 요인	내용
작업적 요인	• 근로시간과 작업시간의 연장 • 휴식시간 및 휴일의 부족 • 주야 근무의 연속이나 수일간 연속된 근로 • 작업강도 및 근무시간 중의 에너지 대사율의 과대 • 작업조건(자세, 속도, 운반 방법 등)의 불량 • 작업환경(조도, 소음, 환기, 기온, 습도)의 불량
신체적 요인	• 약한 체력(연소자와 고령자) • 체력 저하(수면 부족, 과음, 여성의 생리 현상, 임신) • 신체적 결함(시력, 청력, 신체 결함) • 불건강(고혈압, 심장병, 결핵, 설사, 장염) 등
심리적 요인	• 작업의욕 저하, 작업 불만, 인간관계의 마찰, 위험감, 과중한 책임감, 각종 불만(임금, 대우, 승진, 사회, 정치) 등

피로
하루 저녁 수면으로 피로가 완전히 회복되는 것

과로
다음날까지 피로상태가 계속되는 피로

곤비
과로가 축적, 단기간 휴식으로 회복될 수 없는 병적 상태

③ 산업피로의 종류

산업피로의 종류에는 중추신경계 피로로 정밀작업이나 어려운 작업 시 오는 정신적 피로와 육체적 노동에 의한 육체적 피로가 있다. 또한 피로의정도에 따라 피로, 과로, 곤비로 구분된다.

④ 산업피로의 대책

근로자의 산업피로를 최소화하기 위해서는 작업조건의 개선과 근로자 작업관리 및 근로자의 영양관리가 중요하다 표 9-7.

(5) 작업환경관리

유해물질 노출기준

미국산업위생가협회American Conference of Governmental Industrial Hygienists, ACGIH의 노출기준threshold limit value, TLV은 '거의 모든 근로자가 건강 장해를 입지 않고 매일 반복하여 노출될 수 있다고 생각되는 공기 중 유해인자의 농도 또는 강도'를 말하나, 개인의 감수성에 따라 질병이 발생할 가능성이 있다.

'노출기준'이란 근로자가 유해인자에 노출되는 경우 노출기준 이하 수준에서는 거의 모든 근로자에게 건강상 나쁜 영향을 미치지 아니하는 기준을 말한다. 노출기준은 1일 작업시간 동안의 시간가중평균노출기준Time-Weighted Average, TLV-TWA, 단시간노

표 9-7 산업피로 대책

구분	대책
작업조건의 개선	• 작업방법의 합리화 • 작업시간, 작업밀도, 휴식시간의 적정 배분 • 작업시간과 교대의 적정화 • 여가, 휴일, 레크리에이션 이용 • 작업환경의 안정화와 위생적 관리
근로자 작업관리	• 근로자의 신체적, 정신적 특성에 따른 적정 배치 • 피로 회복 대책 • 휴게실, 오락실, 입욕실 운영 및 음료의 공급 • 근로자 간의 인간관계를 원만하게 하기 위한 근로 분위기 조성 • 정신보건관리, 주거의 안정, 체력의 충실을 위한 관리
근로자 영양관리	• 고온작업 : 식염, 비타민 A, 비타민 B_1, 비타민 C • 저온작업 : 지방질, 비타민 A, 비타민 B_1, 비타민 C, 비타민 D • 소음작업 : 비타민 B_1 • 강노동작업 : 비타민류, Ca 강화식품(된장, 간장, 우유) • 중노동작업 : 단백질, 탄수화물, 비타민 B_1

출기준Short-Term Exposure Limit, STEL 또는 최고노출기준Ceiling, C으로 표시한다.

공기 중 유해물질의 농도는 호흡기를 통한 흡수는 예측할 수 있으나 피부와 소화기를 통한 흡수는 평가할 수 없다. 따라서 근로자의 전체적인 유해물질 노출 및 흡수 정도를 평가하는데 생물학적 측정이 필요하다. 생물학적 노출지수biological exposure indices, BEIs는 공기 중 농도 측정의 보완으로 적용되며, 유해물질의 대사산물, 유해물질 자체 및 생화학적 변화 등을 측정하며 소변, 호기, 혈액 등이 주로 이용된다.

8시간 노출기준(8시간 평균치)

- '시간가중평균노출기준TWA' 1일 8시간 작업을 기준으로 하여 유해인자의 측정치에 발생시간을 곱하여 8시간으로 나눈 값
- 시간가중 평균치로서 1일 8시간 또는 1주일 40시간의 평균 노동
- 이 기준에 반복적으로 노출되어도 거의 모든 근로자에게서 건강상 장해가 일어나지 않는 수준

단시간노출기준

- 단시간노출기준STEL이란 15분간의 시간가중평균노출값으로서 노출농도가 시간가중평균노출기준TWA를 초과하고 단시간노출기준 이하인 경우에는 1회 노출 지속시간이 15분 미만이어야 하고, 이러한 상태가 1일 4회 이하로 발생하여야 하며, 각 노출의 간격은 60분 이상이어야 함
- 근로자가 자극, 만성 또는 불가역적 조직 상해, 사고 유발, 응급 대처능력 저하 및 작업능률 저하를 초래할 정도의 마취를 일으키지 않고 단시간(15분) 동안 노출될 수 있는 농도

(계속)

- 단시간 노출기준은 8시간 노출기준에 대한 보완기준이며, 유해작용이 주로 만성이고 고농도에서 급성중독을 일으키는 물질에 적용
- 노출량이 TLV-TWA와 TLV-STEL 사이일 경우에는 다음 3가지 조건을 충족시켜야 함(15분 이상 지속적으로 노출되면 안 됨, 1일 4회를 초과하면 안 됨, 노출과 노출 사이에는 60분 이상의 간격이 있어야 함)

천정값(최고치 허용농도)

'최고노출기준c'이란 근로자가 1일 작업시간 동안 잠시라도 노출되어서는 아니 되는 기준을 말하며, 노출기준 앞에 'C'를 붙여 표시

유해요인 작업환경 관리대책

작업환경의 유해요인은 행정적 대책, 공학적 대책, 개인보호구 사용 등으로 구분하여 관리할 수 있다.

- 행정적 대책 : 경영진의 참여, 근로자 훈련 및 교육, 순환배치, 의학적 건강진단, 정리정돈 및 청소 등을 실시
- 공학적 대책 : 대치, 격리, 환기 등
- 개인보호구 : 호흡보호구, 청력보호구, 작업복, 장갑, 장화, 안전모, 보안경 등을 사용

① 대치

대치substitution는 유해하지 않은 물질을 사용하거나 유해하지 않은 공정으로 변경해 주는 것으로 유해물질의 대치, 장비의 대치, 공정의 대치로 구분한다.

- 유해물질의 대치
  - 페인트 내에 사용되었던 납을 아연이나 이산화티탄 등으로 교체하는 것
  - 유연 휘발유를 무연 휘발유로 교체, 세척작업이나 건식 세탁할 때 사용되는 물질로 석유나프타를 사염화탄소로 교체하는 것
  - 물질의 대치는 유사한 화학구조를 갖는 것에서 선택되는 경우가 많으며, 경우에 따라서는 지금까지 알려지지 않았던 전혀 다른 장해를 주는 일이 있어서 물질을 변경한 후에는 일정 기간 세심한 관찰이 따라야 함
- 장비의 대치 : 유해물질을 배출하거나 위험한 작업상황을 초래하는 설비를 대치하는 것
- 공정의 대치 : 위험시설을 줄이기 위해 장비를 변경하는 일이 도움이 안 되는 경우, 사용하고 있는 작업 방법이나 공정을 바꿈으로써 효과를 얻을 수 있으며, 대

개의 경우 비용이 절감됨

② **환기**

환기ventilation는 산업보건 분야에서 가장 중요한 공학적 대책 중의 하나이다. 환기의 방법 중 희석환기는 냉난방이나 조절된 공기의 공급, 오염공기 희석, 오염공기를 외부로 배출 또는 제거시켜 쾌적하고 깨끗한 공기 유지, 화재나 폭발을 예방하는 환기를 말한다. 국소배기는 작업장에서 발생하는 오염된 공기를 오염원이나 발생원 가까운 곳에서 포착하고, 작업장 외부로 배출시키거나 제거하는 환기방법이다.

- 전체환기(희석환기)
  - 전체에서 발생된 냄새를 외부로 배출시키기 위한 환기로 유해물질을 오염원에서 완전히 제거하는 방법이 아니라 유해물질 농도를 희석하여 낮추는 방법으로 자연환기와 강제환기가 모두 포함된 개념
  - 전체환기 적용 장소는 독성이 낮은 유해물질을 사용하는 곳, 유해물질이 저농도로 넓게 퍼져 있는 곳, 작업자의 작업 위치가 유해물질 발생원으로부터 멀리 떨어진 곳, 고온의 작업장 등이 있음
- 국소배기
  - 국소배기는 오염물질(분진, 흄, 가스, 증기, 악취, 고열 등)을 발생원에서 제거하며 오염물질이 작업장에 확산되기 전에 제거하는 방법
  - 국소배기는 오염물질의 독성이 강한 경우, 오염물질이 입자상 물질인 경우, 배출량의 시간 변동이 있는 경우, 배출원이 크고 점오염원인 경우, 배출원에 근로자가 근접하여 작업하는 경우, 기후의 변동이 심하여 냉난방 비용이 큰 경우 등과 같은 조건에서 적용
  - 국소배기장치는 후드 → 덕트 → 공기정화기 → 송풍기 → 굴뚝 등으로 구성

③ **격리**

격리isolation는 작업자와 유해인자 사이에 장벽이 놓여 있는 상태를 뜻한다. 장벽이 물체, 거리, 시간일 수도 있으며, 근로자를 격리시키는 것도 한 방법이다. 방사선 동위원소를 취급할 때의 격리와 밀폐는 원격장치의 대표적인 것으로 꼽을 수 있다. 공장 단위로 볼 때 현대적인 정유공장의 원격자동조정이 대표적이다.

④ **개인보호구**

개인보호구는 최종적 수단으로 사용되는데, 유해인자가 인체 내에 들어오는 것을 막아주는 최후의 방어수단으로, 보호구 성능상 완벽하게 유해인자를 차단해 주지는 못하기 때문에 우선순위가 제일 낮다. 유해인자를 관리하기 위한 모든 수단을 사용하였어도 근로자에게 위해를 줄 정도로 존재하는 경우에 작업자를 보호하는 마지막 수단으로 보호구를 활용하여야 한다. 공학적 조치나 관리적 조치가 취해지는 과정에 있거나, 대책들이 활용될 수 없는 긴급한 상황일 경우 사용될 수 있다. 종류에는 호흡용 보호구(방진, 방독, 송기 마스크), 청력보호구, 보호의복, 보안경, 안전모, 안전화

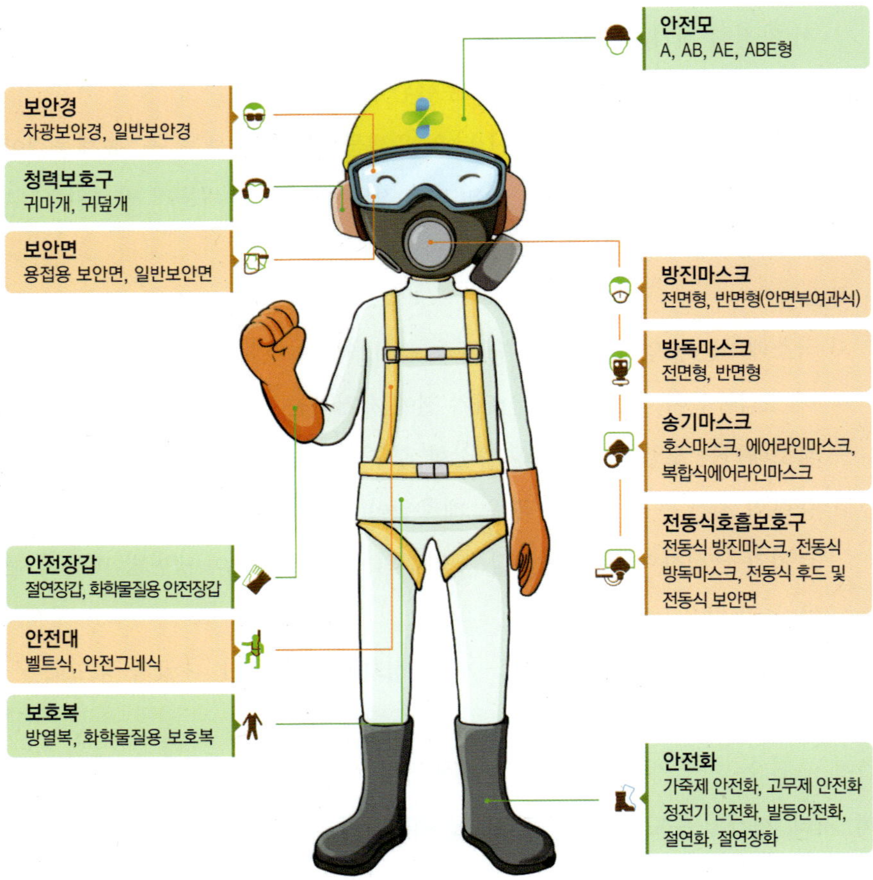

안전모
A, AB, AE, ABE형
보안경
차광보안경, 일반보안경
청력보호구
귀마개, 귀덮개
보안면
용접용 보안면, 일반보안면
방진마스크
전면형, 반면형(안면부여과식)
방독마스크
전면형, 반면형
송기마스크
호스마스크, 에어라인마스크, 복합식에어라인마스크
전동식호흡보호구
전동식 방진마스크, 전동식 방독마스크, 전동식 후드 및 전동식 보안면
안전장갑
절연장갑, 화학물질용 안전장갑
안전대
벨트식, 안전그네식
보호복
방열복, 화학물질용 보호복
안전화
가죽제 안전화, 고무제 안전화 정전기 안전화, 발등안전화, 절연화, 절연장화

그림 9-1 개인보호구

출처 : 안전보건공단

등이 있다 그림 9-1.

3) 산업재해

(1) 산업재해의 이해

① 정의 및 분류

「산업안전보건법」에 의하면 '산업재해'란 근로자가 업무에 관계되는 건설물·설비·원재료·가스·증기·분진 등에 의하거나 작업 또는 그 밖의 업무로 인하여 사망 또는 부상당하거나 질병에 걸리는 것을 말한다. 산업재해는 업무상 사고와 업무상 질병으로 분류할 수 있다 표 9-8.

표 9-8 산업재해의 분류

산업재해 분류	내용
업무상 사고	• 업무 중 발생한 사고, 사업주가 제공한 시설물에 의한 사고 • 출퇴근 중에 발생한 사고 • 행사·휴게시간 중에 발생한 사고
업무상 질병	• 직업병 : 유해요인에 의해 발생한 질병 • 작업 관련 질환 : 신체에 부담을 주는 업무로 인해 발생하는 질병 • 업무상 부상이 원인이 되어 발생한 질병

② 산업재해 발생의 요인

산업재해의 발생요인은 환경적 요인과 인적 요인으로 구분할 수 있다.

- 환경적 요인은 시설물의 미비와 불량, 작업환경의 불량 재료 및 취급품의 불량, 복장의 불량, 작업장의 정리·정돈의 태만, 부적합한 공구 사용, 노동시간의 과대, 휴식시간의 부족 등이 있다.
- 인적요인은 관리상 원인, 생리적 원인, 심리적 원인으로 살펴볼 수 있다.
  - 관리상 원인 : 작업지식 부족, 작업 미숙, 인원의 부족 혹은 과잉, 작업 진행의 혼란, 연락 불충분, 작업방법 불량, 작업속도의 부적당, 기타 돌발사고에 대처 불철저 등
  - 생리적 원인 : 불건강, 체력 부족, 신체적 결함, 피로, 수면 부족, 여성의 생리

및 임신, 음주, 약물 복용, 질병 등

- 심리적 원인 : 정신력 부족, 정신상의 결함, 심로, 규칙 및 명령 불이행, 부주의, 행동의 무리 및 불안전, 착오, 무기력, 경솔, 불만, 갈등 등

(2) 산업재해의 특성

① 하인리히법칙

하인리히Heinrich는 《산업재해의 예방(1931)》이라는 저서에서 산업재해에 의한 피해 정도를 분석하여 큰 재해와 작은 재해 그리고 사소한 재해의 발생비율을 발표하였다.

> 현성 재해(휴업재해) : 불현성 재해 : 잠재성 재해 = 1 : 29 : 300

이 법칙에 따르면 산업재해는 어떤 우연한 사건에 의해 발생하는 것이 아니라, 충분히 그러할 개연성이 있었던 경미한 재해가 반복되는 과정 속에서 발생하는 것을 보여 준다. 따라서 큰 재해는 항상 사소한 것들을 방치할 때 발생한다는 것을 의미하며, 하인리히 법칙은 사고의 확산과정을 양적으로 보여 준다.

② 도미노이론

하인리히의 도미노이론은 사고 확산의 연쇄성을 설명하는 것으로, 사고가 발생하기 이전의 보다 근본적인 요인을 강조한다.

사고 확산의 단계

- 제1요인 : 인간의 유전적 내력 또는 사회적으로 바람직하지 못한 현상
- 제2요인 : 제1요인에 이해 생기는 인간의 결함
- 제3요인 : 제2요인에 따른 불안전한 행동 및 기계적·물리적 위험
- 제4단계 : 사고
- 제5단계 : 재해(상해)

도미노이론에 따르면 근본적 요소인 사회 환경이나 인간의 결함을 고치면 사고의 위험이 낮아지겠지만 쉽지 않으며, 인간의 불안전한 행동이나 기계적·물리적 위험요인은 상대적으로 제거가 용이하기 때문에 제3요인을 적극적으로 관리한다면 연쇄반응의 고리를 끊을 수 있다고 설명한다.

③ **버드의 신도미노이론**

버드는 보험전문가로 하인리히가 인적 재해만 다룬 것과 불안전한 상태와 행동의 원인이 개성의 결함이라는 사실을 반박하고, 대신 불안전한 상태와 행동의 원인은 4M에 기인한 기본적 원인에 두고 근원적 원인은 기업주(경영자)의 통제관리의 부족에 기인한다고 보았다 **그림 9-2**.

> **4M**
> Man(작업자), Machin(기계설비 재료), Media(작업방법), Management(관리)

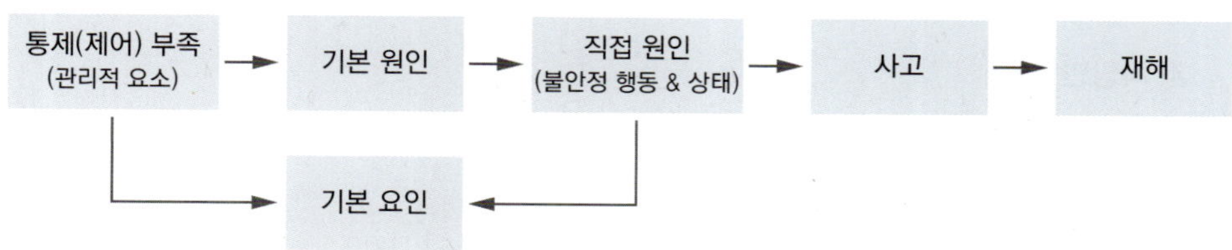

그림 **9-2** 버드의 신도미노이론

(3) 산업재해의 지표와 현황

산업재해의 지표

① **건수율 또는 발생률**incidence rate

건수율은 근로자 1,000명당 재해발생건수로, 산업재해 발생상황을 총괄적으로 파악하는데 도움을 주는 지표이다. 건수율은 분모에 있어서 작업시간이 고려되지 않는 것이 단점이다.

$$\text{건수율} = \frac{\text{재해건수}}{\text{평균 근로자 수}} \times 1{,}000$$

② **도수율**frequency rate

도수율은 연 100만 작업시간당 재해발생건수로, 산업재해 발생상황을 파악하기 위한 표준적 지표로 사용된다.

$$\text{도수율} = \frac{\text{재해건수}}{\text{연 작업시간 수}} \times 1{,}000{,}000$$

③ **강도율**severity rate, intensity rate

강도율은 1,000연 작업시간당 작업손실일수로, 재해에 의한 손상의 정도를 파악하는 데 도움을 주는 지표이다.

$$강도율 = \frac{근로손실일수}{연\ 작업시간\ 수} \times 1{,}000$$

④ **사망만인율**

사망만인율은 근로자 10,000명당 연간 사망자 수이다.

$$사망만인율 = \frac{연간\ 사망자\ 수}{근로자\ 수} \times 10{,}000$$

⑤ **근로손실일수**

근로손실이수는 신체장해자 등급별 손실일수와 사망자 손실일수, 부상자·업무상 질병요양자의 요양일수의 합이다.

근로손실일수 = 신체 장해자 등급별 손실일수
+ 사망자 손실일수(7,500일 계산)
+ 부상자·업무상 질병요양자의 요양일수

⑥ **중독률**

중독률은 1,000사고건수당 손실 노동시간 수이다.

$$중독률 = \frac{손실\ 노동시간\ 수}{사고건수} \times 1{,}000$$

업무상 사고의 특징

업무상 사고의 특징은 사고부위 중 손과 발이 전체 재해의 70~80% 차지하며, 손의 사고가 발의 사고보다 높다. 업무상 사고 발생의 주요 시기는 시간별로 오전 10시~12시경, 오후 2시~4시경에 빈발하며, 목·금요일에 자주 발생한다. 계절별로는

7·8·9월과 12·1·2월에 자주 발생하며, 업종별로는 건설업과 제조업에서 소규모 사업장에서 빈발하는 것으로 나타나고 있다. 또한 숙련도 측면에서는 6개월 미만의 미숙련 근로자에게 빈발한다.

(4) 산업재해 예방

① 산업재해 예방의 원칙

산업재해 예방의 원칙은 예방 가능의 원칙, 원인 연계의 원칙, 손실 우연의 원칙, 대책 선정의 원칙이 있다.

- 예방 가능의 원칙 : 천재지변을 제외한 모든 인재는 원칙적으로 예방 가능함
- 원인 연계의 원칙 : 사고는 자연적으로 이유없이 발생하는 것이 아니며, 반드시 원인이 있어 그 원인에 의해서 사고로 발전하는 것임
- 손실 우연의 원칙 : 손실의 유무는 조건 및 상황에 따라 달라지므로 우연에 의해서 정해짐
- 대책 선정의 원칙 : 재해의 원인은 각각 다르므로 원인을 정확히 규명하여 대책을 선정·적용하여야 한다는 원칙

② 산업재해 예방대책

산업재해 예방대책은 안전관리 지도요령에 따라 적절하고 구체적인 재해 방지계획을 설립해야 한다. 산업장의 감독과 지도, 근로환경의 개선, 기계 설비, 근로조건의 개선에 대한 집단 지도를 필요로 하며, 안전교육과 보건교육을 실시하고, 근로자를 적재적소에 배치하도록 해야 한다. 또한 재해기록제도와 의료·구급제도를 실시하고, 안전보건에 관한 표어나 포스터를 부착하도록 한다. 더불어 타 부서의 관리와 유기적인 연결이 필요하다.

(5) 산업재해보상보험법

「산업재해보상보험법」의 관장자는 고용노동부 장관이며, 근로복지공단에서 관리·운영한다. 산업재해보상보험의 특징은 우리나라의 산재보험은 강제보험이므로 산업주의 산재보험 가입 여부와 관계없이 고용관계가 성립되는 모든 근로자는 수혜대상이 된다는 것이다. 가입자는 사업주, 수혜자는 근로자이며 재원 조달은 전적으로 사

용자에 의해서 이루어진다. 또한 산업재해보상보험은 소득보장과 의료보장을 동시에 제공하는 종합적 보상제도이다.

① 산업재해보상보험의 원리

산업재해보상보험의 원리는 무과실책임주의, 정률보상방식, 사회보험방식, 현실우선주의를 따른다.

- 무과실책임주의 : 사용자의 과실 유무에 상관없이 고용으로 인하여 또는 고용 중에 근로자에게 발생한 사고와 업무상 질병에 대해 사용자에게 책임을 부과하는 것을 의미
- 정률보상방식 : 피해근로자의 연령, 직종, 근무기간 등의 제반조건을 고려하지 아니하고 당해 근로자의 평균 임금을 기초로 법령에서 정하는 기준에 따라 획일적으로 산정하여 보상하는 방식
- 사회보험방식 : 기업의 사회적 책임이라 인식하에 총체로서의 기업인 국가가 보상 주체가 되는 것을 의미
- 현실우선주의 : 업무상 재해로 인하여 보험급여를 지급하는 경우에 현실의 부양상태를 고려하는 특징이 있음

② 보험급여의 종류

보험급여의 종류에는 요양급여, 간병급여, 휴업급여, 장해급여, 유족급여, 상병보상연금, 장의비, 직업재활급여 등이 있다 **표 9-9**.

표 9-9 보험급여의 종류

보험급여의 종류	내용
요양급여	• 4일 이상의 치료를 요하는 상병에 대한 진찰 및 검사/약제 또는 진료재료와 의지, 그 밖의 보조기의 지급/처치, 수술, 그 밖의 치료/재활치료/입원/간호 및 간병/이송/그 밖에 고용노동부령으로 정하는 사항
간병급여	• 요양급여를 받은 자 중 치유 후 의학적으로 상시 또는 수시로 간병이 필요하여 실제로 간병을 받는 자에게 지급
휴업급여	• 휴업급여는 업무상 사유로 부상을 당하거나 질병에 걸린 근로자에게 요양으로 취업하지 못한 기간에 대하여 지급하되, 1일당 지급액은 평균임금의 100분의 70에 상당하는 금액으로 함 • 다만, 취업하지 못한 기간이 3일 이내이면 지급하지 아니함

(계속)

보험급여의 종류	내용
장해급여	• 장해급여는 근로자가 업무상의 사유로 부상을 당하거나 질병에 걸려 치유된 후 신체 등에 장해가 있는 경우에 그 근로자에게 지급함
유족급여	• 사망자의 유족에 지급되는 것 • 유족보상 연금으로 평균임금의 52~67% 상당액이 매월 지급됨 • 연금수급권자가 원하는 경우 유족일시금(평균 임금 1,300일분 상당)의 50%를 일시금으로 지급하고 유족보상연금은 50% 감액하여 지급됨
상병보상연금	• 요양급여를 받는 근로자가 요양을 시작한 지 2년이 지난 날 이후에 요건 모두에 해당하는 상태가 계속되면 휴업급여 대신 상병보상연금을 그 근로자에게 지급
장의비	• 장의비는 근로자가 업무상의 사유로 사망한 경우에 지급 • 평균 임금의 120일분에 상당하는 금액을 그 장제를 지낸 유족에게 지급함 • 다만, 장제를 지낼 유족이 없거나 그 밖에 부득이한 사유로 유족이 아닌자가 장제를 지낸 경우에는 평균임금의 120일분에 상당하는 금액의 범위에서 실제 드는 비용을 그 장제를 지낸 자에게 지급
직업재활급여	• 장해급여를 받은 자 중 취업을 위하여 직업훈련을 위하여 직업훈련이 필요한 자에 대하여 실시하는 직업훈련에 드는 비용 및 직업훈련수당, 직장복귀지원금, 직장적응훈련비 및 재활운동비임

2. 직업성 질환

1) 직업성 질환의 이해

직업병이란 직종이 가지고 있는 특정한 요인으로, 그 직종에 종사하는 사람에게만 발생하는 특정 질환이다. 직업병에는 규폐증, 납 중독, 벤젠 중독이 있으며, 직업병의 발생요인은 표 9-10 과 같다.

직업성 질환의 예방 및 관리는 작업환경관리, 근로자 건강관리, 근로자 교육 등으로 실시 할 수 있다.

- 작업환경관리는 기술적 조정, 관리적 조정, 작업조건 조정, 작업실무관리, 개인 보호구 착용 등이 있다.
  - 기술적 조정 : 독성이 약하고 덜 위험한 물질로 대치, 유해발생원의 격리, 적절한 환기를 해줌
  - 관리적 조정 : 근로자의 교대근무, 노출시간의 축소, 시원한 환경에서 휴식을 통하여 노출 조절을 해줌. 고열·한랭 작업장에 효과적인 관리방법

표 9-10 직업병 발생요인

유해요인	건강장해
기계적인 유해요인	산업사고 및 재해
생리적 긴장 및 중노동	근골격계 장애, 요통
인간공학적 유해요인	정신적 스트레스, 생산성 및 작업의 질 저하
물리적 유해요인	소음성 청력 손실, 외상성 혈관질환
화학적 유해요인	중독, 섬유증, 암, 알레르기, 신경장애
생물학적 유해요인	감염증, 알레르기
분진	진폐증
신경성 긴장	스트레스, 작업 불만, 신경쇠약, 우울증
정신·사회학적 측면	갈등, 생산성 감소, 작업의 질 저하, 정신적 스트레스

- 작업조건 조정 : 불안정한 작업자세를 피할 수 있도록 인간공학적인 고려를 해줌
- 작업실무관리 : 특정 작업의 작업방법을 기술한 매뉴얼 사용함으로써 불필요한 유해물질의 노출이나 사고를 방지할 수 있음
- 개인보호구 착용 : 위험요인으로부터 근로자를 보호하기 위해 적극적 대책의 사용이 불가능한 경우에 보호구를 사용

- 근로자 건강관리는 근로자의 신체적 조건이 해당 직무를 수행하는데 적합한지 판단하기 위한 배치 전 건강진단과 일반건강진단, 수시·임시 및 특수건강진단을 시행하여 질병을 조기에 발견하고 적정한 사후조치를 강구함으로써 근로자들의 건강을 유지·증진한다.
- 근로자 교육은 근로자와 관리자들이 자발적이고 적극적으로 참여하여 효과적이다. 교육을 통해 작업장에 존재하는 유해인자와 건강에의 영향, 응급상황 대처방법을 습득한다.

2) 직업성 질환의 종류

(1) 소음

소음은 개인의 입장에서 원치 않는 소리로 주관적 요소가 강하고, 대기오염, 수질오염, 소음 및 진동 중 피해에 대한 진정 빈도가 가장 높은 것이 특징이다.

소음의 단위는 데시벨dB, 헤르츠Hz, 폰phon, 손sone, 웨클WECPNL 등이 있다.

데시벨decibel, dB
음의 세기를 나타내는 단위

헤르츠hertz, Hz
주파수, 1초 동안에 진동하는 수

폰phon
음의 크기

손sone
음에 대한 감각의 단위

웨클weighted equivalent continuous perceived noise level, WECPNL
항공기 소음 평가량, 다수의 항공기에 의해 장시간 노출된 소음에 대한 척도

① 소음 허용기준

소음 허용기준은 「산업안전보건법」에서 산업장 소음에 있어서의 연속음에 대한 노출기준으로, 연속음은 소음 발생간격이 1초 미만을 유지하며 계속적으로 발생되는 소음을 말한다. 소음강도 90dB(A)의 8시간 노출로 규정하고, 8시간을 기준으로 하여 5dB(A) 증가할 때마다 노출시간은 1/2로 감소하게 되며, 115dB(A)를 초과해서는 안 된다 표 9-11.

표 9-11 소음 허용기준

1일 노출시간	소음강도 dB(A)	1일 노출시간	소음강도 dB(A)
8	90	1	105
4	95	1/2	110
2	100	1/4	115

② 소음으로 인한 건강장애

소음으로 인한 건장장애는 일과성 청력장애와 영구성 청력장애가 있다.

- 일과성 청력장애 : 산업장 소음의 경우 4,000~6,000 Hz에서 청력 손실이 일어나는데, 청력 손실의 대부분은 폭로 후 2시간 이내에 일어나며 폭로 중지 후 1~2시간 내에 대부분 회복된다.
- 영구성 청력장애 : 장기간의 소음 폭로로 인하여 영구적으로 청력 손실을 회복할 수 없다.

그 외에도 불쾌감, 수면장애 등이 발생하는데 대체로 고주파음이 저주파음보다 더욱 불쾌하다. 또한 작업장에서의 대화장애와 능률 저하를 유발하며, 전신적 영향으

로 소음이 교감신경과 내분비계통을 흥분시킴으로써 혈압을 상승시키고 맥박과 신진대사를 증가시키며, 발한을 촉진하고 타액·위액·위장관 운동을 억제시키는 작용을 한다.

③ 소음성 난청

소음으로 인하여 내이의 음수용기인 코티기관이 외유모세포, 윤모에 손상이 발생하여 청력 저하를 보이는 감각신경성 난청에 속하며, 대부분 양측성으로 진행되고 농profound hearing loss을 일으키지 않는다. 일반적으로 청력의 저음 한계는 40 dBL, 고음 한계는 75 dBL이며, 기도 및 골도의 청력치가 모두 감소하고, 초기에는 청력 손실을 잘 인식하지 못하고 이명이나 두통을 호소할 수 있다. 소음 노출이 중단되었을 때 청력 손실이 진행하지 않으며, 과거의 소음성 난청으로 인해 소음 노출에 더 민감하게 반응하지 않는다. 초기 저음역(500, 1,000, 2,000 Hz)에서보다 고음역(3,000, 4,000, 및 6,000), 특히 4,000 Hz에서 청력 손실이 현저히 심하게 나타난다. 지속적인 소음 노출은 단속적인 소음 노출보다 더 큰 장해를 초래하는데, 단속적인 소음 노출은 휴식 시간 동안 회복되기 때문이다.

C5-dip 현상은 4,000 Hz의 극히 국한된 주파수 대역에서 청력 손실이 크고 다른 주파수 대역에서는 정상의 수평형을 보이는 소음성 난청 초기의 청각도이다.

소음성 난청 진단기준은 소음작업이 인정되어야 하고 감각신경성 난청이어야 하며,

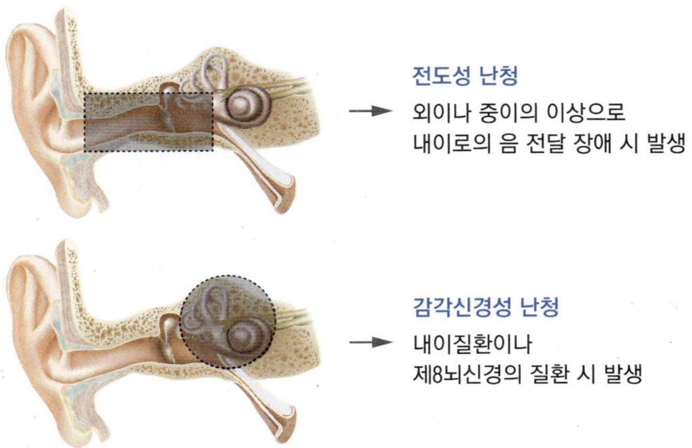

그림 9-3 소음성 난청

중이질환, 약물중독, 급성감염병, 열성 질환, 매독, 메니엘씨증후군, 재해성·폭발성 장해, 두부외상 등에 의한 난청, 가족성 난청, 그리고 순수한 노인성 난청에 의한 청력손실이 아니어야 한다. 순음어음 청력정밀검사상 4,000 Hz의 고음영역에서 50 dB 이상의 청력 손실이 인정되고 기도오디오메타, 골도오디오메타 측정검사에 의하여 500 Hz(a), 1,000 Hz(b), 2,000 Hz(c)에 대한 청력 손실 정도를 측정하여 (a+b+c)/3 계산식에 의하여 산출한 순음어음영역 평균 청력 손실이 30 dB 이상이어야 한다.

(2) 진동

진동은 어떤 물체가 외력에 의해 전후, 좌우 또는 상하로 흔들리는 것을 말한다. 진동에 의한 건강장애는 전신진동장애와 국소진동장애로 구분된다.

- 전신진동장애 : 트랙터, 트럭, 흙 파는 기계, 버스, 자동차, 각종 영농기계 탑승, 헬리콥터를 탈 경우에 발생하며, 골격계, 신경계 및 소화기계 장해가 일반인에 비해 많이 발생하고, 요통, 추간판 손상 및 척추 퇴행 변화를 일으킴
- 국소진동장애 : 압축공기를 사용하는 망치, 착암기, 병타기공 등에서 발병
  - 수완진동증후군은 주로 손과 발에 국소진동이 노출되어 일으키는 장해로 주로 말초혈관과 말초신경, 근골격계 이상 초래
  - 레이노현상Raynaud's phenomenon은 백지증vibration-induced white finger, VWF이라고도 하며 손가락 동맥들이 수축에 의해 일시적으로 폐쇄되어 발생되며 수지의 감각마비, 창백 등의 증상으로 나타남

(3) 이상기온

고온폭로에 의한 건강장애

고온고습 환경, 복사열이 강하게 작용하는 환경, 열 방산이 적고 격심한 근육노동을 하는 작업환경에 의해 체온 부조절, 순환기능의 실조, 수분 및 혈중 염분의 소실 등으로 열중증이 발생한다. 고온폭로에 의한 건강장애에는 열사병, 열탈진, 열경련, 열쇠약증, 고온 순화 등이 있다 표 9-12 .

표 9-12 고온폭로에 의한 건강장애

종류	발생기전	증상	치료
열사병 heat stroke	체온조절중추의 기능장애로 고온다습한 환경에서 격심한 육체노동을 하면 체온 발산장애가 발생하고, 체내에 열이 축적되고 뇌막혈관의 충혈과 뇌의 온도가 상승하여 발생	두통 및 현기증 등의 전구 증상과 고온건조한 피부, 의식장애, 고열, 비정상적인 활력징후 등과 체온이 41~43℃까지 상승하며, 급작스러운 섬망과 혼수상태	체온을 떨어뜨리는 것이 최우선으로 생리식염수 정맥 주입 혹은 얼음물에 몸을 담가 체온을 39℃까지 가능한 빨리 내려야 함. 그 이하로 떨어뜨리면 저체온증 위험이 있음
열탈진 heat exhaustion	땀을 많이 흘린 후 부적절한 염분과 수분 보충으로 일어나며, 발한에 의한 탈수와 피부혈관 확장으로 인한 수분 부족과 저혈압이 주된 원인. 고온작업장에서 중노동에 종사하는 미숙련공에게 많이 발생	심한 갈증, 쇠약, 구역, 피로, 두통, 어지러움, 혼돈상태가 나타나며, 체온은 정상이거나 중등도로 상승(38℃ 정도)하고 피부는 습하게 됨	시원하고 그늘진 곳에서 휴식, 염분과 수분 보충, 생리식염수 정맥주사, 강심제digoxin, digitalis 투여 등
열경련 heat cramps	땀을 많이 흘린 후 수분과 염분 부족으로 발생	근육에 1분간 지속적이고 반복적인 격렬한 경련이 일어나고, 피부가 습하고 차가우며, 체온은 정상이거나 약간 상승하며, 혈액의 염분농도는 낮고 혈액농축이 일어남	시원한 곳에 눕히고 생리식염수를 정맥주사 혹은 섭취하며, 최선의 치유법은 휴식
열쇠약증 heat prostration	만성적인 체열 소모와 비타민 B_1 부족으로 일어나는 만성열중증	전신 권태, 식욕부진, 위장장애, 불면, 빈혈 등이 나타남	비타민 B_1 투여와 충분한 휴식과 영양섭취가 필요

저온폭로에 의한 건강장애

① 전신저체온

전신저체온의 발생기전은 심부체온core temperature이 35℃ 이하로 떨어지는 것으로 기온 18.3℃ 또는 수온 22.2℃ 정도에서 발생한다.

전신저체온 증상으로는 억제하기 어려운 떨림과 냉감각과 심박동이 불규칙하고 느려지며, 맥박은 약해지고 혈압은 낮아진다. 또한 언어 이상, 기억 상실, 근육운동의 무력화와 졸음이 오며 저혈압과 탈진 등이 나타난다. 체온이 32.2~35℃에 이르면 운동실조ataxia, 언어 이상 등 발생하며, 23~25℃에 이르면 사망에 이르게 된다.

② 동상

동상은 극심한 한랭에 노출됨으로써 표면 조직(피부, 피부 밑)이 동결되어 조직이 손상되는 것으로 주로 코, 볼, 귀, 손가락, 발가락 등에 발생한다.

동상의 증상은 저림감, 따끔거림, 가려움 등 피부가 회백색으로 변함, 심한 경우

뼈·근육·신경이 손상받아 감각 이상·경직이 나타난다. 심부조직 동상은 궤양, 괴사, 괴저를 동반할 수 있다.

- 1도 동상 : 발적, 종창이 일어난 상태
- 2도 동상 : 수포 형성에 의한 삼출성 염증상태
- 3도 동상 : 국소 조직의 괴사상태

③ 참호족, 침수족

참호족과 침수족은 오랫동안 지속적으로 습하고 차가운 곳에 노출되어 나타나는 현상이다. 침수족은 동결온도 이상의 냉수에 오랫동안 폭로되어 발생하고, 참호족은 동결온도 또는 그 부근의 찬 공기에 오래 접하거나 물에 잠겨서 생긴다.

④ 한랭장애의 예방

한랭장애의 예방은 적당한 난방, 운동, 방한복 착용으로 체온을 유지하는 것으로, 지방식과 비타민 A, D, B, C 섭취하고, 작업환경 기온을 10℃ 이상으로 유지시키며, 바람이 있는 작업장 방풍시설을 설치한다. 고혈압자, 심장혈관계 질환자와 간, 신장 질환자는 한랭작업을 피해야 한다.

(4) 이상기압

이상기압에 의한 건강장애는 고압환경에 의해 발생하는 잠함병과 저압환경에 의해 발생하는 고산병이 있다 표 9-13.

(5) 방사선

방사선은 전리방사선과 비전리방사선으로 구분할 수 있는데, 전리방사선은 주위의 물질을 이온화시킬 수 있는 에너지를 가진 방사선이며, 비전리방사선은 전리방사선보다 파장이 길며 전리능력이 없거나 에너지가 약한 방사선을 총칭한다 표 9-14. 방사능의 단위는 표 9-15 와 같다.

방사선에 의한 건강장애는 개인차가 있지만 주로 조혈기능장애로 인한 적혈구 및 백혈구 수의 감소, 피부점막의 궤양과 백혈병 등의 암의 형성, 기타 조직의 악성신생물 유발, 생식기능장애 및 유전성돌연변이 발생, X-선 백내장, 국소홍반이나 화상, 탈모, 식욕 감퇴, 피부 건조 등이 있을 수 있다.

VDT증후군visual display terminal syndrome
사무자동화를 통해 영상표시단말기의 사용기간이 늘어남에 따라 VDT 작업자들에게 나타나는 근골격계의 건강장해, 안과적인 장해, 전자파 장해, 기타 스트레스성 질환 등을 의미

표 9-13 이상기압에 의한 건강장애

구분	종류	특징	증상	예방
고압환경	잠함병 (감압병)	• 고압환경에서 장시간 작업 후 감압할 때, 질소와 같은 불활성 기체가 이산화탄소나 산소와 함께 체외로 배출되지 않고 혈중으로 용해되어 혈액 순환을 방해하거나 주위 조직에 기계적 영향을 주어 발생함 • 압축기체공법이 이용되는 터널, 굴착, 잠수, 고공비행 등의 작업에서 발생	• 근골격계 통증, 피부소양감, 신경학적 증상(운동마비나 지각장애), 뇌내 혈액순환장애와 호흡기계장애	• 고압산소요법으로 치료 • 단계적 감압절차를 준수하며, 잠수방법에 따른 한계수심과 해저 체류시간을 초과하지 않아야 함
저압환경	급성고산병	• 해발 2,000~2,500 m 이상 높이에서 나타나기 시작함 • 고도가 높아지고 등반속도가 빠를수록 나타나 2~3일째 절정에 달함	• 두통, 불면증, 불안, 식욕부진, 호흡 촉진, 심계항진 palpitation 등	• 1일 300 m 정도의 속도로 서서히 등반하며 2,400~3,000 m 중간 고도에서 휴식
	만성고산병	• 해발 4,000 m 이상 고지대에 상주하고 있거나 순화된 사람에게서 발생	• 청색증, 적혈구과다증, 폐고혈압, 우측심장비대	

표 9-14 방사선의 종류

구분	종류	특징
전리방사선	X-선	• X-선 발생장치에서 생성되는 빛과 같은 전자파 • 일반적인 전자파보다는 에너지가 훨씬 강하며 투과력도 강함 • 병원에서 진단이나 치료목적으로 이용함
	감마선(γ)	• 방사성원자가 붕괴할 때 방출, 투과력이 강함 • 암 치료 등에 이용
	알파입자(α)	• 자연적으로 존재하는 우라늄과 플루토늄과 같은 인공방사성원소로부터 나옴 • 투과력은 아주 약하여 종이 한 장으로도 차단할 수 있음
	베타입자(β)	• 방사성원자의 원자핵으로부터 나오는 전자 • 투과력이 알파입자보다 강함 • 과도한 노출 시 피부 화상을 일으킴
	중성자	• 투과력이 강한 입자 • 상대방 물질을 방사성 물질로 만들 수 있음
비전리방사선	자외선	• X-선과 가시광선 사이의 파장(100~400 nm)을 갖는 전자파 • UVA(장파장), UVB(중파장), UVC(단파장)로 구분 • 신체 표면에 흡수되어 피부와 눈에 직접적인 영향 초래
	가시광선	• 눈으로 지각되는 파장 범위를 가진 빛(대략 380~780 nm 파장) • 가시광선에 의한 생물학적 영향은 심각하지 않음
	적외선	• 700 nm~1 mm의 파장을 가진 전파, 열선이라고도 부름 • 신체 표면에서 일부는 반사되고 나머지는 흡수되어 조직온도가 상승하고 피부장애, 눈장애, 두부장해 유발
	마이크로파	• 적외선 범위 이하의 주파수 중 300 GHz~300 MHz 범위
	라디오파	• 적외선 범위 이하(1000 GHz)의 주파수 범위

표 9-15 방사능의 단위

기술단위	정의	단위명
방사능radiocativity	방사능물질이 붕괴될 때 1초당 방출되는 방사능의 양을 표시하는 단위(1초당 원자 1개 붕괴)	베크렐Becquerel, Bq
조사선량exposure dose	공간상의 어떤 위치에서 방사선 강도의 세기를 나타내는 양(공기 1 kg당 2.58×10^{-4} 쿨롱)	뢴트겐Roentgen, R
흡수선량absorbed dose	전리방사선에 노출된 물질의 단위질량(1 kg)당 흡수된 방사선 에너지량(J), 조직에 흡수된 에너지량(1 Joule/kg)	그레이Gray, Gy
등가선량equivalent dose	방사선의 선질계수로 가중된 흡수선량, 선질계수는 선량의 방사선가중계수(등가선량)	시버트Sievert, Sv
유효선량effective dose	노출된 장기의 민감도 또는 가중된 등기선량	시버트Sievert, Sv

(6) 분진

분진의 정의 및 종류

「대기오염방지법」에서 분진은 대기 중에 부유하거나 비산강하하는 미세한 고체상의 입체상 물질로 정의되며, 산업보건기준에 관한 규칙에서는 근로자가 작업하는 장소에서 발생하거나 흩날리는 미세한 분말상의 물질이라고 정의하고 있다. 분진의 종류에는 흡입성 분진, 흉곽성 분진, 호흡성 분진이 있다.

- 흡입성 분진 : 호흡기 어느 부위에서도 독성을 나나태는 분진, 입경 크기 1~100 μm
- 흉곽성 분진 : 기도나 하기도에 침착하여 독성을 나타내는 분진, 평균 입경 10 μm
- 호흡성 분진 : 폐포에 침착하여 독성을 나타내는 분진, 평균 입경 4 μm

진폐증의 정의 및 종류

진폐증은 분진의 흡입으로 인한 폐 내의 분진 축적과 그에 의한 폐의 조직반응을 말하며, 폐포침착률이 가장 큰 분진의 크기는 0.5~5.0 μm이다. 진폐증은 분진 종류에 따라 무기먼지에 의한 진폐증과 유기먼지에 의한 폐질환으로 구분할 수 있다.

- 무기먼지에 의한 진폐증(광물성)
  - 비활성 먼지에 의한 진폐증 : 흑연폐증, 철폐증, 칼슘폐증, 주석폐증
  - 섬유화 먼지에 의한 진폐증 : 규폐증, 석탄광부 폐증, 석면폐증, 베릴륨폐증, 활석폐증

- 유기먼지에 의한 폐질환(식물성)
  - 외인성 천식 : 밀러스Miller's 천식, 인쇄공 천식
  - 지연성 과민증 : 농부폐증farmar's lung, 조류사육자 폐증birdbreeder's lung, 버섯채취자 폐증mushroom picker's lung
  - 직업적인 생화학 작용 : 면폐증byssinosis

① 규폐증

규폐증silicosis은 유리규산silica의 분진 흡입에 의해 유발되는 폐의 만성섬유증식질환이며, 증상으로 호흡곤란, 지속적인 기침, 흉통, 결핵의 합병증이 발생한다. 가장 흔한 사망원인 4대 합병증은 폐결핵, 호흡부전, 비특이적 폐감염, 폐기종이며, 주로 채광, 채석, 터널공사, 주물, 분사작업, 도기, 도료, 시멘트 작업 등에서 폭로된다.

② 탄폐증

탄폐증coal miner's lung은 탄광의 광부에게서 발생하는 진폐증으로 대부분 증상이 없으며 예후도 양호하다.

③ 석면폐증

석면폐증asbestosis pulmonum은 흡인된 석면섬유가 세소기관지에 부착하여 그 부위의 섬유 증식을 유발하는데, 석면폐증 자체로 인한 사망은 거의 없고 주로 폐암과 중피

표 9-16 진폐증의 종류

진폐증	분진성분	발생장소
규폐증silicosis	유리규산	금속광산, 석공, 주물공장, 규석초자공장, 샌드블라스팅 작업장
활석폐증, 규조토폐증	규산화합물	활석 제조, 고무공장, 규조토공장
석면폐증	석면	석면방직, 시멘트공장, 건설업, 보일러제조공장, 자동차수리업, 조선업
흑연폐증, 탄소폐증, 탄광부진폐증	탄소	흑연전극제조업, 석탄광업, 카본블랙제조업
철폐증, 용접공폐증	철 및 철 화합물	철광업, 용접, 조선업
베릴륨폐증	베릴륨 및 베릴륨 화합물	베릴륨제련, 가공공장
알루미늄폐증	알루미늄 및 그 화합물	알루미늄재생업, 금박제조업, 알루미늄주물업
칼슘폐증, 주석폐증, 바륨폐증	이외 무기분진	광업
면폐증, 설탕폐증, 농부폐증, 목재분진폐증, 연초폐증, 모발분진폐증	유기분진	면방직공장, 사탕수수업, 곡분제조업, 목공업, 담배생산업

종으로 인하여 사망(중피종 : 늑막에 발생하는 악성종양)하게 된다.

④ **유기성 분진에 의해 발생하는 면폐증**

면폐증byssinosis은 면이나 그 밖의 섬유먼지로 인해 생기는 진폐증으로 천식성 호흡곤란, 기침 등의 증상이 나타나며, 농부폐증farmer's lung은 곰팡이가 핀 건초 등 식물성 분진을 흡입함으로써 발생한다.

(7) 유해금속

유해금속에는 납, 수은, 카드뮴, 크롬, 비소, 망간 등이 있으며, 작업환경에서 노출되었을 경우에 각각의 중독 증상을 나타낸다 표 9-17.

(8) 유기용제

① **유기용제의 개념**

유기용제는 탄소와 수소를 함유하고 있는 화학물 중 다른 물질을 녹이는 데 쓰이는 용매이다. 유기용제는 화학적으로 비교적 안정하고 지방질을 녹이며 실온에서는 액체이고 휘발하기 쉬운 특성이 있다. 화학적 성상에 따라 지방족 탄화수소(노르말헥산, MBK Methyl N-butyl ketone) 및 방향족 탄화수소(벤젠, 스티렌, 톨루엔, 크실렌), 알코올류, 아세테이트류, 알데히드류, 케톤류, 글리콜류, 에텔류, 아미드·아민류 등이 있다.

유기용제는 화학제품, 합성세제, 의약품, 농약, 사진약품, 폭약, 방충제, 방부제 등 광범위한 화학공업제품 제조와 접착제, 금속코팅, 착색, 세척, 고무 및 가죽 가공 등에 사용된다. 유기용제는 상온에서 쉽게 공기 중으로 휘발하기 때문에 주요 흡수경로는 호흡기이며 피부나 소화기로도 흡수된다.

② **유기용제 일반독성**

유기용제에 의한 독성은 급성중독과 만성중독으로 구분할 수 있다. 유기용제의 급성중독은 눈, 피부 및 호흡기 점막의 자극과 중추신경 억제, 마취 전구증상으로 현기증, 오심, 구토, 협조운동기능 저하, 이상 감각, 침 흘림 및 빈맥 등을 유발한다. 만성중독으로는 피부염, 결막염, 각막염, 비염 등이 있다. 중추신경계 장애인 만성독성 뇌병증을 유발하는데 피로, 기억력 저하, 집중력 저하, 무관심이 성격 변화와 동반되어

표 9-17 유해금속의 중독

유해금속	위험 작업	특징	중독증상
납 Lead, Pb	납 제련, 납축전지 제조, 페인트공, 인쇄공 등	• 호흡기, 소화기로 흡수 • 호흡기로 흡수된 납의 30~40%가 혈중에 도달함 • 혈중 납의 90% 이상이 적혈구막에 결합 • 납은 태반을 통과함 • 배설은 느리게 일어나며 주로 콩팥을 통해 배설	• 5대 증상 - 납창백 - 연선과 연연lead line - 소변 중 코프로포르피린coproporphyrin 배출 - 염기성 적혈구(미성숙 적혈구) 증가로 인한 빈혈 - 신근마비wrist drop • 위장장애 : 초기 식욕 부진, 변비, 복부팽만감, 급성 복부산통 등 • 신경 및 근육계통의 장애 : 사지의 신근쇠약이나 마비, 관절통, 근육통 • 중시신경 장애 : 뇌중독 증상, 정신장애
수은 Mercury, Hg	수은온도계 및 체온계 제조업, 약품(농약)제조업, 형광등제조업, 건전지제조업 등	• 상온에서 액체상태를 이루고 있는 유일한 금속 • 오염된 폐수에서 자란 어패류의 먹이연쇄현상에 의해 경구적으로 인체 내에 수은이 침입(일본 '미나마타' 중독현상) • 체내에 흡수된 수은은 간, 비장, 심장, 위장관, 근육, 손톱, 발톱 등 장기에 축적, 특히 신장에 많이 침착됨	• 3대 증상 : 구내염, 근육진전, 정신증상 • 무기수은 - 급성 : 호흡기장애, 잇몸염, 떨림, 수줍음, 감정의 불안정과 같은 신경과민증, 단백뇨 또는 신장기능 상실 등 - 만성 : 주로 신경계에 영향을 주어 인격 변화, 기억력 감퇴, 정서 불안, 떨림 등 유발 • 유기수은(미나마타병) : 신경계 증상이 나타나는데, 정신장애, 조화운동 불능 또는 경직, 감각 이상, 시각 및 청각 장애 등이 주로 나타나며 무기수은과 다르게 신장의 손상은 거의 없음
카드뮴 Cadmium, Cd	아연 광석의 채광·제련 과정 부산물, 전기도금·판금의 용접 및 합금, 염화비닐 안정제, 형광등, 반도체, 축전지, 광전지 등 취급 작업장	• 푸른색을 띤 은백색의 중금속으로 작업 시 발생하는 분진이나 흄의 형태로 흡수 • 토양이나 수질오염에 의해 중독 증상을 일으키기도 함(일본 아연광산의 이타이이타이병) • 호흡기(10~40%)나 소화기(10%)를 통해 흡수, 콩팥으로 배설됨	• 급성 : 인후통, 두통, 근육통, 오심, 금속맛 호소, 금속열 유사 증상(발열, 기침, 호흡곤란, 흉부 압박감), 기관지염, 폐부종 • 만성 : 신장장애, 단백뇨, 골연화증, 보행곤란, 사지의 동통
크롬 Chromium, Cr	크롬 도금, 중크롬산 제조, 화학비료공업, 염색공업, 시멘트 제조	• 생체에 필수적인 금속으로서 결핍 시에는 인슐린 저하 등 탄수화물대사장애를 일으킴	• 비중격 천공, 부비동염 • 알레르기성·자극성 피부염, 피부궤양 • 호흡기 자극 증상, 기관지염, 천식 • 폐암
비소 Arsenic, As			• 급성 : 구토, 복통, 혈변, 근육경련, 안면부종, 혼수 등 • 만성 : 말초신경염, 피부질환, 피부암, 폐암, 백혈병, 림프종 등
망간 Mn	합금 제조, 안료, 색조, 용접		• 급성 : 금속열 • 만성 : 신경계(파킨슨병 증상, 가면양 얼굴, 언어장애)

표 9-18 유기용제와 건강장애

종류	건강장애
벤젠	• 조혈장애, 빈혈, 백혈병(나머지 방향족 탄화수소 : 자극 증상, 중추신경계 억제)
톨루엔	• 조혈장애에 영향 없이 일반 독성만 유발 • 도취감을 목적으로 유기용제를 흡입하는 경우 가장 많이 이용됨
노르말헥산	• 말초신경염
이황화탄소	• 중추신경장애, 말초신경병, 심장혈관계장애, 눈장애, 생식기능장애, 신장 및 기타 장애
트리클로로에틸렌	• 무색의 휘발성 용액으로서 사염화탄소보다 독성이 훨씬 적기 때문에 여러 사업장에서 사염화탄소의 대체물로 금속 세척, 드라이클리닝과 접착제 등에 이용 • 중독증상으로 졸음, 피로, 기억력 저하, 현기증, 두통, 구역, 알코올 내성, 떨림, 불안 등이 있음

나타나고 그 외 우울, 불쾌감, 정서 불안, 두통, 초조, 이상 감각, 수면장애, 현기증 등의 증상이 있다.

(9) 유해가스

유해가스는 건강에 위해를 미치는 기전에 따라 단순히 환경 내 산소를 결핍시켜 질식상태를 야기하는 단순질식제, 몸 안에 흡수되어 전신적으로 순화됨으로써 산소의 운반과 사용을 방해하는 화학적 질식제, 산소 운반에는 영향을 미치지 않고 전신독작용을 일으키는 전신 독성물질, 호흡기에 직접적인 자극이나 상해를 일으키는 자극제 등으로 나눌 수 있다.

표 9-19 유해가스와 건강장애

종류	건강장애
암모니아 NH_3	눈, 피부, 상기도의 점막 자극, 후두부 부종 유발
질소산화물 NO_x	기관지염, 폐쇄기관지염, 비심인성폐부종 등, 저혈압과 메트헤모글로빈혈증 동반
아황산가스 SO_2	점막의 자극제로 눈, 비강, 상기도의 자극 증상, 만성 노출 시 인지능력 저하
불화수소 HF	피부, 눈, 흡입, 경구 노출을 통해 쉽게 중독, 신경기능의 장애
시안화물 HCN	피부를 통한 흡수, 흡입을 통해 질식 유발

3. 정신보건

1) 정신보건의 개념

(1) 정신보건의 정의

정신보건은 일상생활에서 발생하는 스트레스에 잘 적응할 수 있는 '건강한 사람의 마음 상태'를 말하며, 심리적 안녕과 정신질환의 개념을 포함하는 광의의 개념이다.

마가렛E. Margaret은 "정신보건이란 인간이 본능적 욕구를 충족시킴으로써 얻어지는 질적으로 양호한 마음의 상태를 말한다."고 하였으며, 월린W. Wallin은 "정신보건사업이란 개인과 사회의 정신적 건강유지·증진 그리고 정신병과 정신적 결함에 따른 부수되는 정신적·교육적·사회적 부적응의 예방과 치료를 위해 실시되는 조직적이고 지속적인 봉사를 말한다."라고 하였다.

(2) 정신보건의 목적

「정신보건법」에 의하면 정신보건은 정신질환의 예방과 정신질환자의 의료 및 사회복귀에 관하여 필요한 사항을 규정함으로써 국민의 정신건강증진에 이바지함을 목적으로 한다. 정신보건의 목표는 지역사회 전체 주민의 정신건강 유지, 증진, 회복, 예방을 위하여 필요한 지식과 기술을 탐구하고 국민의 정신적 효율을 증진시켜 건강한 사회를 이룩하는 데 있다.

(3) 정신보건의 이념

「정신보건법」에 의한 정신보건 이념은 다음과 같다.

정신질환자
정신병(기질적 정신병을 포함)·인격장애·알코올 및 약물중독 기타 비정신병적 정신장애를 가진 자

- 모든 정신질환자는 인간으로서의 존엄과 가치를 보장 받는다.
- 모든 정신질환자는 최적의 치료와 보호받을 권리를 보장받는다.
- 모든 정신질환자는 정신질환이 있다는 이유로 부당한 차별대우를 받지 아니한다.
- 미성년자인 정신질환자에 대하여는 특별히 치료, 보호 및 필요한 교육을 받을 권리가 보장되어야 한다.
- 입원치료가 필요한 정신질환자에 대하여는 항상 자발적 입원이 권장되어야 한다.
- 입원 중인 정신질환자는 가능한 자유로운 환경이 보장되어야 하며, 다른 사람들과 자유로이 의견교환을 할 수 있도록 보장되어야 한다.

2) 정신보건의 역사

정신보건의 역사를 16세기 이전과 16~19세기, 20세기 이후, 최근으로 나누어 살펴보면 다음과 같다 표 9-20.

표 9-20 정신보건의 역사

시대	구분	내용
16세기 이전	히포크라테스Hippocrates	히포크라테스는 최초로 정신질환을 분류하려고 하였으며, 기질은 체액에 따라 다르다고 하였음. 처음으로 정신신체psychosomatic라는 용어가 등장함
	중세기	정신질환은 신의 저주나 악령에 의한 것 혹은 죄에 대한 벌로 인식하였고, 치료법이 격리, 형벌 등의 차원에서 잔혹하게 이루어짐
16~19세기	웨이어J. Weyer(1515~1588)	최초로 인도주의적인 치료가 시작됨
	필립 피넬Phillippe Pinel(1745~1826)	프랑스 정신병원의 의사이며, 실증적 의학관과 그리스도교적 박애관에 입각하여 그때까지 죄수처럼 다루었던 정신질환자들을 쇠사슬로부터 해방시키는 등 정신보건의 1차 혁명의 의학적 치료에 따르는 길을 열어놓음
20세기 이후	툴로즈Toulous	프랑스에서 정신보건연맹을 조직하여 정신보건의 선구자로 공헌함
	클리퍼드Clifford Beers(1876~1943)	미국의 코네티컷주 정신위생협의회를 조직하고 정신건강 운동에 매진하였으며, 정신 건강 유지, 정신질환의 예방, 정신질환에 대한 계몽·조기발견·치료를 주장하여 현대적 정신보건사업의 발전에 크게 기여함
	메이어Adolf Meyer(1866~1950)	환자를 한 사람의 인간으로 이해할 것을 강조하였으며, 환자의 가정, 학교, 지역사회에서 조기에 중재하고 회복기에는 작업요법과 오락요법 등의 사후지도의 기본원리를 시도함
	1960년대	정신병원, 수용소를 격리입원 차원에서 행해진 종래의 정신보건관리정책이 지역사회 중심의 정신보건체계로 전환됨
최근	세계보건기구WHO, 유네스코UNESCO, 국제적십자사 등이 중심이 되어 정신보건 문제를 중요한 항목으로 지정하고 이에 대한 각종 지원 및 연구사업을 진행하고 있음	

3) 정신보건의 사업

(1) 발달단계별 정신보건사업

발달단계별 정시보건사업은 영유아기, 학령기, 청년기, 중년 및 노년기로 분류되며, 발달단계별 특징과 보건관리가 중요하다 표 9-21.

(2) 지역사회 정신보건사업

정신보건사업은 지역사회를 기반으로 정신장애인 또는 지역사회 주민 전체를 대상으로 정신건강을 도모하기 위한 서비스이다. 정신보건사업은 주로 보건소를 통하여

표 9-21 발달단계별 특징 및 보건관리

단계별	특징	보건관리
영·유아기	영유아기는 부모, 특히 엄마의 영향을 받아 장래의 인격 형성을 좌우하는 기초가 성립되는 시기이므로 정신보건관리상 중요한 시기임	영유아기는 욕구불만을 스스로 해결할 수 없는 시기이기 때문에 생리적 욕구나 신체적 활동의 제한 등 사전에 해결해 주는 노력이 필요함. 시력장애자, 지체부자유자, 정신허약이나 박약아 등은 특별한 계획을 가지고 지도하여야 하며, 영아원, 보육원, 유치원 등을 운영하는 기관이나 그 종사자는 정신보건관리에 관한 충분한 지식을 가지고 아이들을 지도하여야 함
학령기	학령기는 입학과 동시에 가정과는 다른 새로운 환경 속에서 영향을 받게 되는 시기로서 인격 형성에 중요한 시기임	학령기는 학생과 학생, 학생과 교사 간의 인간관계의 불만문제나 교과과정에 대한 부적응문제, 경쟁과 규범에 대한 갈등문제, 학생의 학교생활에 대한 부적응문제, 학부모의 학업에 대한 지나친 간섭문제 등을 해결하기 위한 노력이 필요함
청년기	청년기는 정신적 격동기로서, 반항과 불의에 대한 저항 등이 많이 나타내므로 정신장애가 가장 빈발하는 시기임.	청년기는 물리적이고 억압적인 접근보다는 논리적인 접근으로 이해를 돕도록 하여야 하며, 사실에 근거하여 정확한 비판 및 판단을 할 수 있도록 도와주는 것이 필요함
중년·노년기	중년 및 노년기는 육체적으로 퇴행성 변화가 있는 시기이며, 정신적으로 소극적 자세를 갖기 쉽고 삶의 가치에 대한 갈등·불안이 일어날 수 있으며, 우울증, 신경증이 생길 수 있음	노년기는 경제생활의 문제, 건강문제, 사회나 가족으로부터 소외문제 등이 심리적 장애요인으로 작용하기 때문에 노년의 심리적 약화를 이해와 협력으로 대하고, 항상 격려하고 생활 참여의 기회 부여 등 세심한 관심이 필요함

정신보건시설 간 연계 체계를 구축하여 정신질환의 예방, 정신질환자의 발견·상담·진료·사회복귀훈련 및 이에 관한 사례관리 등 통합적, 포괄적 치료서비스가 제공되는 개입활동이다. 지역사회 정신보건사업의 원칙은 **표 9-22** 와 같다.

4) 정신질환의 원인

(1) 유전적 요인

정신질환의 원인이므로 혈통조사, 쌍생아 연구, 가족연구 등에서 높은 정신질환 발생률을 나타내고 있으나 유전적 요인이 증명된 질환은 극소수에 불과하다.

(2) 신체적 요인

노인성정신병이나 뇌조직의 실질적인 손상(뇌혈관장애, 두부손상, 종양, 독극물의 중독, 진행 마비 등)이 선행하는 경우, 일시적이고 회복이 가능한 가역적 조직 변화(임신에 의한 장애, 감염, 내분비계의 장애 등)에 의해 일으킬 수 있는 경우 정신질환이 유발되기도 한다.

표 9-22 지역사회 정신보건사업의 원칙(G. Caplan, 1967)

분류	내용
지역 주민에 대한 책임	• 지역사회 정신보건센터는 지역주민의 정신건강 서비스를 제공하는 중심 기관임 • 지역사회 정신보건센터가 관장하는 지역을 진료권catchment area이라 하는데 진료권은 가급적 지리적·행정적·문화적으로 동일한 지역으로 구분하는 것이 바람직함
근접성	• 환자가 자신의 가정과 가까운 곳에서 진료를 받음으로써 집, 지역사회로부터 단절되는 것을 예방할 수 있음
포괄적 서비스	• 입원, 응급처치, 부분입원, 외래치료, 자문 및 교육 등과 같은 기본적인 서비스 외에 아동과 노인에 대한 특수 서비스, 알코올 중독 및 약물 남용관리, 추후 관리, 입원 전 평가, 거주시설과 같은 부가적 서비스 필요함 • 사례관리와 다양한 주거시설의 활용이 강조되고 있음
여러 전문인력 간의 팀 접근	• 정신질환을 치료하는 데는 정신건강의학과 의사, 간호사, 사회복지사, 임상심리사, 작업요법사 등의 다양한 인력이 협력하여 하나의 팀으로 치료적으로 접근함
진료의 연속성	• 현재의 시점에서 환자가 필요로 하는 가장 적절한 치료를 받을 수 있도록 의료체계가 구축되어야 함. 현재의 치료가 과거의 치료와 잘 조화되어야 한다는 것을 말함 • 치료 프로그램은 유동적이어야 하고, 환자의 요구도, 병적 상태 및 지역사회의 특성에 따라 적절히 변화될 수 있어야 함
지역 주민의 참여	• 주민들의 욕구를 반영함으로써 보다 나은 서비스를 제공할 수 있고, 이러한 과정을 통하여 지역 주민들이 정신건강의 개념을 더 잘 이해하게 되고 정신질환에 대한 사회적 편견을 줄일 수 있음
정신보건사업의 평가와 연구	• 현재 제공되고 있는 서비스를 평가함으로써 보다 과학적이고 효과적인 지역사회 정신 건강프로그램을 개발하고 사용할 수 있게 됨
예방원칙	• 1차 예방 : 적극적 예방(위험요인의 제거, 방어요인 및 정신건강 증진) • 2차 예방 : 조기진단과 조기치료 • 3차 예방 : 재발 방지, 재활 등이 이루어져야 함
정신보건 자문	• 정신건강사업과 관련된 문제에 대하여 그 분야의 전문가가 자신의 전문적인 지식과 경험을 바탕으로 논의·조언 등을 해주는 과정을 말함
의료와 사회복지서비스의 연계	• 정신질환자의 사회 복귀를 위해서는 의료서비스 이외에도 사회적, 직업적 재활서비스 및 주거서비스가 필요함

(3) 환경적 요인

① 심리·사회적 요인

심리·사회적 요인은 대인관계가 원인이 될 수 있으며, 대인관계는 유아와 부모와의 관계, 특히 어머니와의 관계에서 형성되고 공격성, 압박과 불안 등과 관련이 깊다. 또한 사회적 요인으로는 도시화에 따른 사고 경향의 증가, 공해, 극단적인 자극 등 사회적 관계를 위축시키고 내적 갈등을 높이는 유발인자로서 잠재한다.

② **생물·물리·화학적 요인**

- 다양한 전염성 유기체 및 바이러스, 영양결핍, 생활환경 또는 산업장 내의 물리·화학적 인자 등도 정신질환과 밀접한 관련이 있다.
- 매독, 풍진, 뇌염, 뇌막염, 홍역 등에 이환될 경우 정신질환을 일으킬 수 있다.
- 납, 수은, 일산화탄소, 비소, 이황화탄소 등은 중추신경계에 심각한 장애를 일으킨다.
- 모르핀, 코카인, 헤로인 등 마약과 알코올 등에 중독될 경우 중추신경계에 장애를 일으킨다.

5) 주요 정신질환

(1) 조현병

조현병(정신분열증)schizophrenia은 phrenia(횡격막: 마음)와 schizo(분열: 갈라짐)로 마음이 통합되어 있지 않다는 것을 뜻하며, 인구의 약 1%를 차지하는 상당히 흔한 질환이다.

- 발병 원인 : 사회적·심리적·유전적 원인이 있는 것으로 보고되고 있으나 확실한 원인은 밝혀지지 않았으며 유전성이 인정되고 있다.
- 주요 증상 : 양성 증상(환각, 망상, 사고 과정의 장애)과 음성 증상(무표정, 인지기능 장애) 등이 나타난다.

(2) 조울병

조울병(양극성장애)manic depressive illness은 순환정신병, 감정정신병이라고도 하며 조현병과 함께 2대 내인성 정신질환을 이루고 있다. 감정의 장애를 주요 증상으로 조증기manic phase와 우울기depressive phase가 반복해 나타나거나 또는 한 가지 증상이 반복적으로 나타난다.

- 발병 원인 : 발병 원인은 복합적이며, 부모 중 어느 한쪽이 조울병 환자일 경우 자녀의 30% 전후에서 발병하며, 부모 모두 증상을 가지고 있을 경우 약 60%가 발병한다고 보고된 바 있다.

- 주요 증상
  - 조증기 증상 : 기분이 들뜨고 과대망상을 하며 쉬지 않고 많은 활동을 한다.
  - 우울기 증상 : 우울한 기분과 무력감, 자기비하, 절망감으로 의욕 상실 등의 감정이 몇 주일 지속되어 일상생활에 지장을 받을 정도가 된다.

(3) 노인우울증

노년기 우울증geriatric depression은 노년기에 가장 흔한 정신과질환의 하나이며, 환자에게 심한 고통을 초래할 뿐 아니라 삶의 질 또한 저하시키는 질병이다. 노년기 우울증은 우울감을 적게 호소하고 신체증상과 인지기능 저하가 두드러지기 때문에 진단이 힘들고, 다른 질병으로 오인되어 부적한 치료를 받는 경우가 많다.

양성 증상
없어야 하는데 있는 것

음성 증상
있어야 하는데 없는 것

- 발병 원인
  - 사회심리적 요인 : 노년기에 찾아오는 질병과 장애로 인한 건강의 상실, 재정적 대비의 부족으로 인한 경제적 능력의 상실, 배우자나 친지와의 사별, 가족의 분리 등으로 인한 대인관계의 상실 등이 원인이다.
  - 생물학적 요인 : 세로토닌과 같이 감정조절에 작용하는 신경전달물질의 저하, 감정을 조절하는 뇌 회로 부위의 모세혈관 막힘 등이 원인이다.
- 주요 증상 : 수면장애, 불안증상, 초조감, 신체증상의 호소, 인지기능장애 등

(4) 치매

치매dementia란 다발성인지기능의 장애로 가장 중요한 증상인 기억력 감퇴, 말을 하거나 이해하는 능력 감소, 시간과 공간에 대한 감각장애, 계산능력이 떨어지고, 성격변화가 생기며, 계산능력이 떨어져 일상생활이나 사회생활을 하는 데 지장을 일으키는 상태를 말한다. 치매의 원인 중 약 70% 정도를 차지하고 있는 알츠하이머치매와 24% 정도를 차지하는 혈관성치매, 기타 등이 있다.

- 알츠하이머치매Alzheimer's diesase : 전반적으로 뇌가 위축되어 신경세포가 현저히 감소되어 나타나며, 치매 증상은 초기, 중기, 말기로 구분한다 표 9-23.
- 혈관성치매vascular dementia : 뇌졸중, 고혈압, 당뇨병, 고지혈증, 흡연, 비만, 그 외 가족력, 심장병, 운동 부족 등이 혈관성치매의 위험인자이다.

표 9-23 알츠하이머 치매 증상 구분

구분	내용	증상
초기	가족이나 동료들이 환자의 문제를 알아차리기 시작하나 아직은 혼자서 지낼 수 있는 수준	• 조금 전에 했던 말이나 질문을 되풀이함 • 예전과 달리 날짜나 시간을 잘 모름 • 의욕이 없고 매사를 귀찮아함 • 누가 돈을 훔쳐갔다 등의 의심을 보임
중기	치매임을 쉽게 알 수 있는 단계로 어느 정도의 도움 없이는 혼자 지낼 수 없는 수준	• 엉뚱한 대답을 하거나 언어표현이 어려워 말수가 줄어듦 • 늘 다니던 익숙한 곳에서 길을 잃어버림 • 예전에는 해결 가능했던 문제를 혼자 해결할 수 없고, 가재도구를 다루지 못함 • 의심, 배회, 난폭행동, 반복행동 등이 나타남
말기	인지기능이 현저히 저하되고 신체적 합병증이 동반되어 독립적인 생활이 거의 불가능한 수준	• 자신이 누구인지, 어디서 태어났는지도 기억하지 못함 • 의미 있는 판단을 내릴 수 없고 간단한 지시도 따르지 못함 • 각종 정신행동 증상들이 나타남 • 근육이 굳어지고 보행장애가 나타남 • 대소변 실금, 욕창, 폐렴, 요도감염, 낙상 등으로 모든 기능을 잃고 누워 지냄

6) 우리나라 정신보건 현황

현재 우리나라의 정신보건정책은 여러 가지 제도적 한계로 시설, 동료 간, 직종 간의 갈등이 증폭될 우려가 있다. 보건소의 보건서비스체계나 사회복지관의 복지서비스체계는 장점이 있으나 다학제적 접근을 통한 정신보건 서비스체계를 구축하기에는 한계가 많다. 특히 지역적 책임성과 서비스의 포괄성, 다학제적 접근, 지역주민의 참여, 의료서비스와 복지서비스의 연계 등은 우리나라 지역사회 정신보건서비스의 발전과제라 할 수 있다.

정신보건사업을 저해하는 것으로 사회적 편견, 사회복지시설 제도, 환자보호자의 시설 수용 선호, 장기입원과 수용을 유지하고 정신질환자의 아픔을 외면하는 것 등이라고 할 수 있다. 따라서 현재의 문제점과 과제는 다음과 같다.

① 정신질환자의 계속적 증가

정신보건사업이 시행되면서 그동안 수혜대상에서 제외되었던 환자군이 표면화됨으로 인해 정신질환자 수는 증가하고 있다. 그러므로 지역사회 내에 방치되었던 환자군이 표면화되기 전에 이들을 위한 재활서비스가 준비되어야 한다.

② 입원이나 수용 위주의 대형 정신병원과 요양시설 중심의 관리

현재의 진료비 지불체계에서는 장기입원이 가능한 대형 정신병원과 요양시설이 경쟁력을 획득하면서 의원, 병원급의 정신과에서는 입원실을 폐쇄하는 쪽으로 진행되고 있다. 본인부담금이 전혀 없는 의료보호 대상자는 장기입원 및 장기수용의 경우 완전 무료인 반면, 가정에서 돌볼 경우 환자로 인해 발생하는 경제적·심리적 부담 때문에 보호자는 당연히 장기입원과 장기수용을 선택하게 되므로 환자의 정신사회 재활과 회복에 도움이 되지 못한다.

③ 의료전달체계 미비

의료전달체계가 미비하여 지역적 안배가 이루어지지 못하므로 사회복귀시설, 정신사회시설이 더 확충되어야 한다.

④ 전문가 역할의 정립과 신분 보장

정신보건사업의 주축이 되어야할 지역사회 정신보건전문가 간의 역할이 충분히 정의되지 못하였으며, 인력 간 협조체계가 잘 구축되지 않고, 안정적인 신분 보장이 되어 있지 않아 사명감과 동기화를 갖기에 매우 어렵다.

⑤ 정신사회 재활과 복지서비스

정신장애가 있는 환자는 경제적 자립이 곤란하므로 정신보건 의료서비스뿐만 아니라 정신사회 복지서비스가 제공되어야 한다.

⑥ 정신질환자에 대한 사회적 편견

정신질환자에 대한 사회적 편견을 해소하기 위하여 지역사회 정신보건을 실행함에 있어 필수적인 지역사회 주민의 적극적 참여와 협조를 이끌어낼 수 있도록 하는 대국민적 홍보, 교육, 협력이 이루어져야 한다.

⑦ 가족 및 사회적 지지체계가 부족한 정신질환자 증가

가족의 환자 돌봄 부담이 장기간이고 과중하여 인권 침해의 가능성이 높다. 정신질환자 수용시설 중 적절한 치료체계에서 제외되어 있는 미신고시설, 부랑인 시설에 장기수용 중이거나 노숙자 쉼터에 기거하고 있는 정신질환자에 대한 대책이 필요하다. 환자의 가족, 전문인력, 봉사인력, 관련 공무원 등이 포함되는 질환자의 증가대책으로 사회적 지지체계를 수립하고 다양한 지지모임을 갖도록 하는 제도적 장치가 필요하다.

⑧ 정신질환자의 노령화에 대한 대책 미비

정신질환자의 수명이 연장되고 있어, 이에 대한 사회경제적·의학적·정책적 대처가 필요하다.

⑨ 자살, 성폭력, 가정폭력, 충동조절장애 증가에 대한 대책

자살인구 증가, 특히 노인자살의 증가는 수명 연장과 핵가족화, 독거노인 증가 등으로 심각해지고 있다. 성폭력과 가정폭력 충동조절장애 역시 증가하고 있으므로 이들 문제에 대한 대책도 강구되어야 할 것이다.

CHAPTER 10

보건통계

1. 보건통계의 개념
2. 보건통계방법
3. 모집단과 표본
4. 측정척도
5. 통계자료
6. 보건지표

1. 보건통계의 개념

통계학이란 어떤 현상을 임의로 취한 표본에서 얻은 수치 정보를 근거로 하여 추론하는 학문이다. 통계학은 추리통계mathematical statistics와 응용통계applied statistics로 크게 구분한다. 추리통계는 주로 새로운 통계적 추론기법을 개발하는 데 관심이 있으며, 응용통계는 수리통계를 특정한 학문분야에 응용하는 데 초점을 두고 있다. 보건통계는 응용통계의 한 부류이다. 보건통계는 서술통계descriptive statistics와 추론통계inferential statistics로 나눈다.

1) 보건통계학의 정의

보건통계학이란 인간집단의 생명, 건강 등에 관련되는 생물학적 현상인 출생, 사망, 질병, 혼인, 이혼과 이러한 현상을 일으키는 인구의 특성 및 영향요인 등을 연구하는 학문이다.

2) 보건통계의 활용

- 국가나 지역사회의 보건수준 및 보건상태를 평가하고 비교하는 데 이용한다.
- 보건사업의 필요성을 결정하기 위한 자료로 이용된다.
- 보건사업의 기획, 과정, 결과의 평가 등에 이용된다.
- 보건사업을 위한 보건관련 입법 또는 국가의 지원 등을 촉구하는 데 이용된다.
- 보건사업의 우선순위를 결정하여 보건사업 수행상의 지휘와 관제에 이용된다.
- 보건사업의 행정활동지침으로 이용된다.
- 보건사업의 방향을 정하는 기초자료로 활용된다.
- 보건사업을 결정·수행하는 데 과학적 근거를 제시한다.

2. 보건통계방법

서술통계는 수집된 자료에 대한 의미 있는 정보를 얻기 위해 표나 그림을 이용하여 수집된 자료를 정리하여 대푯값, 분포유형, 산포도, 관련성 등을 제시해 주는 방법이며, 추론통계는 모집단에서 추출한 표본자료를 분석하여 모집단에 적용하여 결론을 내리는 방법을 말한다.

1) 서술통계

(1) 대푯값

- 산술평균Arithmatic mean or average : 각 측정치의 총합을 표본의 크기로 나눈 값이다.
- 중앙값Median : 측정치를 크기의 순으로 배열하여 측정치 도수의 합이 전체의 50%가 되는 점에 있는 측정치를 말한다. 편포된 집단의 대푯값을 구할 때는 적절하다.
- 최빈치Mode : 유행치라고도 하며 일련의 관측치 중에서 자주 나타나는 측정값으로 아주 빨리 평균값을 알고 싶을 때 최빈치가 도움이 된다.

(2) 분포의 유형

- 대칭성 : 좌우 대칭이고 중앙값과 최빈값, 평균이 일치하는 분포이다.
- 편포 : 비대칭 분포이며, 양적편포positive skew와 음적편포negative skew로 편포의 방향에 따라 명명한다.
- 양상 : 대푯값의 양상modality, 즉 봉우리의 수에 따라 단봉분포unimodal, 이봉분포bimodal, 다봉분포multimodal라고 한다.
- 가파른 정도 : 봉우리의 가파른 정도에 따라 납작한 분포platykurtotic, 뾰족한 분포leptokurtotic, 종형분포mesokurtic라고 한다.

(3) 산포도

측정값이 중심을 향해 얼마나 흩어져 있는지, 밀집되어 있는지를 나타내는 것이 산포도dispersion이며, 범위, 평균편차, 분산, 표준편차, 변이계수 등이 있다.

- 범위range, R : 주어진 자료의 최대값과 최소값의 차이를 말하는 것으로 산포도를 파악하는 가장 간단한 방법이다.
- 평균편차mean deviation, MD : 측정값들과 평균값과의 편차에 대한 절대값의 평균으로 거리개념으로 나타낸다.

- 분산variance : 편차의 제곱을 평균한 값이다.
- 표준편차standard deviation, SD : 각 측정치의 값이 산술평균으로부터 얼마나 떨어져 있는지를 표시하는 것으로 산포도로 가장 많이 사용하고 있다.
- 변이계수coefficient of variation : 상대적 산포도로 2개 이상의 산포도를 비교할 때 주로 사용하며, 측정값의 크기에 큰 차이가 있거나 단위가 같지 않을 때도 사용한다. 변이계수는 표준편차SD를 평균값M으로 나누어 평균값에 대한 백분율로 나타낸다.
- 정규분포normal distribution : 종 모양의 좌우가 대칭인 분포를 정규분포 또는 가우스 분포라 하며, 정규분포를 나타내는 곡선을 정규곡선이라 한다.

(4) 상관분석correlation coefficient

변수들 간의 상호관계를 평가하는 통계방법 중의 하나이며, 두 변수를 서로 동등한 입장에서 분석하는 방법이다. 상관계수(r)는 +1.0일 때는 완전한 정적 상관관계, 0.0일 때는 '관계가 없다'로, -1.0은 완전한 부적 상관관계의 범위를 갖는다.

2) 추론통계

(1) 단측검정과 양측검정

대립가설이 한쪽 방향이 될 것이라는 확실한 신념이 가설검정 이전에 있으면 단측 대립가설을 세우고, 그렇지 않으면 양측 대립가설을 세운다. 이때 대립가설이 단측인 경우 단측검정이라고 하며, 대립가설이 양측인 경우 양측검정이라고 한다.

(2) 모수 통계분석과 비모수 통계분석

모집단의 확률분포가 정규분포라고 가정하고 분석하는 것으로 대부분 통계방법을 모수통계분석이라 한다. 모집단의 확률분포가 정규분포를 만족하지 않으면 비모수 통계분석 방법을 사용하여야 한다. 모집단의 수가 적은 실험 또는 유사실험 연구결과의 자료나 수가 적은 질적 자료는 비모수 통계분석방법을 사용해야 하는 경우가 대부분이다.

(3) 평균의 차이검정

- 단일표본 t검정One Sample t-test : 한 집단의 평균이 얼마인지를 비교할 때 이용한다.
- 독립표본 t검정Independent Sample t-test : 두 집단의 평균을 비교하기 위해 사용하는 통계방법이다.
- 짝비교 표본 검정Paired Sample t-test : 동일한 사람 또는 사물에 대하여 일정한 시간을 두고 반복 측정하는 경우에 이용한다.
- 분산분석analysis of variance, ANOVA : 세 개 이상 집단의 평균 간의 차이를 검정하고자 할 때 이용한다.
- χ^2 검정Chi-square test : 명목척도나 순위척도로 측정된 범주형 두 변수 간에 퍼센트(%)의 차이가 있는지 검정하는 방법이다.

3. 모집단과 표본

1) 모집단

조사연구 대상이 되는 전체 집단을 모집단population이라 하며, 모집단을 구성하는 수량적 크기를 모집단의 크기population size라고 한다. 모집단은 유한 모집단과 무한 모집단으로 나눌 수 있다.

2) 표본

모집단 전체를 대상으로 조사하는 방법인 전수조사가 좋은 방법이나 시간적, 경제적 제약으로 전수조사가 현실적으로 어려울 경우 모집단에 대한 추론을 모집단의 일부를 추출하여 조사하게 되는 데, 이러한 모집단의 부분집합을 표본sample이라 한다. 표본조사는 경제성, 신속성, 깊이 있는 조사 가능, 조사의 정확성, 제품의 파괴검사나 혈액검사 등과 같이 전수조사가 불가능한 경우 필요하다.

3) 표본 추출방법

표본 추출방법은 크게 확률표본추출법과 비확률표본추출법으로 나눌 수 있다.

(1) 확률표본추출법probability sampling

연구대상에 표본으로 추출될 확률이 알려져 있고 표본 구성요소들을 추출하기 위하여 무작위적 방법을 적용한다는 특징이 있다 표 10-1.

표 10-1 확률표본추출법 구분

구분	내용
단순무작위표본추출법 simple random sampling	확률표본추출법 중 가장 기본적인 방법이며 모집단 내 표집요소가 똑같은 선택 기회를 갖는 방법
층화무작위표본추출법 stratified random sampling	모집단이 지닌 특성에 따라 몇 개의 계층으로 나누고, 각 계층 속에서는 동일성을 유지하게 한 후에 각 계층으로부터 표본을 무작위로 추출하는 방법
계통표본추출법 systematic sampling	단순무작위표본추출법의 한 방법으로 모집단의 표집요소가 일정한 순서없이 배열되었다는 것을 전제로 해서 일정한 간격을 두고 표본을 추출해 내는 방법
집락표본추출법 cluster sampling	집락표출법은 모집단의 구성요소로서 단계적으로 집단에 의해 추출되는 방법

(2) 비확률표본추출법non-probability sampling

조사자가 주관적으로 표본을 선정하는 표본추출방법으로 모집단에 대한 정보를 보유하지 못한 경우 표본으로 추출될 확률이 일정하지 않고 독단적이며 의도적인 주관성이 드러나는 특징이 있다 표 10-2.

표 10-2 비확률표본추출법 구분

구분	내용
편의표본추출법 convenience sampling	연구자 임의대로 편의에 의해 표본을 선정하는 방법으로 대표성이 확보되지 않은 방법. 그러나 실험연구 또는 유사실험연구에서는 대표성보다는 표본의 동질성을 더 강조하므로 이 방법을 사용해도 무리 없음
할당표본추출법 quota sampling	대중의 의견을 조사할 때 많이 쓰는 방법으로 모집단의 특성을 구분지어 표본을 추출하므로 대표성이 어느 정도 유지되는 방법
의도표본추출법 purposive sampling	연구자가 어떤 목적을 가지고 의도적으로 연구자의 판단에 의해 표본을 선택하는 방법
눈덩이표본추출법 snowball sampling	임의 표출법의 한 방법으로 원하는 특징을 가진 표본을 구하기가 매우 곤란할 때 사용하는 방법

4. 측정척도

1) 변수

변수variable에는 독립변수와 종속변수가 있다.

- 독립변수(원인변수) : 다른 변수의 뜻이나 상태 또는 분포를 설명하는 역할을 하는 것으로 종속변수에 영향을 주는 변수이다.
- 종속변수(결과변수) : 독립변수에 의하여 설명되며, 독립변수에 영향을 받는 변수이다.

2) 측정척도

측정척도는 측정수준에 따라 명목척도, 서열척도, 등간척도, 비율척도 등이 있다 표 10-3.

표 10-3 척도 구분

구분	내용
명목척도 nominal scale	측정대상의 속성을 특정 이름으로 구별하는 척도. 두 개 이상의 상호 배타적 범주로 나누고 이 범주에 숫자를 배정하는 것으로 이 숫자는 속성을 달리하는 범주에 대한 표시일 뿐 양적 의미는 없음. 명목척도는 4가지 척도 중 가장 낮은 수준의 척도임. 예) 성별, 종교 등
서열척도(순위척도) ordinal scale or ranking scale	측정대상자 특성의 등급 간에 상대적인 크기에 따라 표시하지만 얼마나 다른지는 구분할 수 없음. 예) 경제상태(상, 중, 하), 군인의 계급(대위, 중위, 소위) 등
등간척도 interval scale	측정대상자의 속성에 따라 어떻게 다른지가 구분될 뿐만 아니라 얼마나 다른지를 알 수 있는 척도임. 이 척도는 등급 간의 간격이 같은 척도로 크기를 알 수 있는 척도임. 예) 학생의 성적, 체온, 실내온도
비율척도 ratio scale	측정대상자의 순위와 측정치 간의 간격, 절대적 크기도 알려줌. 절대 '0'(zero)을 갖기 때문에 가감승제(+, -, ×, ÷)의 원칙을 이용한 모든 수학적 조작이 가능함. 4가지 척도 중 가장 높은 수준의 척도임. 예) 연령, 인구 수, 혈압, 맥박 등

5. 통계자료

1) 도수분포표

도수분포표frequency distribution table는 조사된 자료의 값이 나타내는 발생빈도와 자

표 10-4 도수분포표 작성 예(병원 간호사의 연령대)

연령(세)	도수	누적도수	상대도수(%)	누적상대도수(%)
20~29	23	23	26.0	26
30~39	45	68	51.0	77
40~49	12	80	13.0	90
50~59	8	88	10.0	100
계	88	-	100.0	-

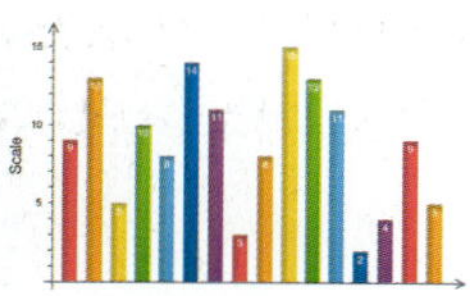

막대그래프

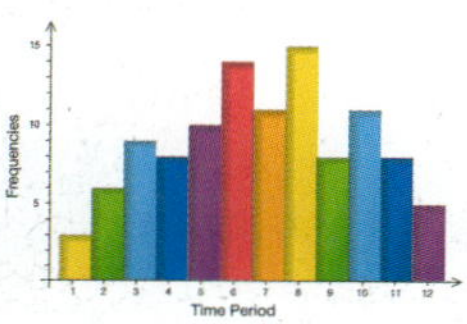

히스토그램

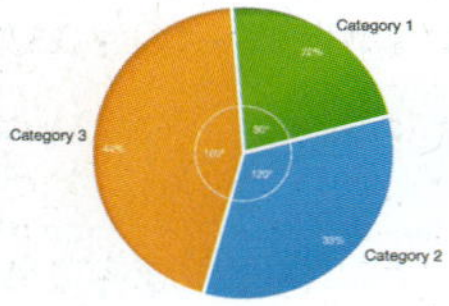

원그래프

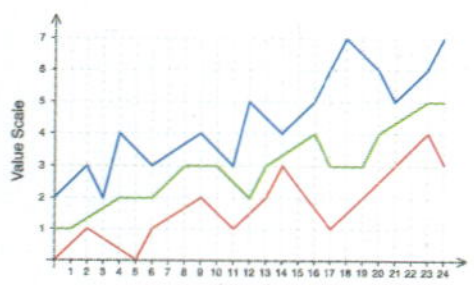

꺾은선그래프

료에 따른 규칙성을 알아보기 위해 수집된 자료를 정리하여 알기 쉽게 작성하는 것으로 측정값을 크기 순서로 배열하고 측정값의 도수, 상대도수(%), 누적도수(%), 누적상대도수(%)를 작성한 표이다 **표 10-4**.

2) 그래프

그래프는 서로 관계가 있는 2개 또는 그 이상의 양의 상대값을 나타낸 도형으로 막대그래프, 히스토그램, 원그래프, 꺾은선 그래프 등이 있다 **표 10-5**.

표 10-5 그래프의 구분

구분	내용
막대그래프 bar graph	명목척도나 서열척도로 측정된 자료를 시각적으로 표현하는 데 사용되는 방법 중 하나. 측정된 변수들의 도수나 상대도수를 동일한 폭을 갖는 막대나 선의 길이로 표현한 도표로 측정값의 변수모양을 쉽게 이해할 수 있음
히스토그램 histogram	등간척도 혹은 비율척도로 측정된 자료를 제시할 때 유용한 방법임. 히스토그램은 가로축(x)에는 변수의 계급구간을 표시하고 세로축(y)에는 계급구간에 해당하는 도수에 비례하는 높이의 직사각형 막대를 그린 것으로 넓이가 도수와 비례하는 점에 주의해야 함. 중심위치, 산포도, 치우침의 정도 등을 알 수 있음
원그래프pie graph	원을 중심으로 측정값의 크기를 나타내는 도표
꺾은선 그래프 frequency polygram	히스토그램에서 막대 높이의 가운데를 점으로 표시한 후 이 점들을 연결하여 표시한 것으로 시간의 흐름에 따라 변화를 살피는 데 유용함

6. 보건지표

1) 인구통계에 사용되는 보건지표

(1) 출산통계

출산통계에는 조출생률, 일반출생률, 연령별 출생률, 합계출산율, 총재산율, 순재생산율 등이 있다.

① **조출생률**crude birth rate, CBR

1년간의 총 출생아 수를 특정 연도의 연앙인구로 나눈 값을 1,000명당으로 나타낸 것으로 보통출생률이라고도 한다.

$$조출생률 = \frac{특정\ 연도의\ 1년간\ 총\ 출생아\ 수}{특정\ 연도의\ 연앙인구} \times 1,000$$

출생
정상출산

연앙인구
해당 연도의 중간일인 7월 1일을 기준으로 한 인구 수

출산
사산아를 포함할 때

② **일반출생률**general fertility rate, GFR

가임여성 1,000명당 출생률을 나타내며, 국가 간 비교할 때 가임연령을 유의해야 한다. 우리나라는 15~49세이다.

$$일반출생률 = \frac{특정\ 연도의\ 1년간\ 총\ 출생아\ 수}{특정\ 연도의\ 가임연령여자\ 인구} \times 1,000$$

③ **연령별출산율**age-specific fertility rate, ASFR

특정 연도, 특정 연령의 여자 인구 1,000명당 같은 연령의 여자가 출산한 총 출생아 수이다.

$$연령별\ 출산율 = \frac{특정\ 연도에\ 특정연령의\ 여자인구가\ 그\ 해\ 낳은\ 출생아\ 수}{특정\ 연도의\ 특정연령여자인구} \times 1,000$$

④ **합계출산율**total fertility rate, TFR

한 명의 여성이 특정 연도의 연령별 출산율에 따라 출산을 한다면 일생 동안 낳는

아이의 수를 나타내는 지수이다. 가임기인 15~49세의 연령별 출산율을 산출한 다음 계산된 연령별 출산율을 모두 더하여 산출한다.

$$\text{합계출산율} = \sum_{n=15}^{49} fx \times (fx : x\text{세 여성의 출산율})$$

⑤ **총 재생산율**grass reproduction rate, GRR

한 명의 여성이 현재의 출산력이 계속된다면 가임기간에 몇 명의 여자아이를 낳는가를 나타내는 지수이다.

$$\text{총재생산율} = \text{합계출산율} \times \frac{\text{여아출생 수}}{\text{총 출생 수}}$$

⑥ **순재생산율**net reproduction rate

가임기간의 각 연령에서 여자아이를 낳는 연령별 여아출산율에 태어난 여자아이가 죽지 않고 가임연령에 도달할 때까지 생존하는 생산율을 곱해서 산출한 것으로 각 연령에서의 사망률을 고려하여 계산하는 방법이다.

$$\text{순재생산율} = \text{합계출산율} \times \text{총재생산율} \times \frac{\text{가임 연령 시 생존 수}}{\text{여아 출생 수}}$$

(2) 사망통계

사망통계는 조사망률, 연령별 사망률, 원인별 특수사망률, 영아사망률, 신생아사망률, α-index , 모성사망률, 모성사망비, 사산율, 주산기사망률, 유아사망률, 비례사망지수, 치명률 등이 있다.

① **조사망률**crude death rate, CDR

사망수준을 나타내는 가장 기본적인 자료이며 보통사망률이라고도 한다. 특정 연도에 인구 1,000명당 특정 연도 1년간 발생한 총 사망자 수로 표시한다.

$$조사망률 = \frac{특정\ 연도\ 1년간\ 총\ 사망자\ 수}{특정\ 연도의\ 연앙인구} \times 1{,}000$$

② **연령별 사망률**Age specific death rate, ASDR

특정 연령의 연간 사망자 수를 해당 연도의 연령별 연앙인구로 나눈 수치를 1,000분비(또는 100,000분비)로 나타낸 것으로 어떤 특정 연령층에서 얼마나 사망하는지를 표시한다.

$$연령별\ 사망률 = \frac{특정\ 연령에서의\ 연간\ 총\ 사망자\ 수}{특정\ 연령의\ 연앙인구} \times 1{,}000$$

③ **원인별 특수사망률**Cause-specific death rate

특정 연도의 연간 특정 질병으로 인한 사망자 수를 해당연도의 연앙인구를 나눈 수치를 말한다.

$$원인별\ 특수사망률 = \frac{특정\ 연도\ 1년\ 중\ 특정\ 질병으로\ 인한\ 사망자\ 수}{특정\ 연도의\ 연앙인구} \times 1{,}000$$

④ **영아사망률**infant mortality

연간 총 출생아수 1,000명당 특정 연도의 총 영아사망자 수로 나타내며, 영아는 생후 1년 미만의 아이를 말한다. 영아기는 환경위생 불량, 모자보건수준, 질병관리 등과 밀접한 관계가 있어 국가나 지역사회의 보건수준을 나타내는 지표로 큰 의미를 갖는다.

$$영아사망률 = \frac{특정\ 연도의\ 1세\ 미만의\ 사망자\ 수}{특정\ 연도의\ 연간\ 총\ 출생아수} \times 1{,}000$$

⑤ **신생아사망률**neonatal mortality rate, NMR

생후 28일 미만의 영아를 말하며 신생아 사망의 주된 원인은 신생아 고유 질환, 조산, 분만사고 등이 있다.

$$\text{신생아 사망률} = \frac{\text{생후 28일 이내의 사망 수}}{\text{특정 연도의 출생 수}} \times 1,000$$

⑥ α-index

영아기를 신생아와 그 이후의 시기로 나누어 관찰하는 지표로 α-index가 사용되며, 특정 연도의 영아사망자 수를 신생아 사망자 수로 나눈 비율로 나타낸다.

$$\alpha\text{-index} = \frac{\text{연간 총 영아 사망 수}}{\text{특정 연도의 총 신생아 사망 수}}$$

α-index가 1.0에 근접할수록 그 지역의 건강수준이 높은 것을 의미하고, 그 값이 클수록 영아사망률이 높기 때문에 사망에 대한 예방대책이 필요하다. 영아의 건강수준과 국민건강을 파악할 수 있는 척도이다.

⑦ **모성사망률**maternal mortality rate, MMR

가임기 여성의 모성 사망을 나타내는 지표이다.

$$\text{모성사망률} = \frac{\text{임신, 분만, 산욕으로 인한 모성 사망 수}}{\text{15\sim49세 가임기 여성 수}} \times 1,000$$

모성 사망은 임신 중이나 출산 후에 임신상태의 산과적 합병증(직접적인 원인) 또는 기존의 질병을 악화시킨 간접적인 원인에 의해 산모가 사망한 경우를 말한다.

⑧ **모성사망비**maternal mortality ratio

출산으로 인한 모성 사망 위험을 측정하기 위한 지표이다.

$$\text{모성사망비} = \frac{\text{그해 임신, 분만, 산욕으로 인한 모성 사망 수}}{\text{특정 연도의 출생 수}} \times 1,000$$

⑨ **사산율**fetal death rate, stillbirth rate

연간 총 출산아 1,000명당 해당 연도의 총 사산아 수를 나타낸 지표이다. 출산아 수는 출생아 수와 사산아 수를 합하여 산출한다.

$$사산율 = \frac{특정\ 연도의\ 연간\ 총\ 사산아\ 수}{\begin{array}{c}특정\ 연도의\ 총\ 출산아\ 수 \\ (연간\ 총\ 출생아\ 수 + 연간\ 총\ 사산아\ 수)\end{array}} \times 1,000$$

⑩ **주산기사망률**perinatal mortality rate, PMR

특정 연도의 임신 28주 이후의 사산아 수와 생후 7일 미만의 신생아 사망 수가 특정 연도의 연간 총 출산아 수에 차지하는 비율이다.

$$주산기사망률 = \frac{\begin{array}{c}그\ 해\ 임신\ 28주\ 이후의\ 태아\ 사망\ 수 + \\ 생후\ 7일\ 이내의\ 신생아\ 사망\ 수\end{array}}{특정\ 연도의\ 연간출생\ 수 + 28주\ 이후의\ 사산아\ 수} \times 1,000$$

주요 사망원인으로는 주로 염색체 이상을 동반한 선천성 이상이 공통적이므로 산모와 태아의 건강상태를 파악할 수 있는 지표이다.

⑪ **유아사망률**

1~4세에 해당하는 유아 사망의 주 원인을 보면 선진국은 대부분 사고이며, 보건수준이 낮은 나라는 영양실조, 감염증 등이 주원인이며 선진국에 비해 사망률이 높다.

$$유아사망률 = \frac{특정\ 연도의\ 연간\ 유아\ 사망자\ 수}{특정\ 연도의\ 유아인구} \times 1,000$$

⑫ **비례사망지수**proportional mortality indicator, PMI

특정 연도의 총 사망자 수에 대한 50세 이상의 연간 총 사망자 수의 비를 백분율로 나타낸 지표이다. 비례사망지수는 평균수명이나 보통 사망률의 보정지표로 사용하며, 국가 간의 건강수준을 비교하는 지표로 사용한다.

국가 간 또는 지역사회 간의 보건수준을 비교하는 대 보건지표
영아사망률, 비례사망지수, 평균수명

$$비례사망지수 = \frac{50세\ 이상의\ 특정연도의\ 연간\ 총\ 사망자\ 수}{특정\ 연도의\ 총\ 사망자\ 수} \times 100$$

⑬ **치명률**case fatality rate, CFR

특정 질병에 걸린 환자 중에서 일정 기간 그 질병으로 사망한 수를 백분율로 표시하는 것으로 특정 질병의 위험도를 나타내는 지표로 병의 중증도를 알려준다.

$$\text{치명률} = \frac{\text{그 기간 동일 질병에 의한 총사망자 수}}{\text{일정 기간 특정 질병이 발생한 총환자 수}} \times 100$$

2) 질병통계에 사용되는 질병이환지표

질병이환지표는 발생률, 발병률, 유병률이 있다.

(1) 발생률incidence rate

발생률은 인구집단 중 새롭게 질병이 발생하는 수를 의미하는 것으로 연앙인구 100,000명당 특정 질병의 발생 수를 나타낸다.

$$\text{발생률} = \frac{\text{특정 질병의 총 환자 발생 수}}{\text{특정 연도의 중앙인구}} \times 100,000$$

① **평균발생률(발생밀도)**incidence density

연구대상자의 관찰기간이 서로 다른 것을 고려한 개념으로 분모는 관찰기간의 총합으로 인년person-time으로 표시된다.

$$\text{평균발생률} = \frac{\text{일정한 지역에서 특정 기간 내에 새롭게 질병이 발생한 환자 수}}{\text{관찰 대상자의 총 관찰인년}} \times 1,000$$

② **누적발생률**Cumulative incidence

일정 기간 질병에 걸리는 사람들의 구성비율을 나타내는 것이다. 누적발생률은 특정한 기간에 한 개인이 질병에 걸릴 확률을 추정하는 지표로 누적발생률은 해당 기간을 명확히 표현하는 것이 중요하다.

$$\text{누적발생률} = \frac{\text{해당 지역 동일한 기간 내 새롭게 질병이 발생한 환자 수}}{\text{동일한 기간 내 질병이 발생할 가능성을 지닌 인구 수}} \times 1,000$$

(2) 발병률attack rate

어떤 집단이 일정한 기간에 어떤 질병에 노출된 위험에 놓여 있는 사람 중 그 질병이 발생한 사람 수에 대한 비율로 일종의 발생률이다. 발병률은 특정 유행 시작시기부터 끝날 때까지를 기반으로 하며 1차 발병률과 2차 발병률이 있다.

$$(1차)\ 발병률 = \frac{새로\ 발병한\ 총\ 환자\ 수}{위험에\ 폭로된\ 인구} \times 1{,}000$$

감염력
병원체가 숙주에 침입해 증식하는 능력
=감염자수(발병자+항체상승자)/가족 내 발달자와 접촉한 감수성지수

병원력
병원체가 숙주에게 현성질환을 일으키는 능력
=발병자 수/전체 감염자 수

① **2차 발병률**Secondary attack rate, SAR

질병에 감수성이 있는 사람들이 1차 환자와 접촉하여 잠복기가 경과한 후 그 질병이 발병하는 환자의 비율이다.

$$2차\ 발병률 = \frac{질병\ 발병자\ 수}{1차\ 환자와\ 접촉한\ 감수성이\ 있는\ 사람\ 수} \times 100$$

(3) 유병률prevalence rate

어떤 특정 시점에 전체 인구집단 중에서 질병을 가지고 있는 사람 수로 측정하는 지표이며, 시점유병률과 기간유병률이 있다.

① **시점유병률**point prevalence rate

$$시점유병률 = \frac{그\ 시점의\ 총\ 환자\ 수}{어느\ 특정\ 시점에서의\ 전체\ 대상자\ 수} \times 100$$

② **기간유병률**period prevalence rate

$$기간유병률 = \frac{관찰기간에\ 새로\ 발견된\ 환자\ 수}{전체\ 대상자\ 수} \times 100$$

CHAPTER

11

보건행정과 사회보장

1. 보건행정
2. 사회보장

1. 보건행정

1) 보건행정의 이해

(1) 정의

행정은 공통의 목적을 수행하기 위하여 법적 범위 내에서 상호 협동하는 집단의 활동이며, 보건행정은 공중보건의 목적을 달성하기 위하여 질병을 예방하고 국민의 수명 연장 및 신체적·정신적 건강을 유지함과 동시에 적극적으로 건강증진을 도모하도록 돕는 공적 행정활동이다.

(2) 보건행정의 특성

보건행정의 특성은 대인관계를 통하여 의학 및 보건학 등의 지식과 기술을 행정면에 적용시켜야 하는 기술행정이다. 보건행정의 특성을 내용별로 살펴보면 다음과 같다 표 11-1.

표 11-1 보건행정의 특성

특성	내용
사회성·공공성	사회구성원인 국민의 건강 향상을 위하여 노력하는 사회·경제적 특성상 공공재적 성격의 서비스를 지님
교육성·조장성	국민의 건강을 향상시키기 위해 교육과 건강한 환경 조성 및 건강행위를 실천하도록 자발적인 참여와 분위기를 조장함
봉사성	국민의 건강 향상을 위하여 서비스를 제공하는 봉사성을 지님
과학성·기술성	보건행정에서 응용되고 있는 과학적인 지식은 지역사회 건강증진을 위하여 이용되고 실천적이며 실제적 기술을 제공함
행정 대상의 양면성	보건의료산업 보호를 위한 자율과 국민의 보건을 위한 규제를 함께 고려하여야 하는 양면성이 존재함
보건의료에 대한 가치의 상충성	유일한 인간의 생명에 대한 무한의 서비스 욕구를 충족하려고 하는 개인적 가치와 형평성이라는 사회적 가치가 상충되는 경우가 발생

(3) 보건행정의 범위

보건행정의 범위는 나라마다 조금씩 다르지만 공중보건에 관한 내용을 행정적으로 계획·조정·통제하는 일차의 과정으로, 보건행정의 범위에는 학교보건, 산업보건, 모자보건, 보건교육, 보건통계, 보건간호, 구강보건, 감염병관리 및 역학, 보건검사, 환경위생, 식품위생, 영양개선, 성인병관리, 정신보건, 지역사회보건, 국제보건사업 등이 포함된다.

2) 보건행정조직

(1) 중앙보건행정조직

보건행정 조직은 중앙보건행정조직과 지방보건행정조직이 있는데, 중앙보건행정조직은 크게 보건복지부와 행정안전부로 구성된다. 보건복지부는 중앙보건행정의 주무관청으로써 보건위생, 방역, 의정, 약정, 보건산업, 기초생활보장, 자활지원, 사회보장 및 사회서비스 정책, 인구, 출산, 보육, 아동, 노인 및 장애인에 관한 사무를 관장한다. 행정안전부는 지방보건행정조직의 인력과 예산을 지원하고 있다. 보건복지부의 조직은 그림 11-1 과 같다.

(2) 지방보건행정조직

지방보건행정조직은 보건복지부의 보건행정과 보건의료사업의 기능을 지도감독받고 행정안전부로부터 인력과 예산을 지원받으며, 시·군·구에 두는 보건소는 보건행정의 최일선 조직이다. 시·도 보건행정 조직은 지방자치단체에 따라 차이가 있으며, 시·군·구 수준에는 보건소와 시립병원, 읍·면 수준에는 보건지소가 있고, 동·리 단위에는 보건진료소가 설치되어 있다 표 11-2 . 보건소는 해당 지방자치단체의 관할 구역에서 다음의 기능 및 업무를 수행한다(지역보건법) 표 11-3 .

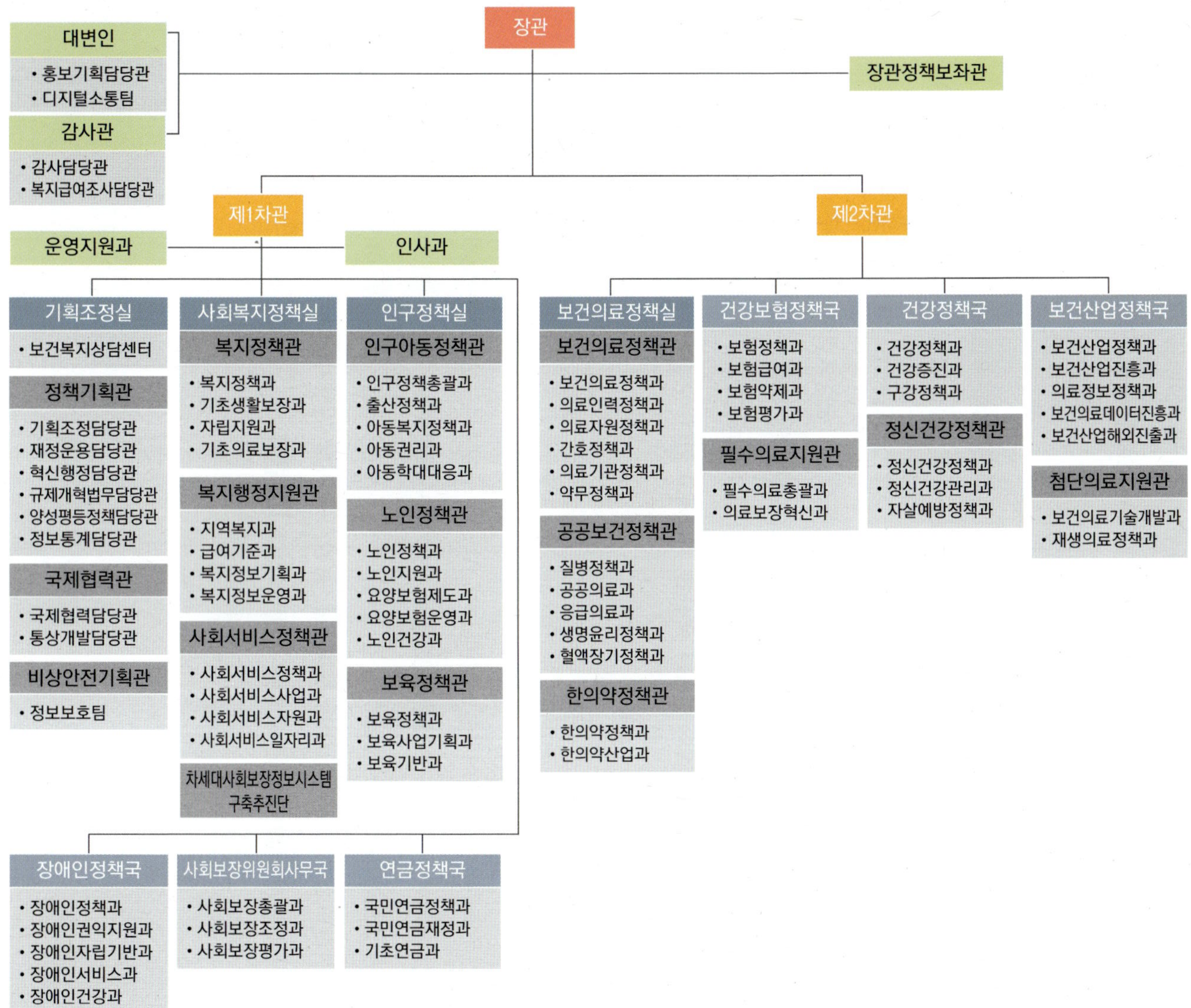

그림 11-1 보건복지부 조직도(2023.2.)

출처 : 보건복지부 홈페이지

표 11-2 보건소의 기능 및 업무

① 건강친화적인 지역사회 여건의 조성

② 지역보건의료정책의 기획, 조사·연구 및 평가

- 지역보건의료계획 등 보건의료 및 건강증진에 관한 중장기 계획 및 실행계획의 수립·시행 및 평가에 관한 사항
- 지역사회 건강실태조사 등 보건의료 및 건강증진에 관한 조사·연구에 관한 사항
- 보건에 관한 실험 또는 검사에 관한 사항

③ 보건의료인 및 「보건의료법」 제3조 제4호에 따른 보건의료기관 등에 대한 지도·관리·육성과 국민 보건 향상을 위한 지도·관리

- 의료인 및 의료기관에 대한 지도 등에 관한 사항
- 의료기사·의무기록사 및 안경사에 대한 지도 등에 관한 사항
- 응급의료에 관한 사항
- 「농어촌 등 보건의료를 위항 특별조치법」에 따른 공중보건의사, 보건진료 전담공무원 및 보건진료소에 대한 지도 등에 관한 사항
- 약사에 관한 사항과 마약·향정신성의약품의 관리에 관한 사항
- 공중위생 및 식품위생에 관한 사항

④ 보건의료관련기관·단체, 학교, 직장 등과의 협력체계 구축

⑤ 지역 주민의 건강증진 및 질병예방·관리를 위한 지역보건의료서비스의 제공

- 국민건강증진·구강건강·영양관리사업 및 보건교육
- 감염병의 예방 및 관리
- 모성과 영유아의 건강유지·증진
- 여성·노인·장애인 등 보건의료 취약계층의 건강유지·증진
- 정신건강증진 및 생명존중에 관한 사항
- 지역 주민에 대한 진료, 건강검진 및 만성질환 등의 질병관리에 관한 사항
- 가정 및 사회복지시설 등을 방문하여 행하는 보건의료사업

표 11-3 보건소 등 설치기준

구분	설치기준
보건소	시·군·구별로 1개소씩 설치(다만 시·군·구청장이 지역 주민의 보건의료를 위하여 특히 필요하다고 인정하는 경우에는 필요한 지역에 추가 설치 가능함)
보건지소	읍·면(보건소가 설치된 읍·면을 제외)마다 1개소씩(다만, 시·군·구청장은 지역 주민의 보건의료를 위하여 특히 필요하다고 인정하는 경우에는 필요한 지역에 보건지소를 설치·운영하거나 수 개의 보건지소를 통합하여 1개의 통합보건지소를 설치·운영할 수 있음)
보건진료소	의사가 배치되어 있지 아니하고 계속하여 의사의 배치가 곤란한 것으로 예상되는 의료취약지역을 인구 500인 이상(도서지역은 300인 이상) 5천 인 미만을 기준으로 구분한 하나 또는 수 개의 리·동을 관할구역으로 하여 주민의 의료 이용이 편리한 장소에 설치

3) 보건행정의 원리

보건행정은 공익 및 공공복지를 위해 수행되는 보건서비스 행정을 의미하는 관리행정적 성격을 지니고 있는데, 주로 보건소에서 보건관리 행정적 사무가 행해지고 있다.

일반적인 행정의 관리과정 중에서 귤릭Gulick은 능률적인 행정원리로 7가지 관리 기능 'POSDCoRB'을 제시하였다. 'POSDCoRB'는 계획Planning, 조직Organizing, 인사Staffing, 지휘Direction, 조정Coordinating, 보고Reporting, 예산Budgeting의 첫 글자를 조합한 합성단어로 이루어진다.

① **기획**planning

기획이란 어떤 대상에 대해 그 대상의 변화를 가져올 목적을 확인하고, 그 목적을 성취하는 데에 가장 적합한 행동을 설계하는 것을 의미한다.

② **조직**organization

조직이란 인간의 집합체로서 둘 이상의 사람들이 공동목표를 달성하기 위하여 의식적으로 구성된 사회적 단위이다.

③ **인사**staffing

인사는 행정관리의 중추적 기능이므로 직원의 신분 보장, 직원의 적절한 근무 평정, 징계의 공정한 관리, 인사행정기관의 독립, 인사행정의 문화 등이 중요하다.

④ **지휘**directing

지휘는 조직의 장이 여러 가지 의사결정을 하고 그것을 각 부서에 대한 명령과 지시 등의 형태로 구체화하는 일이다.

⑤ **조정**coordination

조정이란 조직이나 기관의 공동목표 달성을 위한 부서 간의 협의 등을 통하여 행동통일을 가져오도록 집단적인 노력을 하게 하는 행정활동이다.

⑥ **보고**reporting

보고는 조직체의 사업활동이 효율적으로 관리되도록 하기 위하여 보고내용이 성실하고 진솔한 보고가 되도록 관리되어야 하며, 지휘체계를 통하여 이루어지도록 하고, 보고과정에서 변동되지 않도록 관리되어야 한다.

⑦ **예산**budgeting

예산은 사업수행의 원동력으로 예산의 적정한 계획과 확보 및 효율적인 관리 등은 사업의 성패와 중요한 관계가 있다.

2. 사회보장

1) 사회보장의 이해

(1) 사회보장의 정의

「사회보장기본법」에서 사회보장이란 출산, 양육, 실업, 노령, 장애, 질병, 빈곤 및 사망 등의 사회적 위험으로부터 모든 국민을 보호하고 국민 삶의 질을 향상시키는 데 필요한 소득·서비스를 보장하는 사회보험, 공공부조, 사회서비스를 말한다.

(2) 사회보장의 목적과 기능

사회보장은 국민들의 기본적 욕구를 보장하는 기본생활보장과 생활의 안정, 개인의 자립 및 가정기능 지원 등 국민의 권리와 국가 및 지방자치단체의 책임을 정하고 사회보장제도에 관한 기본사항을 규정함으로써 국민의 복지증진에 기여함을 목적으로 한다.

사회보장의 기능으로는 순기능으로 소득재분배기능, 최저생활보장기능, 사회적 연대기능, 경제적·정치적 기능이 있고, 역기능으로 근로의욕 감소, 사회보장비용 증가, 도덕적 해이, 빈곤의 함정 등이 있다.

(3) 사회보장의 역사

① **영국**

- 엘리자베스 구민법Elizabeth Poor Law(1601) : 중앙집권적인 구빈 행정체계 확립, 노동능력자, 노동무능력자, 빈곤아동으로 분류
- 신구빈법(1834) : 구빈 행정의 중앙집권화, 빈민의 작업장 내 수용 구제, 구제 수준의 최소화
- 베버리지 보고서Beveridge(1942) : 사회보장의 요건으로 완전고용, 포괄적인 의

료서비스, 아동수당 강조, 가족수당법(1945), 국민보험법 및 국민보건서비스법(1946), 국민부조법(1947), 구빈법 완전폐지 및 아동법(1948) 등 체계적인 사회보험제도가 출범

② 독일

- 동업자조합으로 세계 최초 사회보험이 제도화되었음
- 근로자 재해보험법안의 제안(1881), 비스마르크Bismark형 사회보험입법으로 의료보험법(1883), 근로자재해보험법(1884), 노령폐질보험(1889) 등 3대 법안운동으로 독일국 보험법 성립(1911)
- 실업보험 보급 : 사회보험보다는 강제 저축 선호로 실업보험법 제정(1927)

③ 미국

- 경제대공항 발생으로 금융기관과 기업 도산, 실업자 증가, 빈곤이 사회문제화되어 뉴딜정책의 일환으로 사회보장법을 제정(1935)하여 사회보장 용어를 최초로 사용
- 노인의료보장법(1961), 의료부조법(1967), 민간의료중심 중심과 Medicared와 Medicaid의 공적의료보장제도

Medicare
미국에서 시행되고 있는 노인의료보험제도. 사회보장제를 20년 이상 납부한 65세 이상 노인과 장애인에게 연방정부가 의료비의 50%를 지원함

Medicard
메디케이드는 소득이 빈곤선의 65% 이하인 극빈층에게 연방정부와 주정부가 공동으로 의료비 전액을 지원하는 제도임. 1965년 민주당 린드 존슨 대통령 시절 도입된 공공의료보험임

④ 우리나라

- 생활보호법(1962) 시행 → 국민기초생활보장법(2000)
- 사회보장에 관한 법률(1963) 시행
- 산업재해보상보험법(1964) 시행
- 의료보험법(1977) 시행 → 국민건강보험법(2000)
- 의료보호법(1977)시행 → 의료급여법(2001)
- 국민연금법(1988) 시행
- 고용보험법(1995) 시행
- 기초노령연금법(2008) 시행 → 기초연금법(2014)
- 노인장기요양보험제도(2008) 시행

2) 사회보장의 종류

우리나라의 사회보장 형태는 사회보험, 공공부조, 사회서비스로 나뉜다 표 11-4.

표 11-4 우리나라 사회보장의 형태

<table>
<tr><th colspan="2">사회보험</th><th colspan="2">공공부조</th><th>사회서비스</th></tr>
<tr><td colspan="2">국민에게 발생하는 사회적 위험을 보험 방식으로 대처함으로써 국민의 건강과 소득을 보장하는 제도</td><td colspan="2">국가와 지자체의 책임하에 생활 유지능력이 없거나 생활이 어려운 국민의 최저생활을 보장하고 자립을 지원하는 제도</td><td>국가, 지자체 및 민간부문의 도움이 필요한 모든 국민에게 인간다운 생활을 보장하고, 국민의 삶의 질이 향상되도록 지원하는 제도</td></tr>
<tr><td>의료보장</td><td>국민건강보험, 산재보험</td><td rowspan="2">의료보장</td><td rowspan="2">의료급여</td><td rowspan="3">노인·아동·장애인·가정 복지</td></tr>
<tr><td>노인요양</td><td>노인장기요양보험</td></tr>
<tr><td>소득보장</td><td>연금보험, 고용보험, 산재보험</td><td>소득보장</td><td>기초생활보장</td></tr>
</table>

(1) 사회보험

① 사회보험의 개념

「사회보장기본법」에 의하면 사회보험이란 국민에게 발생하는 사회적 위험을 보험의 방식으로 대처함으로써 국민의 건강과 소득을 보장하는 제도를 의미한다. 즉, 사회보험이란 질병, 재해, 실업 등으로 인한 위협으로부터 국민을 보호할 목적으로 국가가 법에 의하여 보험 가입을 의무화하여 국가나 공공단체의 보조금과 더불어 본인부담보다 많은 혜택을 주도록 하는 사회공제제도라 할 수 있다.

② 사회보험의 특성

사회보험의 특성으로는 강제성, 사회성, 부양성, 보험성이 있다.

- 강제성 : 국민의 기본욕구 충족을 목적으로 하기 때문에 보험 수혜의 보편성 원칙을 살리기 위해 당연적용이라는 강제성을 가진다.
- 사회성 : 사회평등, 사회정의 등의 사회성을 띠기 때문에 개인이나 집단의 개별적 이익을 추구하기보다는 사회 전체의 공익을 추구하는 사회적 제도이다.
- 부양성 : 사회보험 재원의 일부분은 보조금의 형식으로 국가나 지방자치단체가 부담하게 된다.

- 보험성 : 우발적 사고에 기인하여 발생하는 불안에 대비하기 위한 경제 준비의 사회적인 하나의 형태인 보험의 원리에 근거를 둔다. 즉, 공통된 위험에 대한 공동부담을 원칙으로 한다.

③ **사회보험의 종류**

우리나라의 사회보험의 종류로는 산업재해보상보험, 국민건강보험, 국민연금, 고용보험, 노인장기요양보험이 있다 **표 11-5**.

표 11-5 우리나라 5대 사회보험의 종류

구분	산업재해보상보험	국민건강보험	국민연금	고용보험	노인장기요양보험
관리운영	근로복지공단	국민건강보험공단	국민연금관리공단	고용노동부	국민건강보험공단
주무부처	고용노동부	보건복지부	보건복지부	고용노동부	보건복지부
도입연도	1964년	1977년	1988년	1995년	2008년
적용대상	근로자를 고용하는 모든 사업장	국내에 거주하는 국민	18세 이상 60세 미만	근로자를 고용하는 모든 사업장	65세 이상 64세 이하 노인성 질환자
급여내용	요양급여, 휴업급여, 장해급여, 간병급여, 유족급여, 상병보상연금, 장의비, 직업재활급여	요양급여, 요양비, 건강검진, 부가급여(임신·출산진료비, 장제비, 상병수당)	노령연금, 장애연금, 유족연금, 반환일시금, 사망일시금	고용안정사업, 직업능력개발사업, 실업급여	시설급여, 재가급여, 특별현금급여

(2) 공공부조

① **공공부조의 개념**

공공부조란 국가와 지방자치단체의 책임하에 생활 유지능력이 없거나 생활이 어려운 국민의 최저생활을 보장하고 자립을 지원하는 제도를 말하며, 모든 국민은 인간다운 생활을 할 권리와 생활능력이 없는 국민은 법률이 정하는 바에 의하여 국가의 보호를 받는다.

② **공공부조의 기본원리**

공공부조의 원리로는 생존권 보장, 국가책임, 최저생활 보장, 무차별(평등), 보충성, 자립 보장의 원리가 있다.

- 생존권 보장 : 국가는 모든 국민이 건강하고 문화적 최저한의 생활을 보호하여

야 하며 국민에게 생존권을 보호받을 수 있는 권리를 보장하는 것
- 국가책임 : 공공부조를 통하여 생활이 어려운 국민의 생존권을 보장하는 것을 국가의 책임으로 규정하는 것
- 최저생활 보장 : 최저한의 요구가 충족되도록 보호해야 한다는 것
- 무차별(평등) : 빈곤의 원인, 인종, 신앙, 성별, 사회적 신분 등에 관계없이 평등하게 지원하여야 함
- 보충성 : 일차적으로 개인이 책임지고 국가에 의해 보충의 차원에서 제공됨
- 자립 보장 : 대상자들이 자력으로 사회생활에 적응하도록 조력하는 것

(3) 사회서비스

① 사회서비스 개념

사회서비스란 국가·지방자치단체 및 민간부문의 도움이 필요한 모든 국민에게 복지, 보건의료, 교육, 고용, 주거, 문화, 환경 등의 분야에서 인간다운 생활을 보장하고 상담, 재활, 돌봄, 정보의 제공, 관련 시설의 이용, 역량 개발, 사회참여 지원 등을 통하여 국민의 삶의 질이 향상되도록 지원하는 제도를 말한다.

② 사회서비스의 특징

- 지방자치단체나 국가에서 서비스를 직접 제공한다.
- 대상은 특정한 범주에 있는 모든 사람이 된다.
- 대상자의 소득에 관계없이 지원한다.
- 상담, 재활, 사회·심리적, 정신적 서비스의 급여를 제공하고, 윤리 및 전문적인 지식·기술이 중요한 역할을 한다.
- 개별적 처우는 대상자에 따라 다르다.

3) 의료보장

(1) 의료보장의 개념

의료보장은 인간을 질병의 위험으로부터 구제하고 건강한 생명을 유지하기 위한 사회보장제도로 국민의 건강권을 보호하기 위하여 보건의료서비스를 국가나 사회가

제도적으로 제공하는 것을 말한다.

(2) 의료보장제도의 유형

① 국가보건서비스방식과 사회보험방식

주요 국가의 공적의료보장제도는 조세에 의한 재원 조달을 통해 국민에게 무상으로 보건의료서비스를 제공하는 국가보건서비스방식National Health Services, NHS과 사회보험 형태의 국민건강보험방식National Health Insurance, NHI으로 크게 두 가지로 구분할 수 있다. 국가보건서비스방식NHS으로 의료를 제공하고 있는 국가로는 영국, 스웨덴, 이탈리아 등이 있으며, 국민건강보험방식NHI을 취하고 있는 국가로는 한국, 독일, 프랑스, 일본, 대만 등이 있다 표 11-6.

표 11-6 국가보건서비스(NHS)와 사회보험방식(NHI)의 비교

구분	국가보건서비스방식(NHS)	사회보험방식(NHI)
관리운영	• 정부기관 직접 관리 • 직접 관리운영비 부분적 축소	• 직접 관리운영비 소요(보험료 징수 등) • 보험자 중심 자율 운영 • 대표기구를 통한 가입자의 조합(운영 참여 보장)
기본이념	국민의료비에 대한 국가 책임 견지	의료에 대한 국민의 1차적 책임의식 견지(국민의 정부 의존 최소화)
재원 조달	정부 일반 조세	보험료, 일부 정부의 지원
적용대상	전 국민을 일괄 적용(집단 구분 없음)	전 국민(공무원, 근로자, 자영자 등으로 구분 적용(극빈자는 별도 구분)
관리기구	국가	보험자
국민의료비	의료비 증가에 대한 통제 강함	의료비 증가 억제기능 취약
진료보수산정방법	• 일반 개원의(1차)는 인두제 • 병원급(2, 3차)은 의사 봉급제	행위별수가제 또는 총액계약제 등
의료서비스	• 상대적으로 의료의 질 저하 초래 • 장기간 진료 대기	• 상대적으로 양질의 의료 제공 • 첨단의료기술 발전에 긍정적 영향
보험료 형평성	조세를 통한 재원 조달로 소득 재분배 효과 강함	• 보험자 내 보험료 부과의 구체적 형평성 확보 가능 • 보험자가 다수일 경우 보험자 간 재정 불균형 발생 우려
채택 국가	영국, 이탈리아, 스웨덴, 호주, 뉴질랜드 등	한국, 독일, 프랑스, 네덜란드, 일본, 대만 등

② 민간보험방식

민간보험방식은 보험회사가 질병에 걸린 계약자에게 보험금으로 진료비를 대납하

는 보험제도로 공공의료보장이 제공되지 않거나 사회보험의 취약한 부분을 충족하기 위하여 민간의료보험의 역할이 크다. 사회보험과 민간보험의 차이를 살펴보면 표 11-7 과 같다.

표 11-7 사회보험과 민간보험의 비교

구분	사회보험	민간보험
보험 가입	강제가입	임의가입
제도 목적	최저생계보장 또는 기본적 의료보장	개인적 필요에 따른 보장
수급권	법적 수급권	계약적 수급권
공동부담 여부	공동 부담의 원칙	본인 부담 위주
급여수준	균등급여	차등급여
보험료 부담방식	주로 정률제	주로 정액제

(3) 우리나라의 의료보장

① 국민건강보험제도

국민건강보험제도는 국민의 질병·부상에 대한 예방·진단·치료·재활과 출산·사망 및 건강증진에 대하여 보험급여를 실시함으로써 국민보건 향상과 사회보장 증진에 이바지함을 목적으로 하며, 건강보험제도의 특성은 다음과 같다.

- 건강보험은 일시적인 사고를 대상으로 한다.
- 일정한 법적 요건이 충족되면 본인의 의사와 관계없이 법률에 의한 강제가입이 적용된다.
- 예측 불가능한 질병을 대상으로 한다.
- 직장가입자와 지역가입자 등 보험료율의 분담이 차등 적용된다.
- 제3자(국민건강보험공단)의 진료비 지불기준이 적용된다.
- 보험급여의 제한이 있으며 비급여가 적용되는 경우도 있다
- 소득 재분배 및 위험 분산기능을 수행한다.
- 「국민건강보험법」에 의한 보험급여와 급여의 제한 및 정지는 다음과 같다 표 11-8 표 11-9 .

표 11-8 보험급여

급여 종류	내용
요양급여	진찰·검사, 약제·치료재료의 지급, 처치·수술 및 그 밖의 치료, 예방·재활, 입원, 간호, 이송
요양비	공단은 가입자나 피부양자가 보건복지부령으로 정하는 긴급하거나 그 밖의 부득이한 사유로 요양기관과 비슷한 기능을 하는 기관으로서 보건복지부령으로 정하는 기관(제98조제1항에 따라 업무 정지기간 중인 요양기관을 포함함)에서 질병·부상·출산 등에 대하여 요양을 받거나 요양기관이 아닌 장소에서 출산한 경우에는 그 요양급여에 상당하는 금액을 보건복지부령으로 정하는 바에 따라 가입자나 피부양자에게 요양비로 지급
부가급여	공단은 이 법에서 정한 요양급여 외에 대통령령으로 정하는 바에 따라 임신·출산 진료비, 장제비, 상병수당, 그 밖의 급여를 실시할 수 있음
장애인에 대한 특례	「장애인복지법」에 따라 등록한 장애인인 가입자 및 피부양자에게는 보장구에 대하여 보험급여를 할 수 있음

표 11-9 급여의 제한 및 정지

구분	내용
급여의 제한	공단은 보험급여를 받을 수 있는 사람이 다음에 해당하면 보험급여를 하지 아니함 • 고의 또는 중대한 과실로 인한 범죄행위에 그 원인이 있거나 고의로 사고를 일으킨 경우 • 고의 또는 중대한 과실로 공단이나 요양기관의 요양에 관한 지시에 따르지 아니한 경우 • 고의 또는 중대한 과실, 그 밖의 물건의 제출을 거부하거나 질문 또는 진단을 기피한 경우 • 업무 또는 공무로 생긴 질병·부상·재해로 다른 법령에 따른 보험급여나 보상reward 또는 보상compensation을 받게 되는 경우
급여정지	• 국외에 여행 중인 경우 • 국외에서 업무에 종사하고 있는 경우 • 「병역법」에 따른 현역병(지원에 의하지 아니하고 임용된 하사 포함), 전환 복무된 사람 및 무관 후보생 • 교도소, 그 밖에 이에 준하는 시설에 수용되어 있는 경우

② 의료급여제도

의료급여제도는 자력으로 생활하기 어렵거나 특수한 상황에 처해 있는 자에게 의료를 무상으로 제공하거나 일정한 금액만을 본인이 부담하게 하여 생활에 도움이 되도록 하는 공공부조제도이다. 의료급여대상은 다음과 같다.

- 「국민기초생활보장법」에 따른 의료급여 수급자
- 「재해구호법」에 따른 이재민
- 의상자 및 의사상자 유족
- 「입양특례법」에 따라 국내에 입양된 18세 미만의 아동

- 독립유공자, 국가유공자, 보훈보상대상자
- 국가무형문화재의 보유자(명예보유자를 포함)와 그 가족
- 북한이탈주민와 그 가족
- 5·18민주화운동 관련자 보상금 등을 받은 사람과 그 가족
- 「노숙인 등의 복지 및 자립지원에 관한 법률」에 따른 노숙인
- 그 밖에 생활 유지능력이 없거나 생활이 어려운 사람으로서 대통령령으로 정하는 사람
- 「난민법」에 따른 난민인정자로서 「국민기초생활보장법」에 따른 의료급여 수급권자의 범위에 해당하는 사람

급여의 종류는 생계급여, 주거급여, 의료급여, 교육급여, 해산급여, 장제급여, 자활급여 등이 있다. 특히 의료급여의 내용으로는 질병, 부상, 출산에 대한 진찰·검사, 약제·치료재료의 지급, 처치·수술과 그 밖의 치료, 예방·재활, 입원, 간호, 이송과 그 밖의 의료목적 달성을 위한 조치 등 있다.

4) 보건의료체계

(1) 보건의료체계의 개념

보건의료체계는 국가가 국민에게 예방, 치료, 재활서비스 등의 의료서비스를 제공하기 위한 종합적 체계를 말한다. 의료서비스를 필요로 하는 모든 사람에게 경제적 부담을 최소화시키면서 동등한 양질의 의료서비스를 제공하여 국민 건강이 최고조에 도달할 수 있도록 하는 것이 보건의료체계의 목표이다.

(2) 보건의료체계 구성요소

보건의료체계의 구성요소로는 보건의료자원 개발, 자원의 조직적 배치, 관리, 경제적 재원, 보건의료서비스 제공 등이 있다 그림 11-2 표 11-10. 보건의료자원의 평가요소는 다음과 같다.

- 계획성 : 장래에 필요한 보건의료자원의 종류와 양에 대한 체계적이고 정확한 계

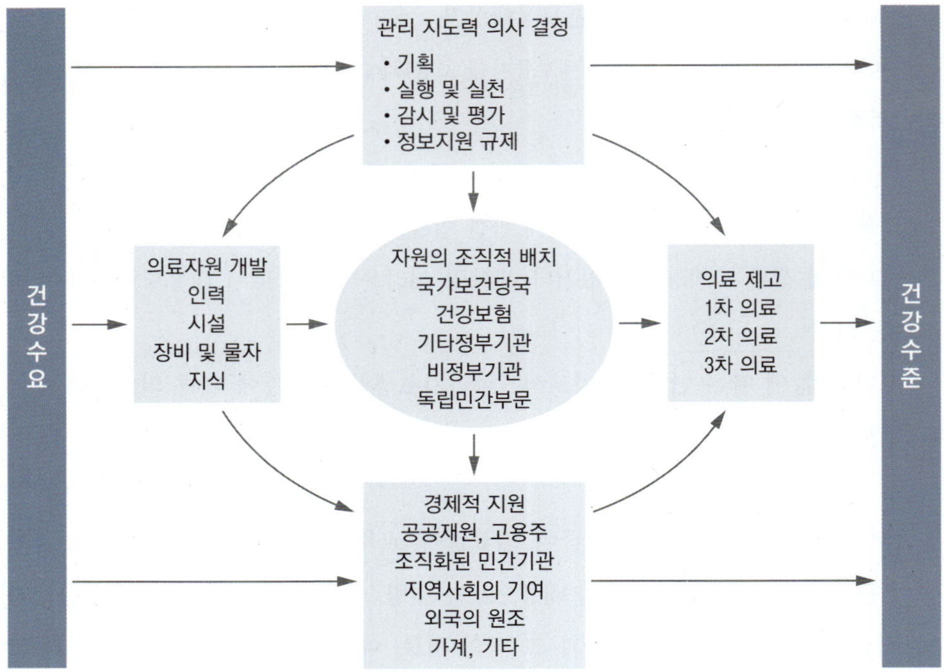

그림 11-2 국가 보건의료체계 하부구조의 구성요소

출처 : Kleczkowski B.M. et al., 1984

표 11-10 보건의료체계의 구성요소

구성요소	내용
자원 개발	인력(의료인), 시설(의료기관 등), 장비 및 물품, 지식(의료기술)
자원의 조직화	국가보건당국, 의료보험당국, 정부기관, 기타 비정부기관, 독립된 민간부문
관리	지도력, 의사결정(계획, 집행과 실행, 감시와 평가, 정보지원), 규제·조정
재정지원	공적 재원 조달, 고용주, 민간지원조직, 지역사회 노력, 외국원조, 개인, 기타
보건의료서비스 제공	예방(건강증진, 질병예방), 진료, 재활

획 정도

- 양적 공급 : 필요한 보건의료서비스를 제공하기 위한 보건의료자원의 양적 공급으로 흔히 인구당 자원의 양으로 표시
- 질적수준 : 보건의료인력의 주요 기능 수행능력과 기술수준, 시설의 규모와 적정

시설의 구비 정도
- 효율성 : 개발된 보건의료자원으로 얼마의 보건의료서비스를 산출 정도
- 적합성 : 공급된 보건의료서비스의 역량이 주민의 보건의료 필요의 적합 정도
- 분포성 : 시설, 직종, 전문과목별 자원의 지리적 분포가 주민의 필요성에 상응하게 분포 정도
- 통합성 : 보건의료자원의 계획, 실행, 관리 등이 보건의료서비스 개발과 통합 정도

(3) 보건의료체계 유형

보건의료체계는 그 나라의 사회제도의 범주 안에 속하는 하위 시스템으로 정치·경제·사회적 성격에 의해 달라지며, 보건의료체계의 유형은 표 11-11과 다음과 같다.

표 11-11 보건의료체계의 유형

유형	자유방임형	사회보장형	사회주의형
특징	• 의료기관 선택의 최대한 자유 허용 • 민간주도(정부통제 최소화) • 국민건강보험제도	• 선택권 부분보장, 무료의료서비스 • 지역사회 간호사의 역할 확대 • 국민보건서비스 방식	• 공산주의 국가에서 채택 • 간호사 인력이 계획적으로 생산, 배치 • 무료의료서비스 • 개인의 의료선택권 없음
장점	• 의료의 질적 수준이 높음 • 의료인에게 의료의 내용, 범위 및 수준 결정에 재량권 부여	• 서비스의 지속성, 포괄성	• 자원의 활용도 높음
단점	• 지역 간 불균형이 심하고 의료비 상승 • 해결방안 : 정부의 간섭과 통제, 법률적 통제, 공공부조의 확대	• 비효율적, 의사의 생산성 및 의료의 질이 낮아짐	• 의료의 질이 낮음
해당 국가	한국, 미국, 일본 등	영국, 스칸디나비아	구소련, 북한

5) 진료비 지불보상제도

진료비 지불보상제도란 진료의 대가로 의료공급자에게 지불되는 보상방식을 말하는 것으로 의료비, 의료의 질, 진료비 심사 및 관리방식에 결정적인 영향을 미치게 된다. 진료비가 결정되는 시기를 기준으로 진료를 받은 후 진료비를 지불하는 사후결정방식과 진료를 받기 전에 지불될 총액이나 비율이 사전에 정해져 있어 진료비를 지불하는 사전결정방식으로 나눌 수 있다 표 11-12.

표 11-12 진료비 지불보상제도

결정방식	분류	장단점	내용
사후결정방식	행위별수가제	특징	• 의사의 진료행위마다 일정한 값을 정하여 진료비 결정(세계적으로 가장 흔한 진료비 지불방법임) • 치료의 종류와 기술의 난이도에 따라 의료비가 결정
		장점	• 의료인의 환자에 대한 책임감 높음 • 의사의 자율성 보장, 양질의 의료를 유지 • 첨단과학기술을 응용한 고급 의료기술 개발에 기여
		단점	• 과잉 진료와 의료 남용 우려 • 복잡한 행정 • 의료비 상승 • 예방보다는 치료 중심 • 의료인과 보험자(국민건강보험공단) 간 갈등 • 의료자원의 지역 간 편재
사전결정방식	포괄수가제	특징	• 환자 1인당, 요양일수별, 질병군별로 총 보수단가를 설정하여 보상 • 종류 : 수정체 수술, 편도·아데노이드 수술, 충수절제술, 항문 및 항문 주위 수술, 서혜 및 대퇴부 탈장 수술, 제왕절개 분만, 자궁 및 자궁부속기 수술 등(보편화된 일정한 수술방법이 있는 경우)
		장점	• 과잉진료 및 총진료비 억제효과 • 경제적 진료 가능 • 의료기관의 생산성 증대 • 간편한 행정절차
		단점	• 서비스량 최소화로 질적 저하 초래 우려 • 서비스의 규격화 • 행정직의 진료진에 대한 간섭이 지나침
	인두제	특징	• 등록된 환자 또는 주민 수에 따라 일정액 보상
		장점	• 치료보다는 예방에 치중 • 행정관리가 간편, 진료의 계속성 증대 • 의료의 지역화 촉진, 의료 남용을 줄일 수 있음
		단점	• 업무량에 비해 보수가 불공평 • 고도의 전문의에게 적용 곤란 • 환자의 선택권 제한 • 서비스량을 최소화하는 경향 • 환자 후송이나 의뢰 증가
	봉급제	특징	• 제공된 서비스 양이나 사람 수에 관계없이 일정 기간에 따라 보상
		장점	• 의사의 수입 안정, 불필요한 경쟁 억제, 의료비 조정 간편
		단점	• 진료의 형식화, 관료화 우려
	총액계약제	특징	• 지불자(보험자)측과 진료자(의료인)측이 진료보수총액을 정하여 사전에 계약을 체결하고 그 총액 범위 내에서 진료함. 지불자는 진료비에 구애를 받지 않고 의료서비스 이용
		장점	• 총 진료비 억제와 과잉 진료에 대한 자율적 억제 가능, 의료비 절감
		단점	• 매년 진료비 계약을 둘러싼 교섭의 어려움, 첨단의료기술 도입 동기 상실

6) 보건의료 재정

경상의료비는 개별가계와 기업 및 정부의 직접의료비 지출을 모두 합친 금액으로 특정 기간, 특정 국가의 전체 국민이 보건의료서비스 이용에 지출한 총액을 말한다. 경상의료비의 증가요인은 표 11-13과 같다.

표 11-13 경상의료비 증가 요인

공급자 측면	의료 수요 증가 측면
• 의료기술의 발달과 변화, 첨단의료장비 • 행위별 수가제 : 공급자의 수입 극대화, 진료비 통제에는 어려움 • 인건비, 생산에 투입되는 재료비 상승 • 의료의 전문화 및 전문의 증가 • 수가 인상	• 소득수준의 향상 • 인구 고령화 • 급여 범위의 확대 • 질적인 삶을 추구하는 국민 의식 변화 • 건강보험 적용 대상자 확대 • 의약품 남용

경상의료비 억제대책은 다음과 같다.

- 지불보상제도의 개편 : 의료비 지불방식을 의료서비스 공급자에 대한 지불 수준이 미리 결정되는 사전결정방식으로 개편이 필요하다.
- 다양한 의료대체서비스, 인력 개발 및 활용 : 저렴한 비용으로 이용 가능한 다양한 대체의료기관, 서비스 개발 및 활용, 최소의 비용으로 보건의료 요구를 최대한 충족시킬 수 있는 효율적인 인력관리가 필요하다.
- 의료전달체계의 확립 : 일차의료 중심의 의료제도로 개편과 의료의 사회화와 공공성의 확대가 필요하다.

참고문헌

구난숙 외. 공중보건학. 파워북, 2018.

김양호 외. 공중보건학. 현문사, 2017.

김정남 외. 지역사회간호학. 수문사, 2011.

대한간호학회. 간호학대사전. 1996.

류황건 외. 알기쉬운 공중보건학. 수문사, 2012.

박현애. 보건통계학 개론. 현문사, 2015.

배상수. 보건사업기획. 계축문화사, 2015.

보건복지부. 2015년 국민계정(Korean National Health Accounts in 2015) 보고서. 2017.

보건학연구회. 공중보건학 총정리. 에듀팩토리, 2016.

안진아. EBS공중보건. 지식과미래, 2017.

안진아. 공중보건 1. 지식과 미래, 2018.

안진아. 공중보건 2. 지식과 미래, 2018.

오미성. 성과 기반 지역사회간호학. 퍼스픽, 2018.

옥치상 외. 수질오염방지기술. 대학서림, 2006.

윤희종 외. 공중보건학. 현문사, 2016.

이동민 외. 폐수처리공학. 동화기술, 2013.

이병학 외. 환경공학개론. 동화기술, 2007.

이영란 외. 지역사회간호학. 신광출판사, 2018.

이인모. 최신공중보건학. 계축문화사, 2001.

이정숙 외. 정신건강간호학. 현문사, 2012.

이정열 외. 역학과 건강증진. 수문사, 2017.

조봉연. 상수도공학. 씨아이알, 2015.

차경미 외. 지역사회간호학 Ⅰ. 제이엠케이, 2018.

차경미 외. 지역사회간호학 II. 제이엠케이, 2018.

최희정 외. 지역사회간호학 Ⅰ. 현문사, 2018.

최희정 외. 지역사회간호학 II. 현문사, 2018.

통계청. 2016 인구주택총조사.

환경부 환경정책실 환경보건정책과. 환경보건 10개년 종합계획(2011~2020 수정계획). 2015.

Ajzen, I. Attitudes, Personality and Behavior(2nd ed). England; Open University Press/McGraw-Hill, 2005.

Ajzen, I. & Madden T.J. Prediction of goal directed behavior. 1986.

Becker, M.H. et al. J of Public Health. 1974.

Glanz, K et al. Health Behavior & Health Education. 2008.

Green L.W & Kreuter M.W. Health Program Planning: An educational approach(4th ed). New York; McGraw-Hill, 2005.

Kleczkowski BM, Roemer MI, Van Der Wreff A. National health systems and their reorientation towards health for all. WHO, 1984.

Pender, N.J. et al. Health Promotion in Nursing Practice(4th ed). Prentice Hall, 2002.

참고 웹사이트

국가법령정보센타 www.law.go.kr

국가통계포털 http://kosis.kr

기상청 http://www.kma.go.kr/

네이버 지식백과 https://terms.naver.com/

네이버 캐스트 http://navercast.naver.com/author_list.njn/acknowledgeId=au59

보건복지부 www.mohw.go.kr/react/index.jsp

부산광역시 상수도사업본부 http://www.busan.go.kr/water/index

서울아산병원 http://neo.amc.seoul.kr/asan/depts/neo/K/content.do?menuId=1744

세계보건기구 www.who.int

식중독통계시스템 www.mfds.go.kr/e-star

식품안전나라 www.foodsafetykorea.go.kr/

식품의약품안전처 www.mfds.go.kr

재난안전대책본부 www.dangjin.go.kr/safe/sub02_10_01.do

질병관리청 www.kdca.go.kr

찾아보기

저자 소개

최해연 숙명여자대학교 대학원 이학박사
현재 공주대학교 외식상품학과 교수

강희순 전남대학교 대학원 간호학 박사
현재 순천대학교 간호학과 교수

이혜경 공주대학교 대학원 간호학 박사
현재 공주대학교 간호학과 교수

전희경 연세대학교 대학원 보건학 박사
현재 한국생산기술연구원 수석연구원

최진희 숙명여자대학교 대학원 이학박사
현재 대진대학교 식품영양학과 교수

이해하기 쉬운 개정판

공중보건학

2019년 10월 25일 초 판 발행
2023년 3월 3일 개정판 발행

지은이 | 최해연·강희순·이혜경·전희경·최진희
발행인 | 유제구
발행처 | 파워북
주 소 | 경기도 고양시 일산동구 호수로 358-25
동문타워 2차 529호
전 화 | (02) 730-1412
팩 스 | (031) 908-1410
등 록 | 1997. 1. 31. 제2014-000067호

정 가 25,000원
ISBN 978-89-8160-503-2 (93590)

잘못된 책은 바꿔드립니다.